权威·前沿·原创

皮书系列为
"十二五""十三五"国家重点图书出版规划项目

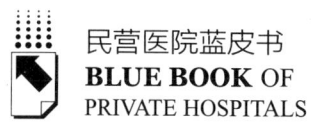

民营医院蓝皮书
BLUE BOOK OF PRIVATE HOSPITALS

中国民营医院发展报告（2017）

ANNUAL REPORT ON CHINA'S PRIVATE HOSPITALS DEVELOPMENT (2017)

主　编／薛晓林
副主编／赵　淳　叶全富　陈晓红

社会科学文献出版社
SOCIAL SCIENCES ACADEMIC PRESS (CHINA)

图书在版编目(CIP)数据

中国民营医院发展报告.2017/薛晓林主编.--北京:社会科学文献出版社,2017.12
（民营医院蓝皮书）
ISBN 978-7-5201-2139-2

Ⅰ.①中… Ⅱ.①薛… Ⅲ.①民营经济-医院-研究报告-中国-2017 Ⅳ.①R197.3

中国版本图书馆CIP数据核字（2017）第328041号

民营医院蓝皮书
中国民营医院发展报告（2017）

主　　编／薛晓林
副 主 编／赵　淳　叶全富　陈晓红

出 版 人／谢寿光
项目统筹／周　丽　高　雁
责任编辑／王楠楠　王春梅

出　　版／社会科学文献出版社·经济与管理分社（010）59367226
　　　　　地址：北京市北三环中路甲29号院华龙大厦　邮编：100029
　　　　　网址：www.ssap.com.cn

发　　行／市场营销中心（010）59367081　59367018
印　　装／北京季蜂印刷有限公司

规　　格／开　本：787mm×1092mm　1/16
　　　　　印　张：19　字　数：283千字
版　　次／2017年12月第1版　2017年12月第1次印刷
书　　号／ISBN 978-7-5201-2139-2
定　　价／89.00元

皮书序列号／PSN B-2012-299-1/1

本书如有印装质量问题，请与读者服务中心（010-59367028）联系

▲ 版权所有 翻印必究

特别鸣谢：
毕马威企业咨询（中国）有限公司
德勤管理咨询（上海）有限公司
迈哲华（上海）投资管理咨询有限公司
国金证券医药产业研究中心
中国卫生经济学会健康产业分会

《中国民营医院发展报告（2017）》编辑委员会

主　　编　薛晓林

副 主 编　赵　淳　　叶全富　　陈晓红

编　　委　曹亚民　陈林海　陈　一　戴志强　丁　滨
　　　　　　董晓冬　董　梅　葛树森　管伟立　郭　凯
　　　　　　何　伟　黄敬生　黄卫东　贾惊雷　景秀京
　　　　　　李慎乐　李　刚　李敬雷　李镜波　李　力
　　　　　　廖志仁　刘爱国　刘建国　刘建军　刘佩芳
　　　　　　刘习明　骆　刚　吕文光　乔梓倩　舒　婷
　　　　　　滕春霞　田菊英　王得坤　王世宾　王新生
　　　　　　王执礼　吴　苹　肖正权　谢　伦　徐大勇
　　　　　　徐宏峰　薛　峰　叶　红　尹爱田　于振坤
　　　　　　俞　超　余小宝　张澄宇　张国忠　张绍金
　　　　　　张　阳　赵　红　赵　亮　朱正宏

《中国民营医院发展报告（2017）》
编 辑 部

编辑部主任 张国忠

编辑部副主任 丁 滨

组 织 策 划 中国医院协会民营医院管理分会
国家卫生计生委医院管理研究所
北京中卫云医疗数据分析与应用技术研究院

主要编撰者简介

薛晓林 博士，卫生管理专业研究员。先后毕业于中国医科大学医疗系、中国政法大学法律系、比利时联合商学院工商管理系。历任卫生部医政司助理巡视员，西藏自治区卫生厅党组成员、副厅长，卫生部机关服务中心常务副主任、临时党委书记、党委书记、主任，卫生部办公厅副主任兼机关服务中心党委书记、主任，卫生部办公厅副主任（正司局长级），国家卫生计生委综合监督局局长。现任中国医院协会副会长兼秘书长，西藏自治区发展咨询委员会委员，清华大学医院管理研究院硕士生导师。

赵 淳 中国医院协会民营医院管理分会常务副会长，《医院报》社长，研究员，毕业于南开大学哲学系。曾任卫生部医院评审委员会委员、百佳医院办公室副主任、中国医院协会副秘书长、中国医院协会全国百姓放心示范医院管理评价办公室主任、《中国医院法治》杂志社副社长、《中国数字医学》编委等职。从事我国民营医院行业协会工作17年，发表或出版大量有关民营医院的文章及论著等。

叶全富 研究生学历。历任浙江省卫生监督所所长，浙江省卫生厅卫生监督局局长兼省卫生监督所所长，国家卫生计生委卫生和计划生育监督中心党委副书记，现任国家卫生计生委医院管理研究所书记、所长。曾长期致力于医疗服务市场、传染病防治等依法监督管理工作，开展医疗机构、执业医师和传染病管理等的监督检查，开展卫生计生法律法规和标准宣传教育，在市、省级卫生行政部门工作多年，有丰富的卫生行政管理工作经验。现负责国家卫生计生委医院管理研究所全面工作，推动开展医疗服务能力、医疗服务质量、医院信息化、健康医疗大数据应用、院感、临床药学、护理质量管理等方面的研究工作，为卫生计生行政部门制定政策提供必要的科学依据。

陈晓红 北京中卫云医疗数据分析与应用技术研究院院长，国家医学统计源核心期刊《临床误诊误治》杂志主编。1993年主编国内第一部总结反面教训的医学图书《误诊学》；2000年主编"怎样避免疾病误诊误治系列丛书"；2003年主研的"防范临床误诊的理论与应用研究"项目获河北省科技进步二等奖；2005年创办国内首家科普宣传临床误诊研究的公共网站"中国康网"，并担任网站总编；2017年以研制误诊疾病数据库30年的经历，完成"误诊信息智库"，并获得国家专利；2015～2017年，带领北京中卫云医疗数据分析与应用技术研究院为全国诚信民营医院实施医疗数据的分析评价工作。

摘 要

进入"十三五"后,国家依然将社会办医作为医药卫生体制改革的重点任务之一。在一系列利好政策的激励下,民营医院持续、快速发展。2016年,我国民营医院达到1.64万家,占我国医疗机构的56.39%,2016年新增加1914家民营医院。2016年,我国民营医院床位数为123.36万张,平均每家医院床位数仅75张;诊疗人次达4.22亿人次,住院人次达到2777万人次。但相比公立医院,民营医院的医疗服务能力仍待提升。

本报告发展篇以2017年中国医院协会民营医院管理分会围绕民营医院发展进行的一系列调研工作报告为主。对医养结合投融资情况的调研结果显示,国家政策强劲推进医养结合的养老服务体系建设,将为掌握医疗资源和服务能力的民营医院开展医养结合服务带来契机,关注从定位到运营的精细化管理要素,医养结合服务有望实现民营医院的价值再造。对信息化建设的调研结果显示,我国民营医院信息化建设水平普遍不高,各种资源投入缺乏,未来还有很大的发展空间。对药品设备采购情况的调研结果显示,民营医院在药品、设备和耗材上的采购量远小于公立医院,大部分医院普遍采购价格较高并且独立采购的比例较高,运营管理费用分摊成本也比较高;未来民营医院考虑通过集合采购的方式来降低药品、器械和耗材的采购成本,减少交易环节和交易成本。

本报告运营篇重点探讨民营医院融资需求、融资方式、融资成本和风险等,研究适合民营医院的合理融资策略。从投资额和投资数量看,2016年国内迎来社会办医的高峰。2016~2017年,社会资本办医模式呈现多样化,当前运作最成熟的模式是专科连锁模式;在新医改中,公立医院逐步实行股份制是一个难点,作为公益事业单位的公立医院,其股份制与非营利性的矛

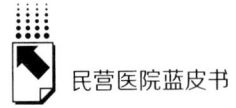

盾如何解决，是公立医院股份改造的核心问题之一。PPP模式继公立医院改制后成为社会投融资办医热点。中国社会投融资办医方兴未艾，商业健康保险主导的医院投资模式有可能是下一个浪潮。

本报告数据篇发布了2017年民营医院医疗数据分析报告。中国医院协会民营医院管理分会自2014年开始启用"全国民营医院评价网络直报系统"，拟通过数据分析客观公正地评价民营医院的综合实力。报告采纳2016年446家民营医院的医疗数据，分别对数据上报质量、二级综合医院和民营专科医院医疗数据进行统计分析。通过对民营医院相关数据进行逐项、多维度、全方位检测，发现民营医院病案首页填写质量存在诸多问题，亟须大幅提高病案首页填写质量，以便最大限度地挖掘民营医院病案首页数据应用价值。对121家二级综合医院和77家专科医院的数据分析结果显示，多数民营二级综合医院规模较小，卫生技术人员不足，诊疗人次少，住院病人少，床位使用率不高，其医疗质量和医疗服务能力稍逊于公立医院，但其医疗效率指标明显优于公立医院，提示民营医院在医疗服务能力及医疗服务质量方面有很大提升空间。

本报告实践篇汇集了近年来发展势头良好的民营医院的实践经验：应用多种管理手段，从单体医院向连锁医院发展，注重内涵管理，发展特色医疗服务，等等，为民营医院可持续发展积累了有益的经验。

相信国家卫生政策的利好为社会办医持续注入活力，民营医院必将蓬勃、健康发展。为促进我国民营医院持续、健康、稳步发展，必须提升民营医院服务质量及整体形象，切实通过数据挖掘来改进医疗质量和医疗服务能力，提高行业的社会公信力。

目 录

Ⅰ 总报告

B.1 2016~2017年中国民营医院发展总体状况
　　……………………………………… 尹爱田　张　卓 / 001

Ⅱ 发展篇

B.2 2017年中国民营医院医养结合服务调查报告
　　………………………… 毕马威中国健康养老行业课题组 / 015
B.3 2016年度全国民营医院信息化建设现状调查研究
　　……………………………………… 舒　婷　李红霞 / 036
B.4 中国民营医院药品和设备采购需求分析
　　………………… 郭　凯　张本庆　迈哲华咨询医疗健康组 / 043
B.5 "一带一路"倡议下中国民营医院的经营思维与应对策略
　　………………………………………………… 黄卫东 / 055
B.6 民营专科医院区域化连锁发展模式初探
　　——以艾格眼科集团为例 ………………………… 田菊英 / 065

Ⅲ 运营篇

B.7 公立医院体制改革研究
　　——股份制与非营利性的博弈 …………………… 陈　一 / 076

B.8 民营医院投融资策略研究
　　………………… 吴　苹　郑　群　胡　旻　俞　超　宫　廷 / 084

B.9 2016~2017年社会办医投融资研究 ………… 孙笑悦　李敬雷 / 103

Ⅳ 数据篇

B.10 2016年民营二级综合医院数据分析报告
　　………………… 北京中卫云医疗数据分析与应用技术研究院
　　　　　　　　　　　　　　　民营医院数据评价课题组 / 135

B.11 2016年民营医院上报医疗数据质量状况及解决对策
　　………………… 北京中卫云医疗数据分析与应用技术研究院
　　　　　　　　　　　　　　　民营医院数据评价课题组 / 151

B.12 2016年民营专科医院数据统计分析
　　………………… 北京中卫云医疗数据分析与应用技术研究院
　　　　　　　　　　　　　　　民营医院数据评价课题组 / 163

Ⅴ 实践篇

B.13 广西贺州广济康复医院医养结合模式的探索与实践
　　………………………………………………… 余小宝 / 197

B.14 宁波口腔医院快速发展模式探索 ……………… 徐宏峰 / 210

B.15 在发展中求特色，在传承中求创新：长沙生殖
医学医院的发展与实践 ………………………… 刘习明 / 221
B.16 骨卫士医生集团"共谋、共生、共赢"的
发展理念与实践 ………………………………… 李　刚 / 229

Ⅵ　附　录

B.17　附录一　2017年全国诚信民营医院名单 ……………………… / 237
B.18　附录二　2017年全国民营医院医疗服务统计资料 ……………… / 244
B.19　附录三　上报数据的民营医院2016年医疗数据统计资料 …… / 257

Contents ……………………………………………………………… / 272

皮书数据库阅读使用指南

总 报 告

General Report

B.1
2016~2017年中国民营医院发展总体状况

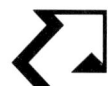

尹爱田 张 卓*

摘 要: 进入"十三五"后,国家依然将社会办医作为医药卫生体制改革的重点任务之一。在一系列利好政策的激励下,民营医院持续、快速发展。2016年,我国民营医院达到1.64万家,占我国医疗机构的56.39%,2016年新增加1914家民营医院。2016年,我国民营医院床位数为123.36万张,平均每家医院床位数仅75张;门诊诊疗人次达4.22亿人次,住院人次达到2777万人次。但相较于公立医院,民营医院的医疗服务能力仍待提升。相信由于国家卫生政策的利好为社会办医持续注入活力,民营医院必将蓬勃、健康地发展。

---

* 尹爱田,山东大学卫生管理与政策研究中心副主任、教授、博士生导师,主要研究方向为卫生管理与政策;张卓,山东大学医药卫生管理学院在读研究生、硕士,主要研究方向为医院管理及卫生政策研究。

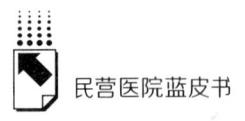

关键词： 民营医院　医疗服务　发展策略

新医改以来，我国政府出台一系列政策鼓励社会办医，成效显著。进入"十三五"后，国家依然将社会办医作为医药卫生体制改革的重点任务之一，2017年1月《"十三五"卫生与健康规划》提出放宽社会力量举办医疗机构的服务领域要求，支持社会力量以多种形式参与健康服务，2017年5月国务院办公厅发布的《关于支持社会力量提供多层次多样化医疗服务的意见》提出，到2020年，打造一大批有较强服务竞争力的社会办医疗结构，逐步形成多层次多样化医疗服务新格局。同时，各地政府也出台了一系列鼓励政策，以建立规范的市场环境和公平的竞争局面。在一系列利好政策的激励下，社会资本蜂拥"从医"，新业态不断涌现，民营医院持续、快速发展。

一　发展规模逐步增大

（一）民营医院数量增长幅度

近年来，我国民营医院数量持续增加，根据国家卫生计生委发布的数据，截至2016年底，民营医院达到1.64万家，相对于2005年的3220家，增加了4倍，并且与公立医院的数量拉开差距。2010~2016年我国民营医院的总体数量增幅达132.48%，平均增长率达到15.10%，2011年的增长率达19.4%，并且2015年在数量上开始超过公立医院。相比之下，公立医院总体数量基本呈现负增长的势态，从2010年的13850家降到了2016年的12708家，降低幅度为8.25%。2005~2016年医疗机构数量见图1。

2005~2016年医疗机构数量占比见图2，2015年民营医院数占比上升至52.63%，首次超过了公立医院数占比；2016年民营医院数占比更是达到56.39%，相对公立医院，民营医院数量优势愈加显著。

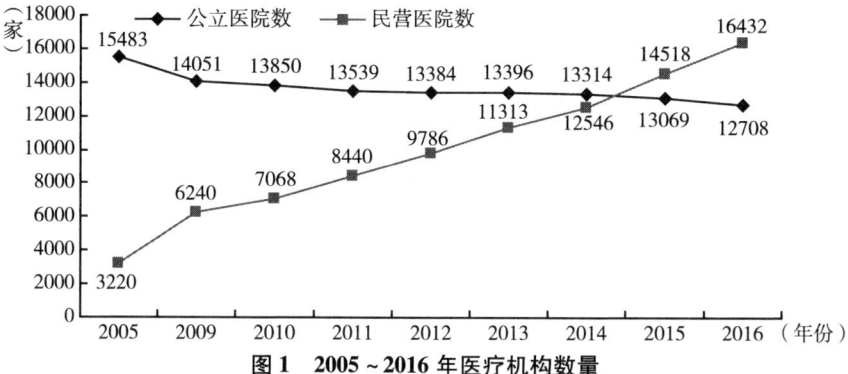

图 1　2005～2016 年医疗机构数量

资料来源：国家卫生和计划生育委员会编《2016 中国卫生和计划生育统计年鉴》，中国协和医科大学出版社，2016；《2016 年我国卫生和计划生育事业发展统计公报》，中华人民共和国国家卫生和计划生育委员会，2017。

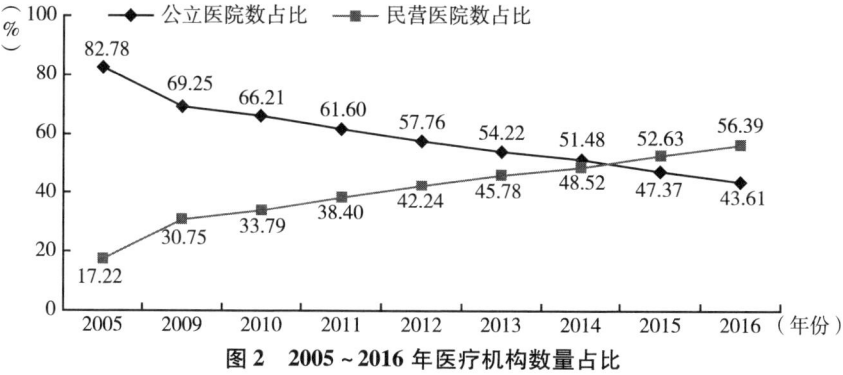

图 2　2005～2016 年医疗机构数量占比

资料来源：国家卫生和计划生育委员会编《2016 中国卫生和计划生育统计年鉴》，中国协和医科大学出版社，2016；《2016 年我国卫生和计划生育事业发展统计公报》，中华人民共和国国家卫生和计划生育委员会，2017。

（二）新增民营医院地区分布

进一步分析新增医院的地区分布，在 2016 年新增加的 1914 家民营医院中，753 家位于东部地区，629 家位于中部地区，532 家位于西部地区。东部地区的民营医院数量仍然最多，西部民营医院数量次之，中部地区民营医院数量最少，但增幅较大（见图 3）。从省份看，2016 年贵州增加最多，为 192 家，其他依次为四川（156 家）、河南（139 家）、湖南（131 家）、山西

(118家)。增加最少的是西藏（4家）和甘肃（4家），其他依次是海南（9家）、上海（10家）、北京（12家）。

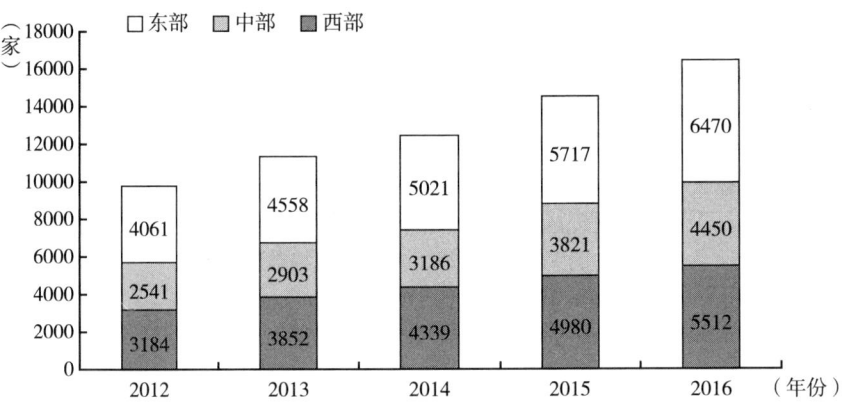

图3　2012～2016年民营医院数量

资料来源：国家卫生和计划生育委员会编《2016中国卫生和计划生育统计年鉴》，中国协和医科大学出版社，2016；《2017年我国卫生和计划生育统计提要》，中华人民共和国国家卫生和计划生育委员会，2017。

（三）民营医院规模增长幅度

虽然民营医院在数量上超过了公立医院，但是其规模普遍偏小。统计数据显示，超过80%的民营医院为一级或者未定级的医疗机构，开设床位数普遍小于100张。2016年，平均每家民营医院的床位数仅为75张，而同期每家公立医院平均床位数达到351张（见图4）。如图5、图6所示，2016年民营医院床位数为123.36万张，而同期公立医院床位数为445.52万张。尽管民营医院在规模上与公立医院差距较大，但是民营医院床位数占比持续增长，2010～2016年，其占比由11.03%增加到21.69%，增长了10.66个百分点，说明各地政府鼓励社会办医政策初见成效。

就医院数量及床位总数计算的我国公立医院与民营医院平均床位数来看，两者均保持了稳步上升的发展趋势，但是公立医院的增幅快于民营医院，2010～2016年民营医院平均床位数同比增长率分别为0、3.77%、7.27%、6.78%、6.35%、5.97%、5.63%，公立医院平均床位数同比增长率分别为

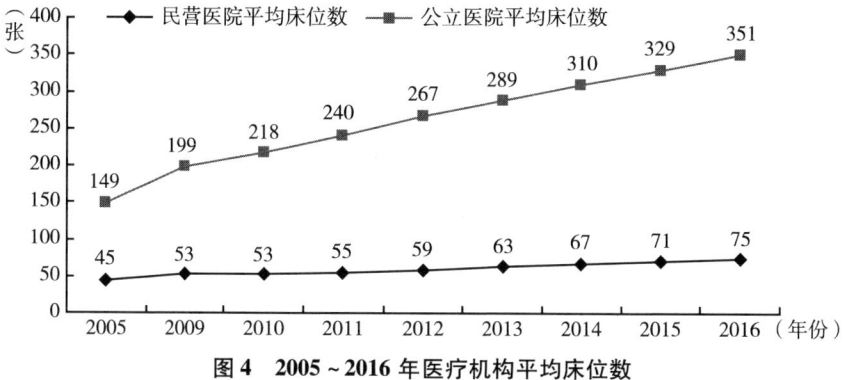

图4 2005～2016年医疗机构平均床位数

资料来源：国家卫生和计划生育委员会编《2016中国卫生和计划生育统计年鉴》，中国协和医科大学出版社，2016；《2016年我国卫生和计划生育事业发展统计公报》，中华人民共和国国家卫生和计划生育委员会，2017。

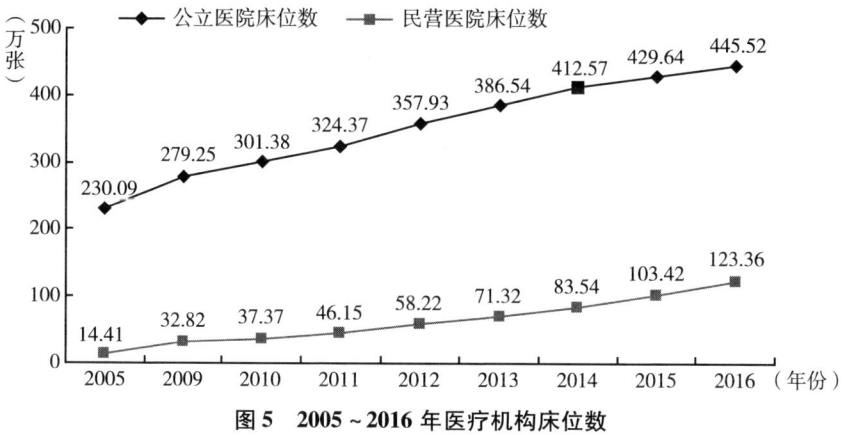

图5 2005～2016年医疗机构床位数

资料来源：国家卫生和计划生育委员会编《2016中国卫生和计划生育统计年鉴》，中国协和医科大学出版社，2016；《2016年我国卫生和计划生育事业发展统计公报》，中华人民共和国国家卫生和计划生育委员会，2017。

9.55%、10.09%、11.25%、8.24%、7.27%、6.13%、6.69%。

进一步分析2015年民营医院床位数的分布情况，200张床以下的民营医院占比达94%，其中0～49张床的民营医院更是占到52%，500张床及以上的民营医院仅占1%（见图7）。而同年公立医院的情况是，500张床及以上的公立医院有2886家，占总数的22.08%，其中800张床及以上的公立医院有1434家，占比为10.97%。

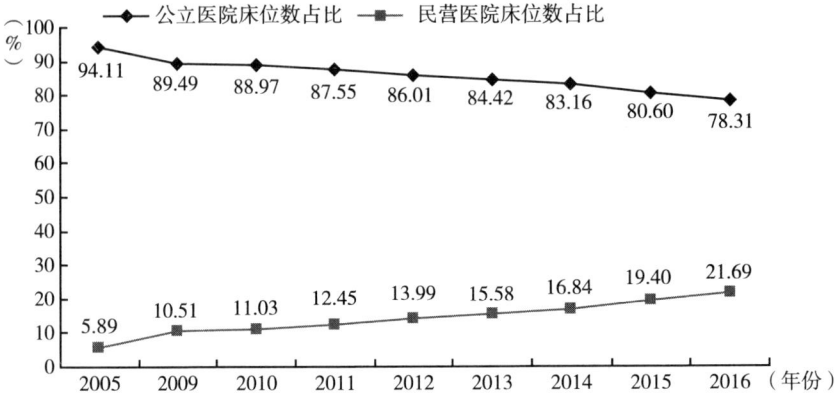

图 6　2005～2016 年医疗机构床位数占比

资料来源：国家卫生和计划生育委员会编《2016 中国卫生和计划生育统计年鉴》，中国协和医科大学出版社，2016；《2016 年我国卫生和计划生育事业发展统计公报》，中华人民共和国国家卫生和计划生育委员会，2017。

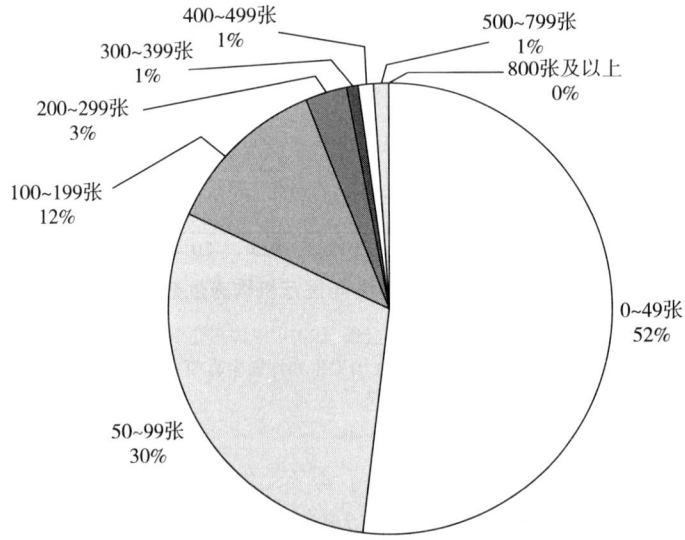

图 7　2015 年按床位数划分的民营医院数量占比

资料来源：国家卫生和计划生育委员会编《2016 中国卫生和计划生育统计年鉴》，中国协和医科大学出版社，2016；《2016 年我国卫生和计划生育事业发展统计公报》，中华人民共和国国家卫生和计划生育委员会，2017。

上述数据显示,民营医院一直处于在夹缝中求生存的境地。民营医院应该明确定位,突出专科特色,提供高质量、广泛、多层次和差异化的医疗服务,走满足人民群众健康需求的道路。

二 医疗服务能力逐年递增

(一)门诊诊疗人次

2005~2016年,公立医院和民营医院的门诊诊疗人次均呈逐年递增趋势。至2016年,公立医院门诊诊疗人次为28.48亿人次,占比为87.09%;民营医院门诊诊疗人次为4.22亿人次,占比为12.91%。民营医院门诊诊疗人次占比逐年增加,2010~2016年年均增加16.8%,尽管民营医院门诊诊疗人次逐年增加,但是对比同期民营医院数量增幅达132.48%,这就反映出一个非常严峻的事实,民营医院的服务能力和数量增幅相比,差距非常大,而且同期公立医院门诊诊疗人次的增幅大于民营医院(见图8、图9)。因此,如何在患者中建立良好口碑、吸引患者就医,是民营医院发展中一个亟待解决的问题。

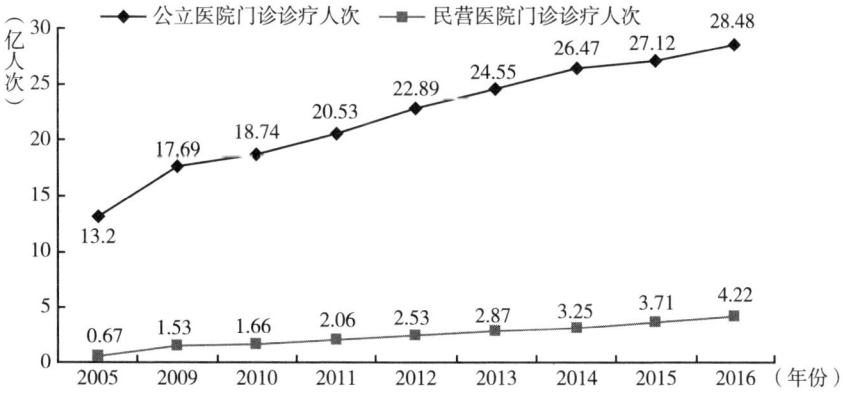

图8 2005~2016年医疗机构门诊诊疗人次

资料来源:国家卫生和计划生育委员会编《2016中国卫生和计划生育统计年鉴》,中国协和医科大学出版社,2016;《2016年我国卫生和计划生育事业发展统计公报》,中华人民共和国国家卫生和计划生育委员会,2017。

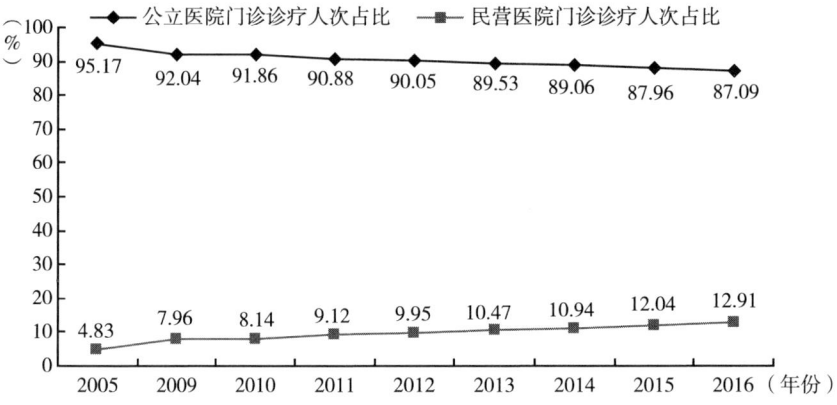

图9 2005~2016年医疗机构门诊诊疗人次占比

资料来源：国家卫生和计划生育委员会编《2016中国卫生和计划生育统计年鉴》，中国协和医科大学出版社，2016；《2016年我国卫生和计划生育事业发展统计公报》，中华人民共和国国家卫生和计划生育委员会，2017。

（二）住院人次

2005~2016年民营医院的住院人次逐年增加，从2005年的208万人次增加到2016年的2777万人次，占比由4.07%上升到15.84%，略高于2015年的14.70%。尽管2005年以来公立医院住院人次占比徐缓降低了约10个百分点，但我们不能不看到，2016年公立医院住院人次占比仍达84.16%，说明民营医院的住院服务总量仍处在较低水平（见图10、图11）。

从上述数据可见，随着国家及地方政府配套政策的落实，民营医院还将保持快速增长。但要到2020年实现"打造一大批有较强服务竞争力的社会办医疗机构，逐步形成多层次多样化医疗服务新格局"的目标还有很大困难。

三 医务人员增长迅速

卫生技术人才是民营医院生存和发展的关键。医务人员流失、人才吸引

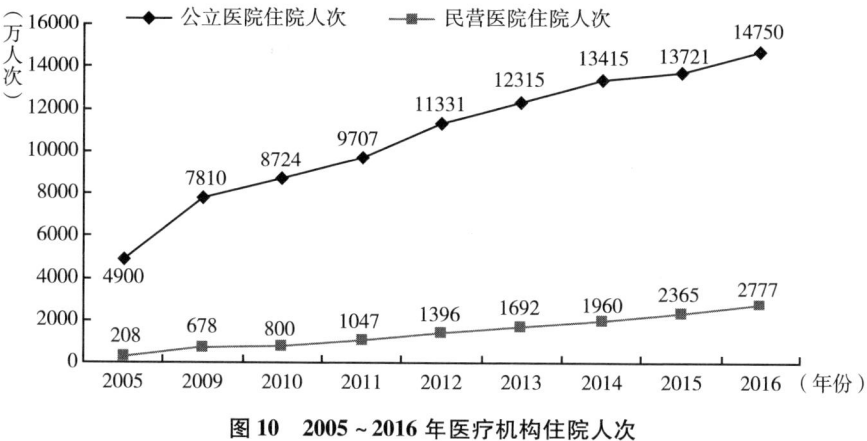

图10 2005~2016年医疗机构住院人次

资料来源：国家卫生和计划生育委员会编《2016中国卫生和计划生育统计年鉴》，中国协和医科大学出版社，2016；《2016年我国卫生和计划生育事业发展统计公报》，中华人民共和国国家卫生和计划生育委员会，2017。

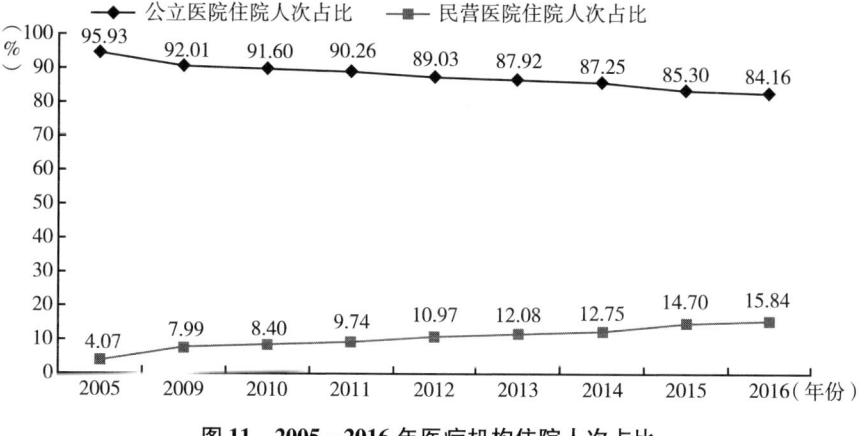

图11 2005~2016年医疗机构住院人次占比

资料来源：国家卫生和计划生育委员会编《2016中国卫生和计划生育统计年鉴》，中国协和医科大学出版社，2016；《2016年我国卫生和计划生育事业发展统计公报》，中华人民共和国国家卫生和计划生育委员会，2017。

难等问题制约了民营医院的长期、健康发展。2011年和2016年公立医院医务人员总数分别为398.09万人和533.95万人，同期民营医院医务人员总数分别为54.61万人和120.26万人（见图12），仅占公立医院的13.72%和22.52%，民营医院医务人员总量仍处于较低水平。

伴随着民营医院的快速扩展,民营医院吸引到更多人才。从增长速度看,2011~2016年民营医院医务人员数增长率达120.22%,而同期公立医院医务人员数增长率仅为34.13%(见图12)。

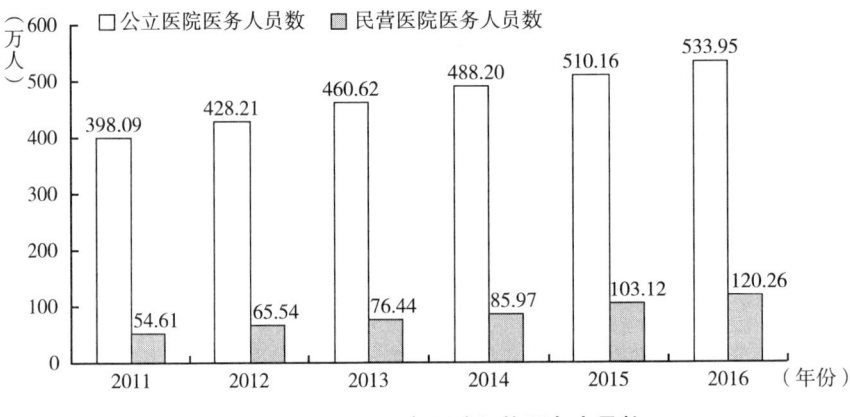

图12 2011~2016年医疗机构医务人员数

资料来源:国家卫生和计划生育委员会编《2016中国卫生和计划生育统计年鉴》,中国协和医科大学出版社,2016;《2016年我国卫生和计划生育事业发展统计公报》,中华人民共和国国家卫生和计划生育委员会,2017。

医务人员主要包括执业医师、注册护士、药师和技师等。2016年民营医院的卫生人员数、卫生技术人员数、执业医师数、注册护士数分别占公立医院的22.52%、20.57%、20.74%、19.42%(见图13)。

从人员构成来看,民营医院的医务人员多为公立医院退休的老专家和新毕业的医学生,呈现"两头重、中间轻",缺乏中坚力量,人才梯队不合理。目前,大多数民营医院中青年技术骨干匮乏,人才结构不合理,这严重地影响了民营医院医疗质量和整体服务能力的提高。

四 医疗效率亟待提升

(一)床位使用率

民营医院的床位使用率虽然从2005年的49.80%提升到2016年的

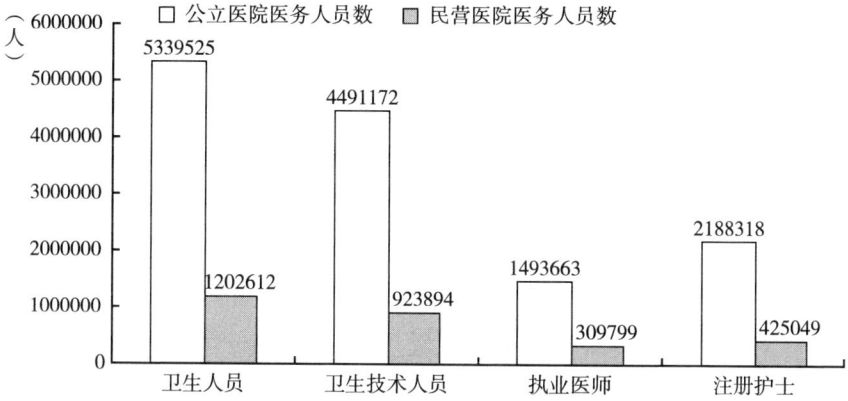

图 13　2016 年医疗机构人员分类

资料来源：国家卫生和计划生育委员会编《2016 中国卫生和计划生育统计年鉴》，中国协和医科大学出版社，2016；《2016 年我国卫生和计划生育事业发展统计公报》，中华人民共和国国家卫生和计划生育委员会，2017。

62.80%，但始终维持在 62% 左右，而同期公立医院的床位使用率为 91.00%（见图 14）。民营医院的床位数在持续增加，但是病床使用率变化不大，说明大量闲置床位的潜力有待进一步挖掘，这说明民营医院的医疗水平和服务质量还没被社会公众广泛认可。

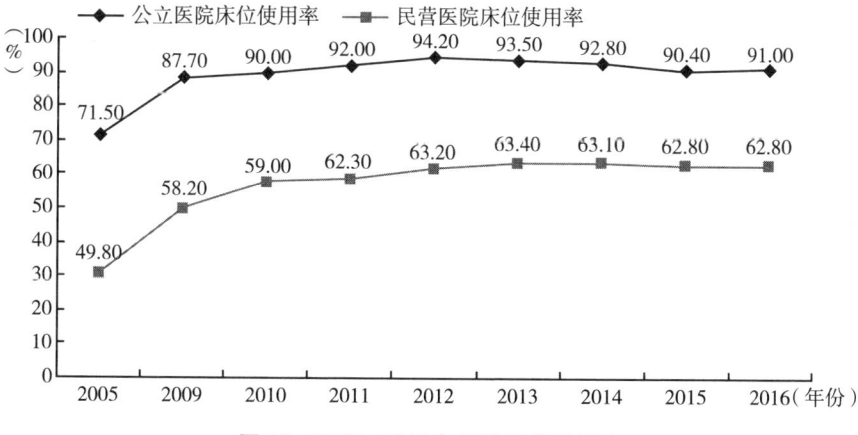

图 14　2005~2016 年医院床位使用率

资料来源：国家卫生和计划生育委员会编《2016 中国卫生和计划生育统计年鉴》，中国协和医科大学出版社，2016；《2016 年我国卫生和计划生育事业发展统计公报》，中华人民共和国国家卫生和计划生育委员会，2017。

（二）平均住院日

2016年民营医院的平均住院日为8.6天，同期公立医院平均住院日为9.6天，说明民营医院在住院流程的各个管理环节协调上较为完善，同时也与住院患者病情较轻、较少为疑难疾病和危重患者有关。

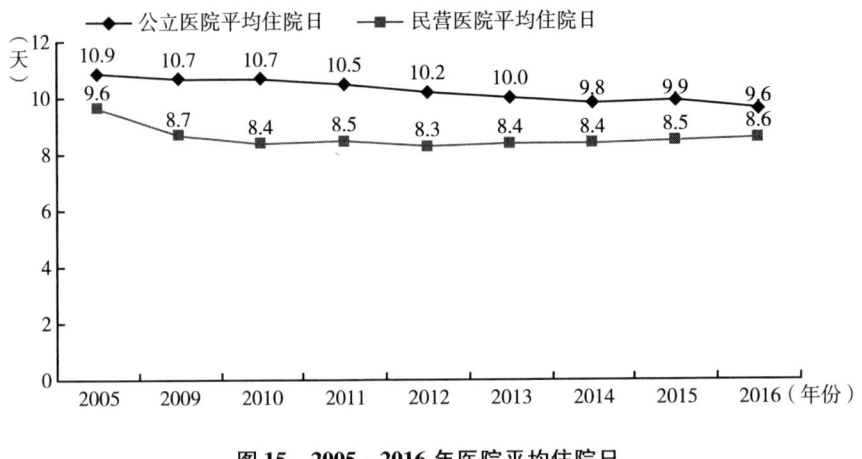

图15　2005~2016年医院平均住院日

资料来源：国家卫生和计划生育委员会编《2016中国卫生和计划生育统计年鉴》，中国协和医科大学出版社，2016；《2016年我国卫生和计划生育事业发展统计公报》，中华人民共和国国家卫生和计划生育委员会，2017。

总体来看，民营医院的运营效率仍然低于公立医院，这是由其服务量决定的。在民营医院的服务量尚未迅速扩大而其规模逐渐扩大的情况下，医疗服务效率难免会低下。

五　民营医院的发展机遇

新医改以来，我国政府一直鼓励社会办医，2010年就提出"非禁即入"原则。"十三五"以来，实质性的政策不断出台，进一步破除社会办医隐形壁垒。2017年1月，国务院印发《"十三五"卫生与健康规划》，提出放宽社会力量举办医疗机构服务领域的要求，支持社会力量以多种形式参与健康服务。发展专业性医院管理集团，推动社会力量办医疗机构水平提高。鼓励社会力量提供儿科、精神科、老年病、长期护理、口腔健康、康复、安宁疗护等稀缺资源及满足多元需求的服务。

2017年5月，国务院办公厅印发《关于支持社会力量提供多层次多样化医疗服务的意见》，进一步明确对社会办医的支持政策，而且全科医疗服务、医疗集团、医生集团等首次成为鼓励发展的对象。意见提出，到2020年，打造一大批有较强服务竞争力的社会办医疗机构，逐步形成多层次多样化医疗服务新格局。

习近平总书记在党的十九大报告中也指出"实施健康中国战略"。"要完善国民健康政策，为人民群众提供全方位全周期健康服务"，"支持社会办医，发展健康产业"。

2017年以来，各省份政府也相继出台了配套政策，将社会办医的大政方针落细、落实。2017年9月广西壮族自治区政府印发《广西支持社会力量提供多层次多样化医疗服务实施方案》，从放宽市场准入、简化审批服务，并从人才管理、保险政策、税收优惠、政策补贴等方面支持社会办医。2017年9月四川省政府常务会议审议通过《关于支持社会力量提供多层次多样化医疗服务的实施方案》，鼓励发展全科医疗服务，培育专科医疗服务优势，全面发展中医药服务，有序发展前沿医疗服务，积极发展个性化就医服务，推动发展多业态融合服务，探索发展特色健康服务产业集聚区。

近年来，民营医疗在重塑医疗健康生态圈、利用互联网医疗等技术方面取得突破性进展。伴随着互联网技术的发展，民营医疗机构的发展模式与传统医疗模式融合的速度将加快。这将使传统的民营医疗机构的发展模式出现较大的分化，部分民营医疗机构全面转型升级，部分坚守基层、低端服务，部分自生自灭。总体上，在互联网技术运用以及电商业务的发展阶段，医疗产业前期高投入和高风险特性对融入互联网和电商业务的医疗机构来说，将是一个严峻的挑战。

总之，国家卫生政策的利好为社会办医持续注入活力，民营医院必将蓬勃、健康地发展。

参考文献

[1] 陈珞珈、陈思、王文娜等：《我国民营医院的现状、问题与发展的建议》，《中医药管理杂志》2009年第5期。

[2] 董毅、王波：《基于SWOT分析的民营医院战略体系构建》，《卫生软科学》2009年第6期。

[3] 郭琳：《民营医院的融资渠道、问题与对策研究》，《中国医院管理》2015年第6期。

[4] 刘晓红、胡善菊等：《关于营利性民营医院税收筹划问题的思考》，《中国卫生经济》2009年第8期。

[5] 苏辅芸、马爱霞：《从医疗消费者行为特点探索民营医院营销策略》，《管理观察》2011年第12期。

[6] 王景明：《对我国民营医院发展的认识与思考》，《中国医院管理》2012年第9期。

[7] 王锡建、张卫东：《我国民营医院信用体系完善问题研究》，《中国卫生经济》2009年第12期。

[8] 吴倩：《民营医院发展瓶颈与对策探讨》，《卫生软科学》2013年第3期。

[9] 张又才：《SWOT分析模式在民营医院战略营销中的应用》，《现代医院》2007年第2期。

[10] 周春红、徐爱军、杨学伟等：《我国民营医院的发展现状及对策》，《医学与社会》2010年第11期。

[11] 周小园、尹爱田：《医改视角下社会办医发展的基本思路》，《中国卫生经济》2014年第4期。

[12] 朱莉萍、周令、陈麒等：《我国民营医院的现状及发展策略研究》，《医学与哲学》2015年第19期。

发 展 篇

Development Reports

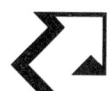

B.2
2017年中国民营医院医养结合服务调查报告

毕马威中国健康养老行业课题组*

摘 要: 快速老龄化的社会和政府政策支持,为民营医院开展医养结合养老服务创造了难得的历史机遇。在当期我国民营医院开展医养结合养老服务时,首先需要在充分了解市场需求的基础上精准定位,加强精细化管理,提高养老服务的盈利能力;多渠道并举,破解融资难题;积极探索跨界合作的机会,输出医疗护理能力和管理经验,使民营医院实现价值再造。

---

* 毕马威中国健康养老行业课题组长期以来深耕中国健康、养老和医疗市场,对于医康养相关政策体系、未来改革方向、市场投资机会和进入战略、养老/医疗机构运营管理等方面具有深入的了解和丰富的服务经验,并在与政府、行业协会、企业及相关养老/医疗机构等开展合作的过程中提出了具有前瞻性的观点和建议。

关键词： 医养结合　民营医院　政府和社会资本合作

日趋"老龄化"的中国社会正面临越来越突出的养老服务压力，医养结合成为刚性需求。2017年3月17日国家卫生计生委联合多部门发布了《"十三五"健康老龄化规划》，重申和强调了国务院办公厅转发的卫生计生委等部门发布的《关于推进医疗卫生与养老服务相结合的指导意见》（国办发〔2015〕84号），明确了医养结合工作目标、重点任务和保障措施。政府强劲推进医养结合的养老服务体系建设，将为掌握医疗资源和服务能力的民营医院开展医养结合服务带来契机。特别值得强调的是，由于关注从定位到运营的精细化管理要素，医养结合服务有望实现民营医院的价值再造。2017年4～6月，毕马威中国联合中国医院协会民营医院管理分会，以民营医院和医养结合养老服务机构的高层管理人员为调研对象，针对民营医院开展养老服务的有关问题开展了一次大规模的调研，我们结合此次调研成果，围绕民营医院在开展医养结合服务过程中面临的主要实际操作性问题展开讨论。

一　"十三五"期间医养结合养老服务的发展机遇

当今中国已经成为全球老年人口最多的国家，也是全球老龄化发展速度最快的国家之一。根据国家统计局最新发布的数据，2016年末，中国60岁及以上人口占总人口的比例为16.7%，共有2.3亿人，在全球中名列第五，仅次于印尼。老龄化的到来催生了市场对于养老服务前所未有的多元化需求，医养结合打造健康医疗和养老照护融合的一体化服务，已经得到政府和社会的普遍认可，拥有巨大的市场需求。在未来推进医养结合的养老模式，对于应对人口老龄化挑战、满足广大群众日益增长的健康养老服务需求具有现实意义。

（一）医养结合型养老机构将成为"十三五"规范发展重点

在"十三五"规划中，有两方面与养老事业相关。2016年7月和2017年3月发布的《民政事业发展第十三个五年规划》和《"十三五"国家老龄事业发展和养老体系建设规划》（以下简称《"十三五"养老规划》）均提出，到2020年，要全面建成"以居家为基础、社区为依托、机构为补充、医养相结合的"多层次养老服务体系。值得注意的是，《"十三五"养老规划》第一次提出"政府运营的养老床位数占当地养老床位总数的比例"的上限和"护理型床位占当地养老床位总数的比例"的下限两项指标，这意味着未来养老服务将更为市场化，而护理型养老机构和能够提供更加专业的医疗康复服务的医养结合型养老机构可能将获得更多政府支持。民营医院与传统的养老机构相比在医疗服务方面具有优势，无疑给民营医院在政策推动下开展养老服务带来前所未有的机遇。"十三五"期间国家老龄事业发展和养老体系建设主要指标见表1。

表1 "十三五"期间国家老龄事业发展和养老体系建设主要指标

大类指标	小类指标	"十二五"完成情况（2015年）	"十三五"目标值（2020年）
社会保障	基本养老保险参保率	8.58亿人（约占81.7%*）	到达90%
	基本医疗保险参保率	13.3亿人（占95%以上）	稳定在95%以上
养老服务	每千名老年人口拥有养老床位数	30.3张	35~40张
	政府运营养老床位占比	—	不超过50%
	护理型养老床位占比	—	不低于30%
健康支持	老年人健康素养	—	提升至10%
	二级以上综合医院设老年病科比例	—	35%以上
	65岁以上老年人健康管理率	—	达到70%
精神文化生活	建有老年学校的乡镇（街道）比例	—	达到50%
	经常性参与教育活动的老年人口比例	3.5%	20%以上

续表

大类指标	小类指标	"十二五"完成情况（2015年）	"十三五"目标值（2020年）
社会参与	老年志愿者注册人数占老年人口比例	10%	达到12%
	城乡社区基层老年协会覆盖率	81.9%	90%以上
投入保障	福利公益金用于养老服务业的比例	—	50%以上

注：＊以2014年符合参保条件的人数为基数计算。

资料来源：《"十三五"国家老龄事业发展和养老体系建设规划》《中国社会保险发展年度报告2015》《发展权：中国的理念、实践与贡献》。

（二）养老服务市场放开为社会投资者带来巨大市场机遇

2016年12月，国务院办公厅发布的《关于全面放开养老服务市场提升养老服务质量的若干意见》（以下简称《意见》）指出，到2020年，养老服务市场全面放开；进一步扩大护理型服务资源，大力培育发展小型化、连锁化、专业化服务机构。《意见》提出的具体举措包括降低准入门槛，设立营利性养老机构应按"先照后证"的简化程序执行，精简行政审批环节等。

2017年3月22日，民政部等六部门印发的《关于开展养老院服务质量建设专项行动的通知》提出，到2017年底，50%以上的养老院能够以不同形式为入住老年人提供医疗卫生服务。同月，国务院办公厅的《关于进一步激发社会领域投资活力的意见》公布，文件指出，引导社会资本以政府和社会资本合作（PPP）模式参与医疗机构、养老服务机构、教育机构、文化设施、体育设施建设运营，开展PPP项目示范。这些政策的出台释放出医养结合市场巨大的发展潜力，为社会投资者进军该行业提供了利好。

二 民营医院开展医养结合服务的实际问题与建议

（一）在充分了解市场需求的基础上精准定位

目前，中国的医养结合服务还处于初步发展阶段，市场运作不规范，一些项目定位不准确,目标客户集中在中高端收入老年群体,不能满足市场普遍存在的刚性需求。针对市场中没有得到满足的刚性需求提供有效供给正是民营医院的机遇所在。

1. 关于市场精准定位的调研结果

针对问卷中有关"精准定位"的问题,问卷选项居前三位的为"探索医养结合的运营管理模式,合理配置资源,提供更加精细化、人性化和周到的服务"、"立足于专科特色道路,在专业领域内具有较强竞争力"和"专注于为失能、半失能老年人提供医养结合养老服务机构"(见表2)。

表2 民营医院医养结合服务市场精准定位调查结果*

项目	问卷选择率(%)
探索医养结合的运营管理模式,合理配置资源,提供更加精细化、人性化和周到的服务	71
立足于专科特色道路,在专业领域内具有较强竞争力	65
专注于为失能、半失能老年人提供医养结合养老服务机构	57
与社区服务机构紧密合作,发展成为服务于社区的医养结合养老服务机构	53
专注于慢性病管理的医养结合养老服务机构	53
利用灵活的决策机制,前瞻性战略性地与境内外各类机构和各行业企业开展试点	52
创新的医养结合养老服务机构(如为养老服务线上平台提供线下服务)	51
专注于活力的退休老人的医养结合养老服务机构	35

注:*本次调研问卷中的所有问题均为多选题,因此各选项比例总和大于100%;问卷选项为多选项。

受访者普遍认为,在开展医养结合服务时,民营医院应重点提升精细化服务和专科服务能力,构建在某些细分领域内的核心竞争力。此外,受访者还比较关注刚性需求老年人群体,比如失能、半失能老年人和有社区服务需求的老年人,在访谈中,有专家表示目前较为缺乏针对失能、失智、半失能、半失智的工薪阶层老年人的医养结合型护理机构。而选择"活力老年人"市场定位者最少。

囿于篇幅所限,我们在问卷中仅列出比较有代表性的细分市场,我们有

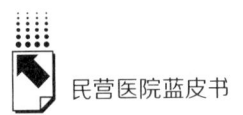

理由相信，其他一些具有针对性的医养结合特色服务，比如面向高危重症、肿瘤终末期患者和阿尔茨海默病患者的医康养服务等，也一样会吸引市场的关注。而目前市场中恰恰是针对健康老年人的高端养老地产项目居多，众多投资者"扎堆"这一领域，是医养结合养老服务市场在某种程度上出现供需错配现象的主要原因之一。

创新是企业发展的生命力，51%的受访者选择了"创新的医养结合养老服务机构"，这些民营医院经营者已经拥有了开阔的视野，认识到在互联网迅猛发展、创新创业成为时代鲜明特点的今天，医养结合的养老服务也需要抓住机遇、不断创新。

2. 关于市场精准定位调研结果的分析

(1) 加强专科服务能力以使"医""养"服务体系化

医养结合不是简单的"养老院+医院"，而是要把两者的服务体系化。中国民营医院中综合性医院少，大多数规模小，专科能力强，因此，如果能在养护区加强针对某种疾病的专科服务能力，如向患有肾炎、糖尿病、肾损伤、肾衰竭等疾病的老年人提供长期专业的肾专科诊疗、康复服务，以及具有针对性的肾病膳食营养配餐和康养咨询服务等，则可以在一些细分领域构建机构的核心竞争力，避免与综合性的养老服务机构展开面对面的竞争。

在这方面，燕达金色年华健康养护中心的经验也许可供借鉴。该中心毗邻三级综合医院燕达国际医院，通过在日常照护中全方位植入医疗、康复等服务内容来开展医养结合，具体包括：①养护中心设置医疗护理站、老年病科、康复训练大厅和中医理疗室，可为入住老年人提供慢性病、常见病和一般疾病的日常诊疗服务，还可提供理疗、康复、针灸、预防养生等保健服务；②养护中心实行24小时医护人员值班制，可以根据老年人病情随时对接燕达国际医院的就诊绿色通道，使老年人在突发疾病时能够第一时间接受三级医院的诊疗服务；③养护中心内的医疗行为、急性病救治或术后康复保健服务已纳入北京市、河北省医保体系，可以实现实时结算。

（2）挖掘居家和社区养老服务的市场

无论是在"9064"①还是"9073"②的养老格局下，居家养老都将是绝大多数老年人选择的养老模式。在这样的情况下，未来养老驿站的建设将实现较快发展。以北京市为例，2017年4月北京市政府颁发的《北京市社区养老服务驿站建设规划（2016年—2020年）》指出：到2020年，全市计划建设社区养老服务驿站总数1000个。开展社区养老服务驿站建设，由政府无偿提供设施并给予资金等方面的扶助支持。农村社区养老服务驿站在区民政、老龄部门和乡镇政府的指导下，由村委会、村委组织或企业自行设置。

民营医院面对这个市场机遇，可以考虑通过改造既有设施，或与政府合作运营养老驿站、日间照料中心等设施，把各类针对老年人的医疗服务项目导入社区和家庭中，比如签约养老服务、家庭医生服务、健康档案联网、生命体征监测、远程诊疗、上门巡诊、康复和护理、短期托老、心理咨询、健康膳食咨询等。有专家估算，运营一所20～30张床位的日间照料中心，在全部住满且享有政府补贴的情况下，估计可以实现每年约15万元的盈利，当然盈利水平也受地区经济发展服务水平和消费水平的制约。

（3）抢占创新型医养结合养老服务市场的先机

民营医院医养结合养老服务创新型、轻资产的运营模式多种多样，比如，医养结合的线上、线下服务结合，基于可穿戴设备的老年人日常生命体征监测，提供预警、远程医疗和健康咨询等服务；与各类医疗、养老、社区服务机构合作成立"养老服务联盟"，成为居家老年人和社区机构医康养的"签约服务提供者"；建立"服务超市"平台、提供不同的医疗健康服务产品组合等。如天颐中服老龄产业服务（北京）有限公司采用"大数据+互联网+老龄健康产业服务"的模式，开展线上线下相结合、多元立体的健康养老一站式服务。公司旗下划分居家养老、智慧社区、文化艺术、老年旅

---

① "9064"：到2020年，90%的老年人在社会化服务协助下通过家庭照顾养老，6%的老年人通过政府购买社区照顾服务养老，4%的老年人入住养老服务机构集中养老。
② "9073"：90%的老年人口在家庭内养老，7%的老年人口得到社区养老服务的支持，以及3%的老年人口在机构养老。

游、老年商城、智慧健康6个业务板块,以老年智慧健康管理平台为纽带,实现服务一体化,不仅从护理型生活照料、私人保健、康复训练等多方面满足老年人康养需求,还以老年康养学院、健康养老基金等满足老年人在文娱、旅游、购物消费等方面多元化、个性化的服务需求。

(二)通过精细化管理能力提高盈利能力

养老机构盈利难,民营机构更是如此。民政部2015年1月公布的数据显示,我国超过半数的民办养老机构收支只能持平,40%的民办养老机构长年处于亏损状态,能实现盈利的机构不足9%。因此,提高盈利能力是民营医院开展医养结合服务面临的严峻考验,本次调研也就影响民营医院运营医养结合服务机构盈利能力的因素进行了调查。

1. 关于民营医院运营医养结合机构影响因素的调研结果

调研结果显示,民营医院在运营医养结合机构中面临的主要问题为难以吸引到高素质的专业人才,人员流动性大;市场认同度低,竞争激烈,难以赢得老年人的信任;定位不准确,同质化发展,盈利模式不清,盈利性差;评价体系缺失,管理经验缺乏,对服务内容和质量难以实施高效管理等,见表3。

表3 民营医院在运营医养结合机构中面临的主要问题调查结果

主要问题	问卷选择率(%)
难以吸引到高素质的专业人才,人员流动性大	63
市场认同度低,竞争激烈,难以赢得老年人的信任	62
定位不准确,同质化发展,盈利模式不清,盈利性差	57
评价体系缺失,管理经验缺乏,对服务内容和质量难以实施高效管理	45
融资能力较弱	38
信息化建设落后	27

注:问卷选项为多选项。

2. 分析

针对这些问题,我们认为民营医院在开展医养结合服务时,可以从以下几方面着手提高机构的品牌影响力,确定清晰的盈利模式,提高服务质量,最终目标是实施精细化管理，提高机构的盈利能力。

（1）提供基于"分级、分区"的精准健康养老服务

对老年人医康养需求进行系统评估，借此针对不同需求群体提供更为精准的服务，实施精细化、标准化的运营管理，可以合理利用资源，在一定程度上降低运营成本，打造服务亮点。

对老年人的照护需求进行科学、系统的评估是提供精准健康养老服务的基础，这套指标体系也能在一定程度上反映出养老机构的服务质量。在标准体系制定方面，国内外都有先进的经验可供借鉴。1987年，美国通过了综合预算调整法案，要求获得医疗保险和医疗救助认证的养老机构均采用标准的综合居民评估工具（RAI）对居民进行评估。基本资料库（MDS）是RAI的核心部分，其指标涵盖意外事件、行为及情绪状态、临床处理、认知功能、排泄、感染控制、营养与进食、身体功能、精神状态、情绪、生活质量等领域。MDS不仅能够对老年人的状况进行评估，从而确定老年人对资源的需求和付费等级，还能够发现养老机构存在的服务质量问题。

在需求评估的基础上，医养结合服务机构可以为入住老年人制订针对性的医疗、照护方案，提供基于"分级、分区"的精细化服务，提高养老专科服务能力，在老年人需求发生变化时实现在不同级别、护理区域间便捷转换。

老年人选择服务机构，不仅要养老，还要养病。医养结合服务机构应挖掘医疗服务方面的潜力，"医"方面的盈利空间很大，可以弥补"养"方面盈利能力较弱的短板。老年人多有高血压、冠心病、糖尿病、肿瘤、肾病等慢性疾病，如果医养结合服务机构能够为一些需要特殊医疗救治和护理的患病老年人提供专业的医康养服务，则能在一定程度上增强机构的竞争力，吸引患病老年人入住。目前，专注某一类疾病的养老服务机构已经得到业内机构和投资平台的关注，"慢病管理+康复+养老"类型的专家型养老机构未来可能在收入水平较高、老年人群体也较大的大中型城市得到快速发展。

（2）提高医养结合服务机构的标准化服务能力

为提高养老机构的标准化服务能力，2011年3月，监管部门发布了

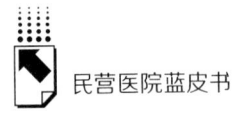

《护理院基本标准（2011版）》；2017年1月，民政部发布了《关于确定41个民政标准化示范单位的通知》。我国医养结合服务机构的标准化建设水平参差不齐，它们尚未全面步入正轨，但有部分机构先行实践经验值得借鉴。杭州绿康老年康复医院成为入选的两家民营养老机构之一，其针对老年医养服务先后制定的行业标准、企业标准有500多项，涵盖医疗、康复、护理、院感、精神、后勤、消防、营养与膳食、行政、人力资源、信息、财务、医保、客服、质量控制等医养服务的各个方面。由此可见，标准化建设是养老机构可持续发展的生命线，不仅能够提升服务质量，还是养老机构做强做大的根基。

(3) 为老年人提供更多的优质增值服务

增值或附加服务一方面可以使养老机构提供更为多元化的服务，另一方面也能帮助养老机构吸引更多的老年人入住，形成规模效应，均有助于提升养老机构的盈利能力。国内部分养老机构已经在这方面有所尝试，如上海亲和源老年公寓提供的多元化的配套服务，包括设立由专业健康管理公司运营的健康会所，以提供健身、水疗和康复护理服务；在生活服务方面，提供的特色服务包括出行服务、事务代理、理财咨询、心理辅导、度假旅游等。北京延庆区天开瑞祥养生养老院提供心脑保健、全息经络、蜡疗、足疗、辟谷养生等14大类的养生调理项目。民营医院开展医养结合的养老服务可以考虑进行养老增值服务的能力建设，为弥补这方面的能力短板，民营医院可以考虑收购养老服务机构，或与其开展合作。

(4) 参加大型公立医院医联体以扩大品牌效应

中小型医院与大型公立医院联合可以显著提升其医康养服务能力和医院的品牌形象。如北京泰康燕园康复医院是由泰康保险集团子公司泰康之家投资的康复专科医院，专为燕园养老社区业主提供配套医疗服务。自成立以来，燕园康复医院积极与协和医院、安贞医院、航空总医院等知名三甲公立医院开展合作，合作涉及双向转诊、远程会诊、技术指导、人才培养、资源共享等方面，燕园康复医院还与美国约翰·霍普金斯医院联合开展"全球医疗直通车"服务，以为拥有不同专业医疗护理需求的社区居民提供"预防—治疗—康复—长期护理"的闭环、一体化服务。此外,医养结合的养老机构通过进社区、与康复医院合作接受转诊病人、与大型医院合作拓展服务半径等方式,开拓市场渠道,这有助于打造医养结合机构的服务品牌。

(5) 建设智慧医疗养老服务平台

随着国家"智慧城市"的实施,建设智慧医养结合服务平台已成为可能。在智慧医疗养老服务体系建设方面,民营医院可以重点考虑打造"医康养"一体化的在线服务平台,借助互联网、物联网、大数据和可穿戴设备,把老年人、亲属、医护人员、其他医疗机构、社区和政府机构等紧密联系起来,提供健康体征监测、远程诊疗、紧急求助、照护服务呼叫、电子围栏、实时定位等服务内容。有实证表明,通过在线实时数据监测,居家智能网络可以在老年人重大健康问题出现 10~14 天之前发现异常情况。因此,这个平台不仅可以为入住老年人提供服务,还可以使机构服务延伸到社区、家庭,提供线上接单、线下服务,这样可以极大地拓展民营医院医康养服务的市场,培育新的业务和利润增长点。

北京燕达养护中心在开展二期项目建设时,为提高服务质量和盈利能力,在精细化和智慧养老服务方面进行了重点投入,主要措施包括:①增设家庭医生服务,入住老年人可以根据自己的情况选择具有针对性、连续性的"一对一"的医康养服务;②增设特殊的专业化服务专区,如康复治疗专区、失能失智专区、临终关怀专区等,以提升精细化服务能力;③建设基于电子感应和可穿戴设备的智慧养老平台,可供选择的服务,如生命体征监测、无线视频、红外感应、跌倒报警、实时定位、电子围栏、综合安防监控(煤气、防火、防盗)等。

健康大数据的管理和应用也是一个有待开发的领域。在"互联网+养老"的大趋势下,未来医养结合机构、社区和医疗机构将收集到大量的老年人电子信息,包括个人、家庭和社保信息,健康状况,医养护服务需求,诊疗记录等内容;与此同时,老年人健康监测和佩戴可穿戴式设备也会产生大量的数据,这些将形成中国老龄人口的大数据库。对这些数据进行整合、分析和深度挖掘,将发现隐藏在数据背后的有价值的信息,为提高机构的医

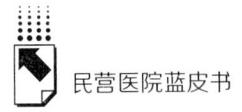

疗保障水平以及制订具有针对性的临床预防、诊断治疗和保健康复计划提供可靠的依据。天颐中服老龄产业服务（北京）有限公司通过健康服务管理中心对接受服务的老年人的健康数据进行筛选、管理、挖掘和分析，精准地了解老年人群在医康养方面的需求，以为客户提供更具针对性的健康管理服务。

（6）加强专业护理团队培训和建设

护理队伍是养老服务机构的中坚力量，民营医院医养结合服务机构要更加重视护士、养老护理员的培训工作，建立专业化、专科化的长期照护团队。在培训体系建设上，民营医院可以考虑与专业培训机构开展合作，为其学员提供实习基地和就业岗位。民营医院用人机制灵活，可以为养老专业护理人才的长期职业发展提供多种选择，比如提供基于家庭、社区和其他机构需求的"多点服务"的工作机会，或是搭建线上预约、线下上门服务的平台，为客户提供全方位优质照护服务。

（三）多渠道并举，破解民营医养结合机构的融资难题

长久以来，融资难一直困扰民营医院运营者。在中国，公立医院受国家和地方政府财政支持，但民营医院发展中不仅政府支持较少，税赋较重，而且从土地到基建投入基本都依靠自有资金。尽管有国家政策支持，但民营医院在开展医养结合养老服务的实际过程中，融资困难仍然十分突出。

1.关于民营医养结合机构融资问题的调查结果

本报告对民营医院开展养老服务时的资金投向和融资渠道进行了调查。在资金投向上，调查结果显示，人才引入（老年病医生、专业护理人员）、医疗设备、养老设施、药品、器材购置和医院适老化整修、扩建支出是三大重点投资领域，较少被调查者选择新院区建设支出、科研支出或引入新技术费用和营销费用这些投入资金庞大、见效缓慢的投资方向（见表4）。这说明民营医院在开展养老服务时因资金短缺只关注短期能见效的投资方向，难以在需要长期投入领域加大投资。而医养结合机构要实现长期可持续发展，必须在创新和品牌建设方面加大投入，由此可见融资能力对于机构发展的重要性。

表4 民营医院开展医养结合服务资金主要投向调查结果

主要投向	问卷选择率(%)
人才引入(老年病医生、专业护理人员)	70
医疗设备、养老设施、药品、器材购置	64
医院适老化整修、扩建支出	53
新院区建设支出	29
科研支出或引入新技术费用	27
营销费用	21

注：问卷选项为多选项。

在融资渠道方面，调查结果显示，股权融资①和银行贷款是民营医院开展医养结合服务的主要融资渠道（见表5）。国家产业基金支持和上市融资支持对民营医院的规模、治理体系、运营管理等都提出了较高的要求，因此难度比较大，这也可能是被调查者选择比较少的原因。盈利模式清晰、运营规范、服务质量高、口碑好的民营医疗和养老机构也较易得到资本市场的认可，从而获得融资支持。

表5 民营医院开展医养结合服务主要融资渠道调查结果

融资渠道	问卷选择率(%)
股权融资	65
银行贷款	64
国家产业基金支持	47
员工筹资	38
上市融资支持	26

注：问卷选项为多选项。

2. 民营医养结合机构如何破解融资难题

（1）股权融资较为灵活，但需专业机构支持

调研结果显示，在外部融资渠道的选择上，排在前两位的分别是股权融

---

① 股权融资是指企业的股东愿意让出部分企业所有权，通过企业增资的方式引进新的股东，让总股本同时增加。对于股权融资所获得的资金，企业无须还本付息，但新股东将与老股东同样分享企业的盈利。

资和银行贷款。股权融资主要是通过非公开的方式募集社会资金,这种方式融资条件灵活、资金使用期长、无须支付利息、风险较低,但是投资者只能通过流通市场退出,股权稀释也可能会对机构的经营决策带来一定的影响。此外,股权融资操作涉及诸多专业问题,包括财务业绩预测、股权转让限制、退出机制设计等,因此,民营医院应在这个过程中寻求专业机构的支持,以降低项目风险。

(2) 贷款困难或有所改善,应积极争取银行支持

民营医院利用银行贷款开展医养结合服务可能面临较多的障碍。一方面,由于性质特殊,大多数养老机构难以达到授信准入的基本要求,即使有些银行愿意放贷,通常也会出于风险的考虑,设定较高的利率且贷款期限较短,并要求有优质资产做抵押;另一方面,银行系统在专门针对养老项目的信贷产品建设方面也仍需加强工作。

目前来看,民营医院通过银行贷款的方式筹集资金难度不小,而且成本也高,但在未来,情况可能会有所改善。2016年3月,中国人民银行等印发的《关于金融支持养老服务业加快发展的指导意见》指出,政府将"完善养老服务业信贷管理机制","开发针对养老服务业的特色信贷产品,建立适合养老服务业特点的授信审批、信用评级、客户准入和利率定价制度,为养老服务业提供差异化信贷支持"。因此,未来民营医院应在政策框架下,积极通过银行贷款渠道融资。

(3) 关注政府和社会资本合作(PPP)项目带来的投资机会

在开展医养结合服务时,民营医院应积极寻求政府支持。2016年6月发布的《民政事业发展第十三个五年规划》指出,未来政府将"通过补助投资、贷款贴息、运营补贴、购买服务等方式,支持社会力量举办养老服务机构,重点鼓励社会力量投资兴办面向失能、失智、高龄老年人的医养结合型养老机构和养护型、医疗型养老床位"。2016年3月,五部委联合印发的《关于金融支持养老服务业加快发展的指导意见》提出"支持各地采取政府和社会资本合作(PPP)模式建设或发展养老机构,鼓励银行、证券等金融机构创新适合PPP项目的融资机制,为社会资本投资参与养老服务业提供

融资支持,积极探索与政府购买基本健康养老服务配套的金融支持模式"。截至2017年2月,在财政部PPP综合信息平台公开的项目中,养老项目为292个,医疗卫生项目为513个,其中已执行的养老或医疗卫生项目为82个,大部分项目仍处于识别、准备和采购阶段。

民营医院必须关注PPP项目带来的机遇,充分利用政府推动PPP项目的各项优惠政策,积极与政府部门就合作开展养老PPP项目展开磋商。在此方面,开封市民生养老院的经验值得借鉴。2016年7月,开封市民生养老院PPP项目正式签约,项目总投资额约2.2亿元,其中,政府投资5230万元,其余1.7亿元来源于社会资本。这个项目是河南省第一批PPP重点推介项目、财政部第二批PPP示范项目及开封市首批PPP重点项目[8]。

养老PPP项目的运作涉及多个方面,我们建议民营医院在开展PPP项目过程中,重点关注交易结构、回报机制、资产权属、政府支付方式、绩效考核、税收安排、社会资本退出机制、监管框架等内容,并寻求专业机构的支持。

(四)积极探索跨界合作的机会,开展轻资产运营

1. 关于民营医院医养结合服务跨界合作的调查结果

近年来,众多房地产开发商、保险公司、银行、央企等纷纷投资养老产业,跨界运营成为一个热门话题。在本研究中,对于跨界合作机构类型的选择,与保险公司联合开发医疗保障、健康保险、紧急救助等保健计划和保险产品;与社区服务机构开展巡诊、营养咨询、入户健康医疗等服务的问卷选择率较高(见表6)。民营医院与保险公司的有机结合可借助长期、低廉的融资成本实现合作的可持续发展;而与社区服务机构、信息技术企业合作的特点是投入少、见效快,对民营医院的运营能力要求不高;金融机构通常规模较大,具备养老能力的民营医院可与之强强联合,但对管理具有严格的要求。而选择与房地产公司联合开发医疗园区项目和与跨界经营的国有企业合作者较少,这是因为投入大、对服务能力和资金实力要求较高。国有企业的发展往往需与国家政策导向保持一致,而医养结合受国家政策的大力扶持,

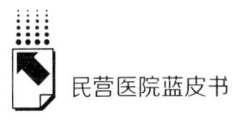

国有企业在该领域的布局将为与之合作的民营医院带来发展机遇,以获得长期、稳定收益的深层次合作项目,但需注意风险控制、规范性等问题。

表6 民营医院医养结合服务跨界合作方向调查结果

跨界合作方向	问卷选择率(%)
与保险公司联合开发医疗保障、健康保险、紧急救助等保健计划和保险产品	66
与社区服务机构开展巡诊、营养咨询、入户健康医疗等服务	63
与信息技术企业合作,开展远程医疗、可穿戴设备实时监测、数据分析、健康预警、临终计划和执行等服务	51
与银行合作,为老年人提供自助挂号、自助缴费、医疗信用卡、电子社保账户、养老金融等服务	38
与房地产公司联合开发医疗园区项目	26
与进行低效资产改造或跨界运营的国有企业联合开展医养结合服务	20

注:问卷选项为多选项。

2. 民营医院医养结合服务跨界合作的建议

(1) 与国有企业合作共建养老服务机构

"十三五"期间,中国经济结构调整进入一个新的发展阶段,新旧动能转换加速。在这个过程中,一方面,由"去产能"以及环保要求不断提高而带来的经营压力促使一些企业化解过剩产能或淘汰落后产能,使以旧厂房、仓库和土地为代表的低效资产的体量越来越大;另一方面,随着国企改革向纵深推进,国有企业,尤其是中央企业的"瘦身健体"提速,央企逐步剥离非主营、非战略性业务,剥离所承担的社会职能,使一批非运营性质的房地产成为低效或闲置的"沉睡"资产,这包括各类公办培训中心、活动中心、旧厂房、疗养院、招待所、旅馆和医院等。

2014年的统计数据显示,当时的113家央企拥有超过1600家各级医院,1900家宾馆或酒店。这些机构管理分散,无统一品牌,设施陈旧,缺乏竞争力。但这些机构大多地理位置优越,周围人口密集,域内基础设施完善,如果改建成养老机构,则将拥有很大的市场。目前国内已出现了一些经营不善的央企资产改建成养老服务机构的范例。2016年12月,海航投资旗下全资子公司北京养正投资的首个养老项目"和悦家社区"正式开业，而其前身是位于石景山区的海航大酒店，由于收益情况未达到预期，海航决定将其改造后转型进军养老服务产业。此乃北京西部城区截至2016年底规模最大的养老社区项目，提供包括自理、介助、介护、康复在内的全套专业养老服务。

开展跨界运营的企业大多缺乏医养服务资源和机构运营经验，民营医院可以考虑与企业形成优势互补，共同开拓养老服务市场。

（2）与政府合作以"公建民营"模式开展轻资产运营

参与低效资产改造项目，除直接投资外，民营医院还可以考虑"公建民营"等模式。在上海，静安区政府通过收购老厂房、改造酒店、提供财政补贴租金等多种方式实施低效资产改造养老服务机构的项目，社会力量参与的模式包括"国有企业建设、社会力量运营"，"政府提供自有产权房屋，由社会力量建设运营"以及"政府建设、社会力量运营"等。2015年2月，由久悦商务酒店改建，集康复、护理于一体的综合养老院"静安区日月星养老院"投入运营，开设床位292张。养老院运营管理方是一家投资、运营养老、老年护理机构的专业公司上海爱以德医养投资集团，该集团在上海市及宁波市共开办了6家大型养老院和3家老年护理院，拥有养老床位和老年病床3000张以上。又如南京市祖堂山福利院通过公开招标转让了部分经营管理权，在祖堂山银发社区引入两家民营养老机构。福利院原有1330张床位，由于编制有限，人手远远不能满足发展需要，引入民营机构以后，床位的利用率得到了大幅提高。

上述范例提示，民营机构作为资产的受托运营方，并不拥有资产的所有权，因而投入也相对较少。民营医院可以考虑采用这种方式输出医疗护理能力和管理经验，开展轻资产的养老服务运营活动。

三 对医养结合养老政策持续完善的几点分析

民营医院在开展医养结合服务的过程中，在资质获取、用地保障、税费补贴、人才培训、运营管理等诸多方面都需要政策支持。中国政府将养老健康行业作为重点培育发展的新兴先导型服务业,并已出台多项政策积极支持、引导医养结合养老事业的发展,且鼓励社会资本布局医养结合服务市场。

1. 关于医养结合养老政策实施中存在问题的调查结果

在本调研中,被调查者普遍反映国家医养结合政策制定仍有欠缺之处,实施时也存在一些问题有待改善。调查结果显示,医保定点或其他扶持政策支持欠缺是阻碍医养结合服务机构发展最主要的政策性障碍。此外,民政部、国家卫计委、人社部等部门多头管理,相关政策不健全,政策细则未出台,标准不统一,管理制度不完善,长期护理保障体系缺失,审批手续复杂、过程烦琐等,也在一定程度上不利于调动民营医院提供养老服务的积极性。调查结果见表7。

表7 医养结合养老政策实施中存在问题的调查结果

存在的问题	问卷选择率(%)
医保定点或其他扶持政策支持欠缺	69
涉及民政部、国家卫计委、人社部等部门多头管理	68
相关政策不健全,政策细则未出台,标准不统一,管理制度不完善	63
长期护理保障体系缺失	54
审批手续复杂,过程烦琐	43
资产重组改造试点方案缺乏政策依据	18

注:问卷为多选项。

2. 民营医院医养结合养老机构完善的政策建议

(1) 加大对民营医院医养结合养老机构的政策支持力度

尽管有相关国家政策支持,但各级政府对民营医院开设医养结合养老服务机构的实际支持力度显然不够,主要体现在两方面,一是医保定点政策缺失;二是养老试点/示范项目中民营医院占比太少。2016年6月和9月,国家卫计委和民政部联合公布了两批国家级医养结合试点单位名单,我们调查其中八个地区①发布的117个试点项目时发现,民营养老院、公立医院和乡镇/社区/街道试点占比分别为26%、25%和21%;民营医院和民营医院与养

---

① 这八个地区分别为福建、河北、贵州、甘肃、天津、广西南宁、内蒙古巴彦淖尔、山东威海。

老院协议合作项目仅占8%和2%（见图1）。这可能是因为民营医院开展养老服务仍处于起步阶段，总数较少，运营不成熟，因而没有得到政府的重视。如果各级政府能够在医保定点和养老试点/示范项目这两方面给予民营医院一定的支持，就有可能调动民营医院开展医养结合养老服务的积极性，促进养老事业的发展。

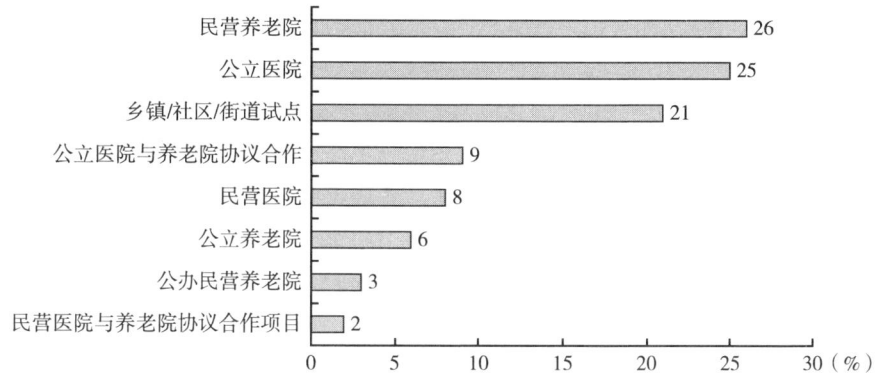

图1　8个地区医养结合试点单位类别统计

（2）切实理顺各部门的监管职责

2013年以来，一系列与医养结合相关的国家政策发布，一方面体现出我国政府对医养结合事业的重视，另一方面政策制定者涉及政府多个部委，从侧面反映出养老、医养结合服务领域的多头管理问题。如2016年4月，国家卫计委公布的医养结合重点任务分工方案中36项内容共涉及18个政府部门。政府可以考虑成立一个新的机构统一协调民政部、国家卫计委和人社部等部门的医养结合相关管理工作，从而根本解决养老事业多头管理和职责重叠的问题。

（3）提高老年人的支付能力

在日本，于2000年正式开始实施《介护①保险法》，介护服务涵盖日常

---

① 介护：在日语中，"介护"是综合"身体照护"和"家务服务"的双重概念，可视为介于"照顾"与"护理"之间的工作，包括身体清洁、协助饮食起居以及家务服务等。

照护、医疗、康复和保健等服务项目,这些服务内容均可以享受介护保险,资金主要来源于政府、用人单位和参保人。被保险人在65岁以后提出申请,经"护理认定审查会"确认就可以接受介护保险服务。在介护费用支出上,被保险人只需要承担10%,其余由国家和保险公司负担。

而在我国,由于缺乏相应的政策支持。本次调查结果显示,54%的受访者认为"长期护理保障体系缺失"成为医养结合发展的政策性障碍。因此,提高老年人的支付能力是促进医养结合服务发展的前提和基础条件,具体措施包括设立政策性保障体系、扩大政府采购和价格补贴规模等。

发展创新型的养老金融业务也能提升老年人的支付能力。在访谈中,燕达金色年华健康养护中心有关负责人提及燕达正联合地方性银行积极探索养老金融创新,拟推出"租金贷"产品。据其介绍,"租金贷"类似于住房按揭贷款,银行对于拟入住养护中心的老年人的趸交租金提供一定比例的资金支持,由老年人子女负责偿还贷款本息。燕达金色年华健康养护中心服务于中高端老年群体,"租金贷"不仅提升了老年消费者的支付能力,还增加了项目的吸引力,同时也缩短了项目投资回收周期。

综上,快速老龄化的社会和政府政策的支持,为民营医院在自身的医疗资源基础上开展医养结合养老服务创造了先机。而精准定位、精细化服务、多渠道融资、开展跨界合作则是民营医院实现价值再造的成功要素。希望本报告能够在这些领域帮助民营医院开拓思路,解决实际运营中可能出现的问题,以为项目的顺利开展提供支持;同时也使政府为建立医养结合服务政策体系提供一些有益的思考。

参考文献

[1]《2016年国民经济实现"十三五"良好开局》,《中国物流与采购》2017年第5期。

[2]《2020年建成1000个养老驿站》,《北京晨报》2016年9月1日,http://bjcb.morningpost.com.cn/html/2016-09/01/content_412614.htm。

［3］《40%长年亏损，能盈利的不足9%——民办养老院缘何陷经营困局》，新华网，2015年6月7日，http：//news.xinhuanet.com/2015-06/07/c_1115534696.htm。

［4］郭红艳、王黎、彭嘉琳等：《境外养老机构服务质量评价体系研究进展及启示》，《中国老年学杂志》2016年第5期。

［5］《绿康医养以标准化引领养老服务业升级》，中国新闻网，2017年3月31日，http：//www.chinanews.com/business/2017/03-31/8188611.shtml。

［6］《泰康医养融合养老模式引人注目》，和讯网，2016年3月11日，http：//pension.hexun.com/2016-03-11/182696831.html。

［7］《让科技养老成为现实微软"技术价值观"的一种体现》，全景网，2017年3月22日，http：//www.p5w.net/weyt/201703/t20170322_1745725.htm。

［8］《财政部养老PPP示范样本》，《每日经济新闻》2016年7月19日，http：//www.p5w.net/news/gncj/201607/t20160719_1522053.htm。

［9］《盘活国有存量资产为养老地产项目服务》，中国房地产业协会网，2014年11月28日，http：//www.fangchan.com/news/7/2014-11-28/377961.html。

［10］《海航投资首家中高端养老项目"和悦家国际颐养社区"盛大开业》，海航投资官方网站，2017，http：//www.hnainvestment.com/newsdetail/10。

［11］《静安新增一家由酒店改造而成的新型养老院》，人民网，2015年2月6日，http：//sh.people.com.cn/n/2015/0206/c134829-23817488.html。

［12］张晶晶：《养老机构公建民营：契机与隐忧》，《中国社会工作》2014年第29期。

B.3
2016年度全国民营医院信息化建设现状调查研究

舒婷 李红霞[*]

摘 要： 为了解民营医院信息化建设现状与发展趋势，国家卫生计生委医院管理研究所联合中国医院协会民营医院管理分会在全国范围内开展了2016年度全国民营医院信息化现状调查研究。调查结果显示，我国民营医院信息化建设水平普遍不高，各种资源投入缺乏，未来还有很大的发展空间。

关键词： 民营医院 信息化建设 调查

信息化作为考察现代化医院管理水平的一个重要指标，也是民营医院要面临的一大关卡。为了解民营医院信息化建设现状与发展趋势，以便相关部门从政策和技术等方面对民营医院的信息化建设给予更精准的支持和帮助，指导民营医院管理者科学合理地制定信息化建设与发展规划，国家卫生计生委医院管理研究所联合中国医院协会民营医院管理分会在全国范围内开展了2016年度全国民营医院信息化现状调查研究，现总结如下。

一 研究背景

近年来，社会资本不断涌入民营医疗市场，民营医院发展迅速。全国卫

---

[*] 舒婷，公共卫生专业硕士，副研究员，国家卫生计生委医院管理研究所部门主任；李红霞，研究实习员，国家卫生计生委医院管理研究所科员。

生统计调查数据显示，截止到 2017 年 4 月底，我国民营医院总数为 16876 家，占据医疗服务机构总数的半壁江山[1]。其也从最初的诊所、卫生室等逐渐转向医院甚至大型医疗集团。随着医改不断深入，国家对民营医院的政策扶持力度不断加大，民营医院迎来了难得的发展机会。

信息化作为考察现代化医院管理水平的一个重要指标，一直以来也是民营医院的一个薄弱环节。为了解我国民营医院信息化建设的具体情况，国家卫生计生委医院管理研究所联合中国医院协会民营医院管理分会在全国范围内开展了 2016 年度全国民营医院信息化现状调查研究。调查问卷的设计广泛征求了医疗行业知名专家的建议和意见，并通过国家卫生计生委医院管理研究所和中国医院协会民营医院管理分会各省秘书处下发通知，民营医院于国家卫生计生委医院管理研究所官方网站下载调查问卷，填报后通过邮件、邮寄、传真等多种方式报送国家卫生计生委医院管理研究所。

调查问卷对象包括医院管理层人员和医院信息部门主要负责人员，问卷内容包括两部分：第一部分医院基本信息（由医院院长或管理层人员填写），第二部分医院信息化建设相关情况（由负责信息管理的部门负责人进行填写）。问卷题型包括填空、单选、多选、排序等。

二 问卷回收及分析

本次调查从 2017 年 3 月开始，至 2017 年 7 月反馈截止，收到除西藏、海南、青海、山东、重庆和江西外的 25 个省份共 241 家民营医院的有效问卷。参与调查医院按照医院类型分为综合性医院、专科医院、中西医结合医院和其他；按照医院性质分为营利性医院和非营利性医院。项目组对数据进行全面分析，组织撰写问卷数据报告。

三 调查结果分析

1. 参与调查医院基本情况

241 家民营医院各项指标分布差异明显。地区分布以中东部地区为主；

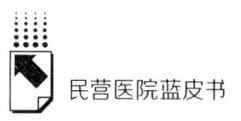

综合性医院、非综合性医院分布较平均；以营利性医院为主，年医疗收入大多小于5000万元，床位数基本小于500张，平均职工约270人，大多数医院已接入医保。

2. 信息化组织管理情况

（1）医院信息化建设投入：医院信息部门主要承担的工作内容是医院信息系统建设和医院信息系统运行与维护。90%的调查医院有专门的信息化部门，且有分管信息化工作的院领导，仅有少数医院信息化工作由行政部门代管；近40%的医院有信息化整体建设发展规划，超过50%的医院制定了部分发展规划；信息部门总人数普遍为1~5人；信息化累计投入和整体预算水平均相对较低，绝大多数医院信息化年度投入小于300万元。

（2）医院管理层对信息化建设的认知：民营医院管理层基本重视医院信息化建设，95.44%的民营医院管理层普遍认为医院信息化建设作用巨大，是现代医院管理的有效手段和必要工具；仅5家医院管理层认为信息化建设作用不十分明显，收效不明确；1家医院管理层认为信息化建设基本无用。

（3）医院信息化建设面临的主要困难：调查结果显示，民营医院信息化建设面临的主要困难是缺人、缺钱、缺理念。93.33%的医院管理者认为医院信息系统最应解决的问题是提高临床业务效率，支持医院流程再造；50.0%以上的医院管理者认为医院信息化建设最主要的障碍分别是信息化专业人力资源不足、缺乏充分的信息化资金支持及管理层缺乏信息化建设和管理的经验。

3. 信息系统建设与应用情况

（1）关键信息系统建设情况：将医院关键信息系统分为HIS、医生工作站、护士工作站、收费系统、物资管理系统、电子病历系统（EMR）、LIS系统、PACS系统和移动护理系统等，对各系统建设的全院覆盖率均不足80%。药品管理全院覆盖率居首位，移动护理系统全院覆盖率最低，为6.64%（见表1）。

表1 民营医院关键信息系统全院覆盖率

系统名称	全院覆盖率(%)
药品管理	75.93
住院医生工作站	74.69
门急诊医生工作站	67.22
电子病历系统	67.22
耗材管理	63.07
财务管理系统	62.24
LIS系统	44.00
成本核算	37.34
PACS系统	29.05
HRP系统	17.84
移动护理系统	6.64

（2）接入区域平台情况：医疗机构与区域平台的交互功能主要包括双向转诊与预约、远程会诊服务、医院电子病历、居民健康档案等。共有90家民营医院已经接入区域卫生信息平台（占37.34%），高达57.68%的医院尚未接入，但其中24.90%的医院有此意愿，62.66%的医院实现了数据上报。

（3）信息安全情况：51.45%的医院未开展等级保护工作，30%的医院有实施等级保护工作的规划，但仅有14.94%的医院已经通过等级保护测评。

（4）便民服务情况：76.76%的医院已开通微信平台等"互联网＋医疗服务功能"，其中电话预约在填报医院中选择率高达94.40%；45.64%的医院建设了远程医疗系统。

（5）新技术应用情况：此部分数据缺失较多，但从收集到的数据基本可以看出，民营医院对移动医疗和大数据非常感兴趣，对语音识别、虚拟化、物联网等新技术的感兴趣程度相对较低。

4.信息系统建设相关性分析

医院床位数与2016年总收入呈正相关关系，即医院床位数越多，总收入越高。2016年总收入与信息化建设累计总投入,以及信息化建设累计总投入与2017年信息化建设预算的相关性呈正相关,即收入越高,2016年度信息化建设投入越多;2016年度信息化投入越多,2017年度信息化建设预算越高。

医院床位数、总收入、信息管理部门人员、信息化建设总投入和预算相关性分析结果显示,两两之间均具有相关性,但相关性水平普遍较低。

四 民营医院信息化建设改进策略

2016年度全国民营医院信息化建设现状调查工作是对我国民营医院信息化建设水平的一次摸底。虽然样本量比较少,参与的民营医院数量不是很多,类型也不够丰富,在全国的覆盖范围还有待继续扩大,但在相关研究人员配合问卷调查进行实地调研的过程中,通过与医院管理人员和信息中心负责人员进行面对面的交流,切实发现了与问卷调查结果一致的某些具有共性的趋势和问题,并提出相关改进建议。

1. 民营医院的信息化建设水平亟待提高

民营医院的信息化建设水平与公立医院相比还有一段距离。但民营医院的信息化建设不必像公立医院一样,要充分借鉴公立医院的信息化建设经验与教训,走出适合民营医院整体发展与未来规划的创新之路。

(1)民营医院信息化建设的内在动因更加实际,即提高效率,控制成本,改善质量安全,提升患者就医体验,切实要求体现信息化对医院管理各个方面的推动和促进作用,切实将信息化作为手段和工具来看待,而相对不会单纯为了信息化或提升医院名誉而进行信息化建设,造成系统重复建设或资源浪费[2]。

(2)民营医院信息化建设重视点与公立医院不同。公立医院多关注医学教研工作,比较重视对临床业务应用和数据采集。而民营医院更加看重投入产出和患者体验,因此对管理系统建设和提升患者就医体验的需求更加迫切,如药品管理、财务成本管理、绩效考评、互联网医疗便民惠民应用等。

另外，由于民营医院优质医疗资源相对不足，远程医疗系统的建设较为普遍，实际应用率也较高[3]。

（3）民营医院更适合集体信息化的云建设模式[4]。公立医院信息化建设系统多按照单个医院独立构建，但很多民营医院采用集团化发展模式，其信息化建设更愿意选择集体采购软硬件产品和服务的云形式，包括云平台、云存储、云中心甚至云人才等。这种集体采购与建设的模式，标准一致性高，系统集成性强，建设速度快，因此成本效益性也更加明显。

（4）与区域信息平台的接入意愿更加强烈。很多民营医院积极主动地接入本辖区的区域信息平台，以体现其广告宣传效应或资源共享效应。某些经济发达的省份甚至为本辖区内民营医疗机构提供统一的系统产品与网络运维服务，每年只收取少量的服务费用，但要求医院将数据上报到区域平台以进行统一监管。

2. 民营医院信息化建设面临更多困难

（1）医院管理层对信息化建设的认知滞后[5]。民营医院面临生存的压力，医院管理层首先关心的是医疗资源的配置和病源的吸引，因此部分医院管理层人员会认为信息化无用，甚至用处不大，还停留在对公立医院管理层十几年前的认知水平上。

（2）信息化建设资源投入严重不足。信息化投入超过千万元的民营医院寥寥无几，基本投入都在300万元以下，比照公立医院，其与大多数二级医院还有一定的差距。信息化人才队伍更加"捉襟见肘"，公立医院面临与供应商争抢人才的激烈竞争，而民营医院要面临来自供应商和公立医院双重的人才竞争压力。

（3）投资回报要求。社会资本大量投入民营医院，投资方对医院管理层有投资回报指标的要求，可以说民营医院的每一分钱都要花在刀刃上。而信息化建设并不是投资即见效、一蹴而就的，信息化建设与应用需要长期持续性投入，而其成果与效果往往体现在为医院省钱而非赚钱上。因此，民营医院管理层对信息化建设的投资不仅需要有远见、有耐心、有信心，还要想办法说服投资方持续投入，难度颇大。

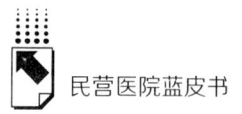

3.民营医院具有赶超公立医院信息化建设水平的可能

民营医院信息化建设虽然起步晚,但是可以说是站在公立医院信息化建设经验的肩膀上,可取其精华,充分参考、学习和借鉴其经验,配合新兴技术与产品的部署应用,以着重体现民营医院现代化管理或专科特色,提升便民服务水平和就医感受。如果能实现这种效果,那么民营医院会比系统老旧、面临更新换代的公立医院更容易部署和实施新的信息化管理系统。民营医院的发展既面临机遇也面临挑战,民营医院的特殊经营需求,需要考量每一分钱的投资效果,因此医院管理者和投资方是否愿意将资源投入信息化建设上是其面临的极大挑战。

综上,通过对我国民营医院信息化建设水平、面临的困难、发展趋势等问题进行的简单了解和梳理,本报告希望能为民营医院决策制定者和相关管理部门提供客观真实的数据。项目组也将持续关注民营医院的信息化建设与发展情况,并期待未来能够开展民营医疗机构与公立医疗机构信息化建设情况对比分析。

参考文献

[1] 《2017 年 4 月底全国医疗卫生机构数》,国家卫生计生委统计信息中心,2017 年 6 月 12 日。
[2] 王景明:《实现信息化通用目标》,《中国医院院长》2012 年第 13 期。
[3] 吴玉征:《民营医院信息化:顺其自然还是放任自流?》,《中国信息化》2006 年第 1 期。
[4] 沈玉强、江涛、许烨等:《基于云计算的民营医疗机构区域卫生信息化建设与运营探讨》,《医学信息学杂志》2015 年第 11 期。
[5] 朱培灵:《民营医院信息队伍建设探讨》,载《2012 中华医院信息网络大会暨第五届中美医院信息化论坛论文集》,2012。

B.4 中国民营医院药品和设备采购需求分析

郭凯 张本庆 迈哲华咨询医疗健康组*

摘　要： 2017年4~6月，由中国医院协会民营医院管理分会与迈哲华（上海）投资管理咨询有限公司共同对214家不同等级和类别的民营医院药品和设备采购需求进行了调研。通过医院的不同定位将医院划分为高端、公立医院等同和公立医院补充医院，从药品、设备、耗材采购量及采购方式几方面进行分析，旨在发现不同定位的医院在采购上的差异，为民营医院加强供应链管理提供借鉴，同时也为医药产业如何更好地服务民营医院提供战略性建议。

关键词： 民营医院　药品　医疗器械　耗材

2009年，中国政府发起了第二轮医疗卫生体制改革，其中一个重要的方面是致力于建立公立医疗机构，以作为福利性基本保障，使非公立医疗机构作为补充满足高端需求的双轨制医疗卫生服务体系。从2011年改革进入"深水区"，政策实施基本处于停滞状态，中央政府鼓励各地方政府开展区域性改革试点。2016年，"魏则西事件"将莆田系医院的医德问题推到了风口浪尖，也使政府对民营医院管理力度加强。过去两年政府发布

---

* 郭凯，迈哲华（上海）投资管理咨询有限公司亚太地区合伙人，专注于医疗健康行业，拥有超过15年的市场调研和咨询经验，在策略分析、市场预测上有着非常丰富的经验；张本庆，迈哲华（上海）投资管理咨询有限公司咨询顾问，专注于医疗行业的市场研究和发展策略。

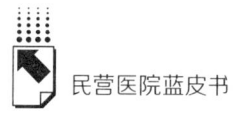

了包括扩大基本医疗保险覆盖范围,医师多点执业范围在内的一系列的政策。政策方向逐渐明晰为民营医院的发展提供了新的机会和更加明确的路线图。民营医院很快将迎来一轮高速发展浪潮,就医疗设备和药企而言,了解及把握这个机会显得尤其重要。本报告基于2017年4~6月由中国医院协会民营医院管理分会与迈哲华(上海)投资管理咨询有限公司共同对214家不同等级和类别的民营医院药品和设备采购需求进行的调研结果,并回顾当前国家级政策对民营医院的影响,从医院市场定位的角度对各细分类别的医院在药品、设备和耗材采购上进行分析,从而为民营医院加强供应链管理提供借鉴,同时也为医药产业如何更好地服务民营医院提供战略性建议。

一 民营医院药品及设备采购需求调研

(一)研究方法

1. 调查范围

2017年4~6月,应中国医院协会民营医院管理分会要求,由迈哲华(上海)投资管理咨询有限公司具体实施,对全国范围内民营医院药品、设备及耗材采购需求进行了专项调研工作。定量调研涉及全国范围内214家民营医院,其中包括综合性医院141家,中医院8家,中西医结合医院11家,专科医院47家,其他(如护理院)7家;定性调研涉及12名民营医院院长、中国医院协会民营医院管理分会副会长等。

2. 问卷主问题

问卷主问题包括医院基本信息(包括科室设置、等级、所有制性质、床位数、门诊量、手术量、出院人次、年营业额),药品采购金额,设备和耗材采购金额,采购方式,采购决策链等。

3. 问卷发放与分析

迈哲华(上海)投资管理咨询有限公司项目组负责调查问卷发放与回

收、统计,相关数据按照各类民营医院分类进行分析,并与同期公立医院数据进行比对研究。

4. 分类与定义

(1) 不同定位医院类别:为了更好地了解民营医院的商业模式以及采购需求,根据不同医院的市场定位,本报告依据是否被基本医疗保险覆盖、重点科室和目标患者三个维度,将民营医院分为高端医疗服务的、公立医院补充服务的与公立医院等同服务的民营医院三大类。

高端医疗服务的民营医院的特征为:①高端医疗保险覆盖,基本医疗保险和补充医疗保险不覆盖;②大部分为综合性医院或专科医院如妇产科医院等;③从目标患者上来看是对价格不敏感人群,要求高质量医疗服务和先进医疗技术的患者,代表医院包括和睦家医院和上海仁爱医院国际部。

公立医院补充服务的民营医院的特征为:①此类医院提供的多数是非疾病或非严重疾病的项目,因此这些病种不被基本医疗保险覆盖,需要患者自行支付费用;②大部分为专科医院,比如口腔科、眼科、耳鼻喉科、骨科等医院;③在此类医院就诊的患者对于某些公立医院无法提供的中高端医疗专科医疗服务项目有所需求,代表医院如宁波口腔医院等。

公立医院等同服务的民营医院的特征为:①此类医院大多数覆盖基本医疗保险;②在科室设置上与公立医院相似,拥有全面的科室设置;③这类医院就诊的目标患者对价格敏感、对医疗服务并无特别需求,代表医院如南京鼓楼医院集团宿迁市人民医院等。

(2) 不同采购方式定义:①公开招标采购指采购计划公开,凡符合投标条件的生产企业均可投标;②邀请招标采购指以投标邀请书的方式邀请5个以上特定供应商投标;③竞争性谈判采购指直接邀请3家以上的供应商谈判,允许二次报价;④询价采购指招标信息不公开,采购方询3家供应商价格,一次性确定签约人;⑤现场议价采购指在展览会或博览会上就地与企业进行采购谈判;⑥单一来源采购指采购部门向唯一供应商谈判购买。

（二）调查结果

1. 采购金额分析

（1）药品的市场规模。①2016年民营医院药品采购总额为1630亿元，其中原研药金额为480亿元，仿制药金额为1150亿元。②2016年公立医院药品采购总额为7336亿元，其中原研药金额为1536亿元，仿制药金额为5800亿元。调研结果显示，民营医院原研药的采购金额占药品总采购金额的29.4%，高于公立医院的21.0%（见图1）。

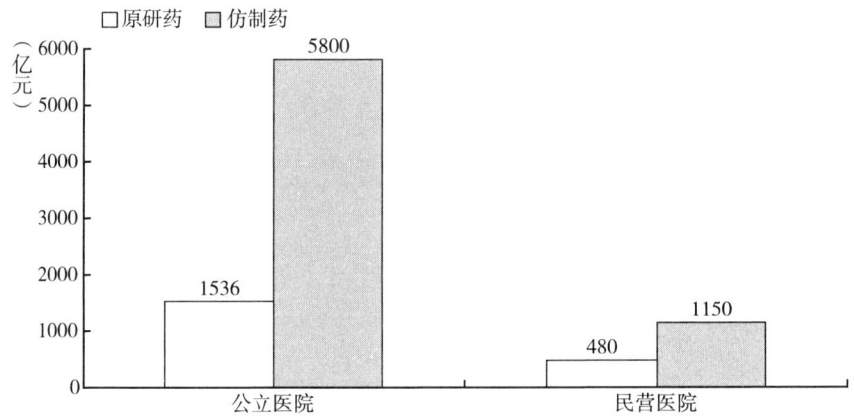

图1 2016年民营医院与公立医院原研药与仿制药采购金额

（2）各类别医院药品采购金额。①2016年高端医疗服务的民营医院的院平均药品采购金额为1122万元，其中原研药占比为57%，仿制药占比为43%。②公立医院补充服务的民营医院在2016年的院平均药品采购金额为876万元，其中原研药占比为26%，仿制药占比为74%。③与公立医院等同服务的民营医院院平均药品采购金额为1321万元，其中原研药占比为33%，其余67%为仿制药的采购金额（见图2）。

（3）各类别医院设备和耗材采购金额。①2016年高端医疗服务民营医院的设备和耗材院平均采购金额为869万元，其中进口设备占比为41%，国产设备占比为59%。②公立医院补充服务的民营医院2016年设备和耗材的院平均采购金额为673万元,其中进口设备占比为36%,国产设备占比为64%。③与公立医院等同服务的民营医院2016年设备和耗材的院平均采购金额为963万元,其中进口设备占比为48%,国产设备占比为52%(见图3)。

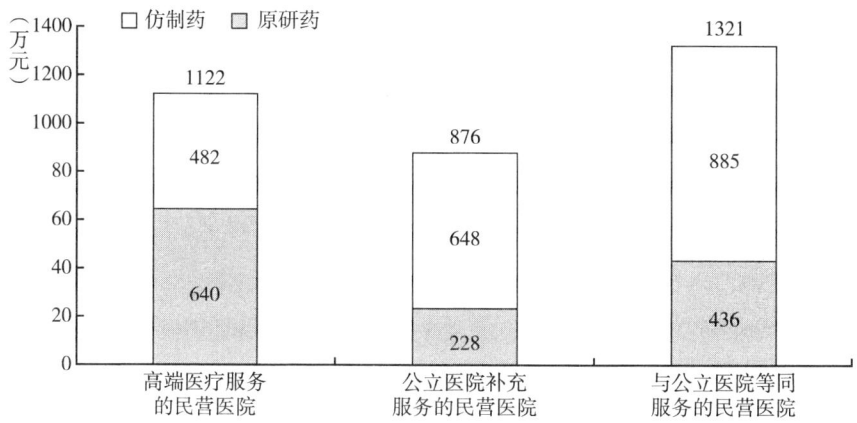

图2　2016年不同定位民营医院的院平均药品采购金额

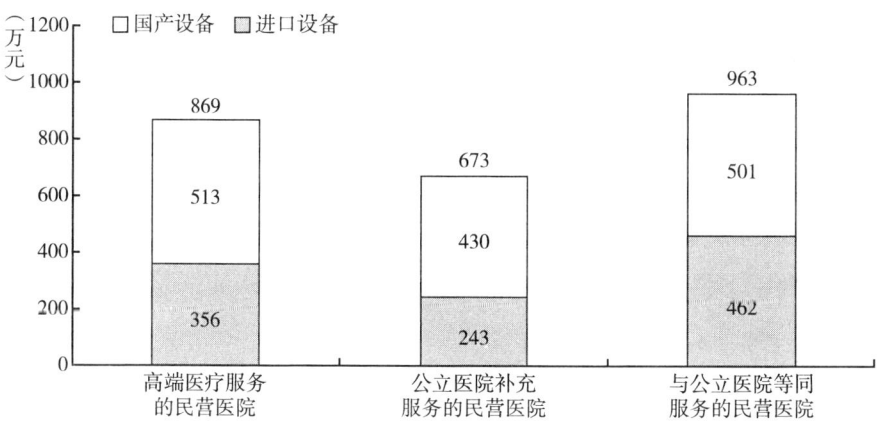

图3　2016年不同定位民营医院的院平均设备和耗材采购金额

不难发现,高端医疗服务的民营医院拥有更大的规模和更高的服务质量,因此需要更多先进的设备及耗材。而国产设备和耗材的市场份额总体而言比进口设备和耗材大,主要的原因有两点:①中国政府通过提供保险赔偿机制,推出国内医疗设备及耗材制造商排名和建立有效的审批通道等措施鼓励国产医疗设备及耗材的发展；②国产的设备及耗材通常价格较进口设备及耗材低并拥有更大的议价空间，因此购买国产设备及耗材会降低民营医院的采购成本。

2. 采购方式分析

（1）药品采购方式。研究表明，询价采购是民营医院药品采购中最普遍的一种方式，占比为29%；其次是公开招标采购（占比为19%）（见图4）。其中公立医院补充服务的民营医院采用询价采购的比例最高，与公立医院等同服务的民营医院主要采购方式是询价采购和公开招标采购，因为这类医院的药品采购量较大，并且拥有健全的供应链管理体系。邀请招标采购对于高端医疗服务的民营医院来说更为适用，高端医疗服务的民营医院通常采购高价值的药品（见图5）。

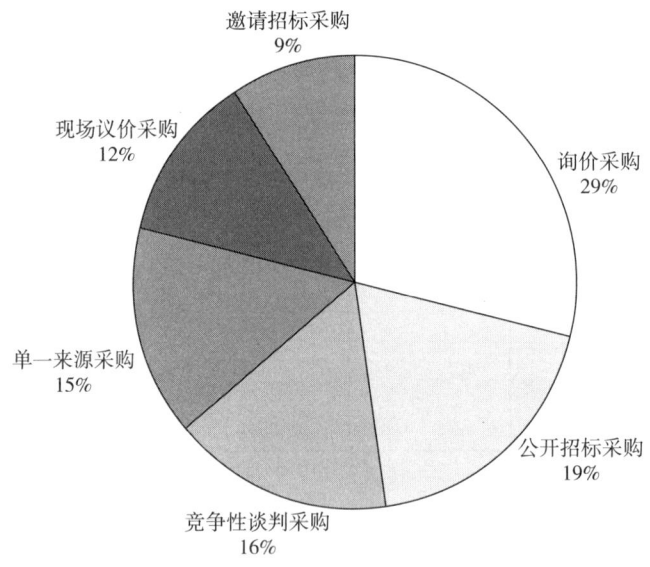

图4　2016年民营医院药品采购方式占比

（2）设备和耗材采购方式。调查结果显示，民营医院的设备和耗材采购方式与药品采购方式基本一致，以询价采购、公开招标采购和现场议价采购为主，占比分别为31%、18%和16%（见图6）。

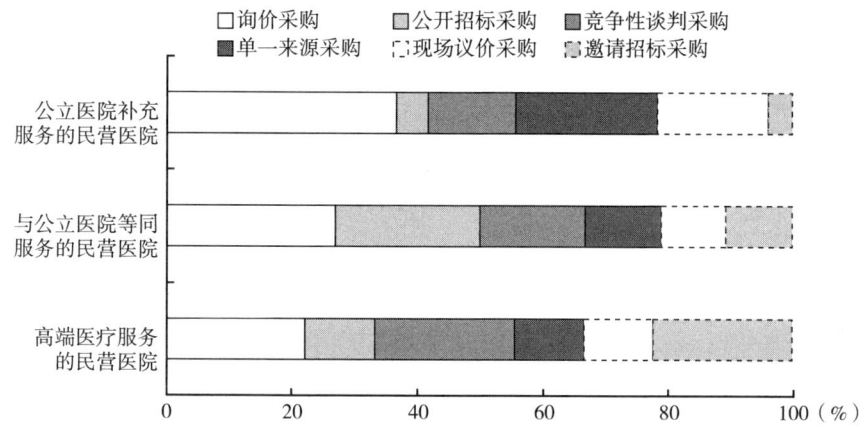

图5　2016年不同定位民营医院药品采购方式占比

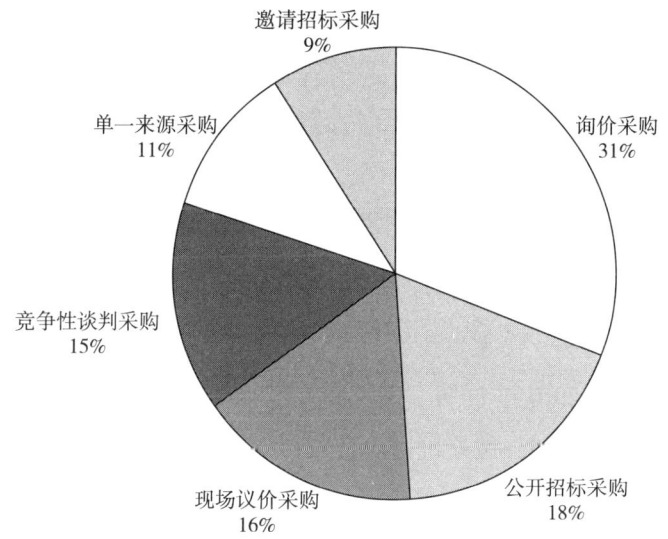

图6　2016年民营医院设备和耗材采购方式占比

进一步分析各不同定位民营医院设备和耗材采购方式，我们发现与公立医院等同服务的民营医院，主要的采购方式是询价招标和公开招标采购，因为这类医院通常会有更大的采购量以及更健全的供应商管理系统。而竞争性谈判采购与邀请招标采购对于高端医疗服务的民营医院更为重要，因为通常高端的医疗设备及耗材的供应商数量有限（见图7）。

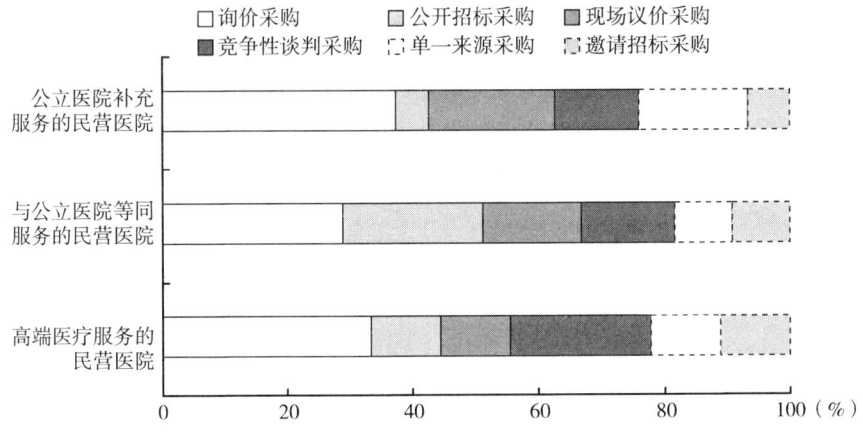

图7 2016年不同定位民营医院医疗设备和耗材采购方式占比

二 讨论

(一)中国民营医院发展相关的政策回顾

1. 基本医疗保险的普及

近年来,国务院、国家发改委、国家卫计委等部门陆续发布了多项鼓励社会办医的政策。2010年11月,国家发改委、卫生部等部门在《关于进一步鼓励和引导社会资本举办医疗机构的意见》中提出,将符合条件的非公立医疗机构纳入医保定点范围,按程序将其纳入城镇基本医疗保险、新型农村合作医疗、医疗救助、工伤保险、生育保险等社会保障的定点服务范围,签订服务协议进行管理,并执行与公立医疗机构相同的报销政策。通常来说,被纳入基本医保定点范围的医疗机构需要满足以下要求:①标准化的运营方式;②一定量级的门诊量和手术量;③床位多于200张,床位使用率高于70%;④没有病房的专科医院则需具有一定规模的年收入、服务半径与医疗技术。

截至2017年上半年,约三分之一(近5300家)的民营医院已被纳入基本医疗保险定点范围,其中倾向于鼓励将民营医院纳入基本医保定点范围的省份有广东省、江苏省、浙江省、福建省、上海市和山西省等。部分省份的民营医院需要符合规定年限才得以被纳入基本医保定点范围,如北京市、桂林市、杭州市和汕头市。还有部分省份的民营医院较难被纳入基本医保定点范围,如陕西省、青海省和宁夏回族自治区等。纳入基本医保定点范围后民营医院的患者数量将增加,但被纳入基本医保定点范围以后,医院的医疗服务和药品价格需要符合基本医保的统一价格,这对部分民营医院的利润造成了影响。

2. 医师多点执业政策开放

2017年4月,医师自由执业政策的颁布对民营医院的发展发挥了积极促进的作用,多点执业医师数量大幅度增加,其中广东省、甘肃省和浙江省是医师多点执业执行较为领先的省份。以深圳市为例,2015年6月的多点执业医师人数仅为542人,2016年5月为1534人,到2017年6月达到3666人。如今民营医院中医师晋升的数量已经没有限制,这也使更多的医生愿意来民营医院就职。但当医师们的要价被市场化后,医生的费用就会提高,这在某种程度上对患者并不是一个利好消息。另外不同执业地点的时间分配,与当地医院团队的合作以及执业医师渎职等问题也是多点执业需要考虑的问题。

3. 药品零加成涉及民营医院

从2016年9月起,广东省东莞市部分民营医院开始实施"药品零加成"政策。2017年4月,北京市政府允许被纳入基本医保定点范围的民营医院取消药品加成并收取医事服务费。福建省从2017年5月起,实行被纳入基本医保定点范围的所有非公立医疗机构,以及原未执行"零差率"的企事业单位所属医疗机构同步取消药品、耗材加成政策,统一实行"零差率"销售。"药品零加成"政策将使部分民营医院得以提供与公立医院等同的药品价格,从而也为这些医院吸引更多患者。但"药品零加成"政策的推行使部分医院通过提高检查费、住院费来增加收入。

(二)不同定位民营医院的机遇和挑战

高端医疗服务的民营医院能为经济条件较好的患者提供高端的高质量的

医疗服务，被高端医疗保险覆盖的 VIP 病房或国际病房为民营医院创造了更多的收益，而被基本医疗保险覆盖的医院通常有更多的患者和相对较低的固定成本。伴随着高端医疗服务需求的上升，更多的民营医院将推出高端医疗服务，并同时覆盖高端市场与大众市场。例如上海仁爱医院就同时提供了被基本医疗保险覆盖的 VIP 病房与普通病房的服务。但目前部分公立医院也提供相似的 VIP 特需门诊与病区等高端医疗服务，而相较高端医疗服务的民营医院，这类大型的公立医院往往更容易获得患者的信任，如何建立品牌信任是高端医疗服务的民营医院面临的主要挑战。

相较于医疗能力与服务质量有所局限的公立医院，作为公立医院补充服务的民营医院可以提供更便利的门诊、质量更高的医疗服务与医疗技术。但医师在有了更多选择以后也意识到他们自己的市场价值，因此会要求更高的报酬，这大幅度增加了这类民营医院的人力资源成本。

与公立医院等同服务的民营医院有着与公立医院等同的目标市场。在医生多点执业政策落实以后，这类医院的患者数会有所增加，但基本医疗保险限制了医院的收费标准，使与公立医院等同服务的民营医院的盈利更为困难。

（三）现阶段民营医院药品与设备采购的战略性建议

1. 民营医院应通过集合采购模式来降低采购价格

通过研究发现，民营医院在药品、设备和耗材上的采购量远小于公立医院，大部分医院普遍采购价格较高并且独立采购的比例较高，运营管理费用分摊成本也比较高。我们建议未来民营医院考虑通过集合采购的方式来降低药品、设备和耗材的采购成本，减少交易环节和交易成本。如未来民营医院将通过医联体、第三方采购平台来降低采购成本，并通过改进服务流程和完善运营管理体系来提升运营效率，降低运营成本。

目前大部分非集团化医院在和供应商进行议价上能力相对较弱，通过集中性的采购平台是降低采购价格，提高信息透明度的一种方式，例如第三方医疗器械 B2B 采购平台。公开的采购平台将给民营医院在品牌、价格上提供更透明的信息和更为一致的服务标准。

2. 制药企业应当重视民营医院的发展

本报告认为,民营医院对于国外制药公司来说是一个潜在的市场。

第一,民营医院对药品、设备采购选择通常会货比三家,做出严谨的商业权衡,因此民营医院的销售流程更为简单,销售成本也更低。

第二,由于民营医院给予医师的薪酬福利通常会高于公立医院医师,且有较严格的处方药管理体系,这使制药公司在民营医院的销售成本会低于公立医院,而销售产出则高于公立医院。同时,由于政府的政策鼓励与渐增的需求,民营医院的数量将以一个比公立医院更快的速度增加。因此,制药公司可以扩大民营医院业务团队的规模以及加大对该业务团队的资金投入,并优先考虑采取直接的销售方式来开拓该市场。

第三,相比公立医院,民营医院使用原研药的比例相对公立医院更高,而且随着高端医疗服务的民营医院数量的增加,两者之间的差距将变得更大。本报告发现,高端医疗服务的民营医院主要采购原研药,公立医院补充服务的民营医院以及与公立医院等同服务的民营医院采购原研药和仿制药的比例相当,因为这两类医院对成本更为敏感。

本报告建议制药企业可以设立一个专门针对民营医院的业务部门,将民营医院视作一个长期的市场。目前大部分制药企业的销售团队同时覆盖公立医院与民营医院,由于前者目前的采购量远大于后者,销售人员会更重视公立医院,因此可能使公司未来在民营医院这个重要的市场失去有利的位置。

3. 设备和耗材供应商应在民营医院进行战略性布局

对于设备、耗材供应商来说,国内外供应商在高端医疗服务的民营医院和与公立医院等同服务的民营医院中都有很大的市场机会。但与公立医院等同服务的民营医院更偏向于采购国内设备来降低成本。

医疗设备及耗材供应商相较制药企业更早地发现了民营医院的商机。不同于针对公立医院的分销模式,医疗设备及耗材供应商在将产品销售至民营医院时更偏向直接销售的模式,西门子、通用医疗和飞利浦医疗等公司都已设置了专门的民营医院事业部。本报告建议,没有设立专门针对民营医院业务部门的医疗设备及耗材供应商应考虑设立独立的针对民营医院的业务部门，以达成战略布局，促进这一市场领域的业务增长。

综上，虽然目前民营医院在药品、设备和耗材采购总量上远小于公立医院，但随着政策扶持力度加大、民营医院数量的增长以及制药企业和设备供应商的重视，民营医院需要更加重视采购管理来实现精细化成本控制。

参考文献

[1]《北京市医药分开综合改革实施方案》，北京市人民政府，2017。

[2] 丁汝铮、郝志梅：《国外医师多点执业对我国的启示》，《卫生软科学》2017年第8期。

[3]《东莞药品零加成民营医院再增3家慢性患者者最受益》，东莞时间网，2016年9月6日，http://news.timedg.com/2016-09/06/20462192.shtml。

[4]《福建医保办：非公立医疗机构实行"零差率"销售》，健康界网站，2017年4月17日，http://www.cn-healthcare.com/article/20170417/content-491496.html。

[5]《国务院办公厅转发发展改革委卫生部等部门关于进一步鼓励和引导社会资本举办医疗机构意见的通知》，国办发〔2010〕58号。

[6]《湖北省人民政府办公厅关于印发湖北省促进社会办医加快发展工作方案的通知》，鄂政办发〔2015〕101号。

B.5 "一带一路"倡议下中国民营医院的经营思维与应对策略

黄卫东*

摘　要： "一带一路"倡议给中国民营医院带来前所未有的挑战与机遇，需要我们认真思考，积极应对。中国医疗有若干优势应当是"一带一路"沿线国家所需要的，中国民营医院不论是"走出去"还是"请进来"，都具备品牌、技术和服务基础，因此应有"一带一路"的国际视野。作为"一带一路"倡议前沿阵地，近年来，新疆维吾尔自治区非公立医院协会在"一带一路"倡议引导下，采取"走出去""请进来"的策略，积累了初步经验。

关键词： 民营医院　"一带一路"倡议　经营策略

2013年9月和10月，国家主席习近平在出访中亚和东南亚国家期间，先后提出共建"丝绸之路经济带"和"21世纪海上丝绸之路"（简称"一带一路"）的重大倡议，得到国际社会高度关注。国务院总理李克强参加2013年中国-东盟博览会时强调，铺就面向东盟的海上丝绸之路，打造带动腹地发展的战略支点。"一带一路"倡议横空出世。时逢这样的国际级变革构想，中国民营医院不能置身于外，而应认真研究这一倡议，调整思维后做出正确的反应。

---

* 黄卫东，新疆佳音医院集团董事长，中国医院协会民营医院管理分会副会长。

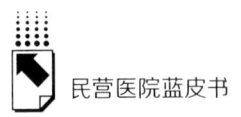

一 "一带一路"倡议给中国民营医院带来的挑战与机遇

回顾1978年以来中国波澜壮阔的改革开放历程，中国共产党和中国政府以及中国企业已经走出了一条属于自己的创新发展道路，每一次跨越式发展都是由领导人高瞻远瞩提出构想，然后由千千万万个中国企业实践，根据实践结果总结正确的经验，修正错误的做法，然后再由中央提出新的指导思想，紧跟着中国企业在实践中持续验证，这种符合唯物主义辩证规律的社会发展模式，令中国在不到四十年的时间里迅速发展成为世界第二大经济体，涌现出一大批世界级的企业和企业家。

当前，中国经济和世界经济高度关联。在移动互联网高速普及和全球现代物流网不断致密发达的今天，中国领导人胸怀世界、放眼未来、秉承大国责任和担当，提出共建"一带一路"倡议，具体内容为致力于亚欧非大陆及附近海洋的互联互通，建立和加强沿线各国互联互通的伙伴关系，构建全方位、多层次、复合型的互联互通网络，实现沿线各国多元、自主、平衡、可持续的发展。

中国民营医院作为中国民营企业中的新兴力量，和其他行业的民营企业一样，站在了历史的紧要关头。历史和现实一次又一次地向我们证明，每一次中央提出的新构想都是全世界的一次发展机遇，也是中国企业的一个新跨越点。中国民营医院在这一重要时期，要抓住机遇的先决条件，充分理解并深刻认识"一带一路"倡议的精髓，抛弃所有怀疑和顾虑，完全相信中国领导人的判断，信任中国政府的承诺。面对"一带一路"倡议，只有那些毫不怀疑的企业家才有机会搭上这趟高速列车。

二 中国民营医院应有"一带一路"的国际视野

中国民营医院要充分把握"一带一路"发展机遇，首先是要"走出去",了解"一带一路"沿线国家的真实情况,了解他国民众对中国的真实认知。其实,回顾中国改革开放三十多年的历史可以发现,那些真正能够在海外取得成功并将国际资源与国内优势有效对接的企业,都有一段实实在在的"走出去"经历,且越早"走出去"越好。很难想象一家连院长都没有走出国门的医院和"一带一路"倡议能够扯上什么关系。没有实地调查研究,我们根本不知道自己的优势在哪里?"走出去"的定位是什么?所以,笔者认为中国民营医院"走出去"的第一步就是院长应当具备国际化眼光和国际阅历,深入这些国家考察医疗水平、医院经营状况和卫生政策、患者就医习惯、病种特点等。

当然,"走出去"更重要的是让"一带一路"沿线国家的民众了解改革开放30多年来中国医疗事业的发展状况和中国医院的诊疗技术水平。由于社会经济发展不平衡,信息相对闭塞,"一带一路"沿线国家许多民众对中国的认知尚停留在20世纪六七十年代。在这种情形下建立所谓"丝绸之路经济带医疗中心"之类的计划只不过是在沙漠上起高楼,"越高越危险",即投资越大越悲哀。因为如果没有来自沿线国家的患者认可我们并愿意不远万里到中国就医,那么建设什么样的医疗中心都是空喊口号的自娱自乐。更何况,许多"一带一路"沿线国家实行全民免费医疗,民众并没有花钱看病的概念,如果没有中国医疗更高、更新、更精尖的心理定位,那么他们凭什么要来中国就医呢?对于这一点,中国的医院管理者必须有清醒的认知。

"一带一路"沿线各国资源禀赋各异,经济互补性较强,彼此合作潜力和空间很大。"一带一路"倡议以政策沟通、设施联通、贸易畅通、资金融通、民心相通为主要内容,作为中国民营医院管理者,我们应当关注以下几方面内容。

1. 关注时事政策与合作进展

关注政策是首要问题,不仅要关注我国政策,还要关注"一带一路"沿线国家的政策,尤其是对"一带一路"倡议的认知与了解。

两国合作先行的是信息互换、监管互认、执法互助的海关合作,以及检验检疫、认证认可、标准计量、统计信息等,以积极推进世界贸易组织

《贸易便利化协定》生效和实施,跨境监管程序协调,检验检疫证书国际互联网核查和"经认证的经营者"(AEO)互认。上述要素都是企业走出国门的经营要素,运用好则如虎添翼,反之会增加投资风险和运营成本。

2. 关注他国医疗行业的投资政策

每个国家的医疗健康产业政策都相对保守,医疗卫生事业属社会福利事业,对医疗行业投资有较为严格的管控机制,例如我国若干年前对中外合资医院的设立就有诸多限制。许多"一带一路"沿线国家实行全民医保、免费医疗,中国民营医院与资本如果想进入这些国家的医疗市场,就必须先明确了解当地的医疗卫生政策,并理顺关系。除了应让"走出去"的民营医院与资本在这些国家医疗市场占领一席之地外,还应引进"一带一路"沿线国家的优质医疗技术和资本,做到引资、引智、引品牌,优势互补,互通有无,力求协同发展。

3. 关注基础设施建设进展

基础设施互联互通是"一带一路"建设的优先领域。中国改革开放实践过程中总结过不少成功铁律,而其中比较著名的就有"要想富,先修路","一带一路"倡议的成功实施也正应了这一规律。中国主导的亚投行和中巴经济走廊就是风向标。其实,一个简单的投资策略就是,交通设施修到哪儿,中国企业和中国民营医院就延伸到哪儿,这样应该不会犯方向性的错误。目前,诸如"渝新欧""郑新欧""蓉新欧"铁路贸易专列的成功实践就是很好的尝试。

4. 关注网络通信建设进程

中国政府的发展目标是与沿线国家共同持续推进跨境光缆等通信干线网络建设,提高国际通信互联互通水平,畅通信息丝绸之路。加快推进双边跨境光缆等建设,规划建设洲际海底光缆项目,完善空中(卫星)信息通道,扩大信息交流与合作。随着通信基础设施的完善,中国民营医院就应该像华为开发非洲市场那样,在医疗基础设施和服务能力比较薄弱的国家和地区率先尝试借助互联网开展线上服务,在时机成熟后再完善线下对接并提供线下服务。

5. 关注双边贸易量

随着倡议的提出，中国与"一带一路"沿线国家的贸易量必然会迅速增加，范围也会更加广泛，"义新欧"国际贸易专列就是丰硕成果之一。中国民营医院应当关注我国与这些国家的贸易额，因为贸易的活跃程度不仅反映出哪些国家的市场空间更大，还能反映出哪些国家对中国产品更加认可，如果他们对中国的产品都不认可，那么怎么能够指望他们认可中国的医疗服务呢？

6. 关注金融政策和资金融通导向

资金融通是"一带一路"建设的重要支撑，我国政府积极鼓励金融合作，推进亚洲货币稳定体系、投融资体系和信用体系建设。不断呼吁扩大沿线国家双边本币互换、结算的范围和规模，已经卓有成效地推进了亚洲基础设施投资银行、金砖国家新开发银行的建设，加快丝路基金组建运营，还深化了中国－东盟银行联合体、上合组织银行联合体务实合作，以银团贷款、银行授信等方式开展多边金融合作。率先支持沿线国家政府和信用等级较高的企业以及金融机构在中国境内发行人民币债券。符合条件的中国境内金融机构和企业可以在境外发行人民币债券和外币债券，以鼓励其在沿线国家使用所筹资金。上述这些成果的取得，应当给包括中国民营医院在内的中国企业不断注入强心针，中国政府的"一带一路"倡议不是一句口号，而是实实在在的落地实践。

7. 关注沿线国家百姓对中国的认知度

民心相通是"一带一路"建设的社会根基。中国民营医院应该积极参与我国与有关国家的文化交流、学术往来，关注它们的主流媒体对中国和中国企业的舆论导向，通过出访相关国家，广泛交朋友，真诚谈合作，邀请对方来中国交流，以为未来的合作奠定坚实的情感和信任基础。当然，沿线各国之间游客签证便利化水平是上述实践的基础，例如，2016年阿联酋对中国公民实施免签政策就带动了一大批中国企业到迪拜投资兴业，其中也有中国民营医院的身影。

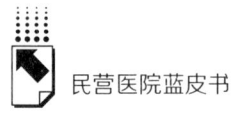

8. 关注民间组织合作

很多国与国之间的合作都是以民间合作起始的,民间组织在其中发挥了不可或缺的重要作用,中国民营医院已经有上百个经民政部注册的行业社团,这些行业组织应当先"走出去"并与沿线国家相关组织积极交流,如举办各类学术会议、学术沙龙、博览会等,以为中国民营医院提供与国外同行相互学习、切磋交流的机会,为双方合作、优势互补奠定基础。如果合法合规的行业组织不积极主动参与"一带一路"倡议,那些本身并不了解中国和中国民营医疗行业以及行业协会的国外民间组织就很容易被某些以营利为目的的"山寨协会"所利用,误将其当作中国民营医院的代表而签约合作,一旦骗局被识破,沿线国家行业组织会因此失去对中国政府和中国人民的信任,也必将使正规合法的中国民营医院行业组织与沿线国家行业协会失去合作机会。

三 "一带一路"倡议背景下中国民营医院的优势

"一带一路"贯穿亚欧非大陆,一头是活跃的东亚经济圈,另一头是发达的欧洲经济圈,中间广大腹地国家经济发展潜力巨大。"丝绸之路经济带"重点方向是中国经中亚、俄罗斯至欧洲(波罗的海);中国经中亚、西亚至波斯湾、地中海;中国至东南亚、南亚至印度洋。"21世纪海上丝绸之路"重点方向是从中国沿海港口过南海到印度洋,延伸至欧洲;从中国沿海港口过南海到南太平洋。依笔者拙见,中国医疗有若干优势应当是"一带一路"沿线国家所需要的,中国民营医院不论是"走出去"还是"请进来",都具备品牌、技术和服务基础。

1. 中国医疗体系全面

中国具有庞大、全面的医疗体系,一线、二线城市的各级综合性和专科性医疗机构几乎涵盖了所有专科:从提供公民基本医疗服务的一级医院到诊治疑难危重疾病的三甲综合性医院,从综合性医院到专科医院,从公立医院到非公立医院。随着医改深入,分级诊疗、双向转诊、医联体建设推进使医疗体系更趋完备。相比较而言，"一带一路"沿线国家的医疗体系表现为"以国家为中心的规划"，在某一个城市中较少有完备的医疗体系。因此，虽然中国相对遥远，但是就医比较方便，对于中国民营医院来说，只要在某个一线、二线城市具备了一个专科特色并有能力承担分诊转诊业务，就可以将"提供完整的医疗服务网络"作为宣传营销策略之一。

2. 在中国就医便捷即时

国外医院除了急诊外，门诊住院均采取严格的预约诊疗模式，许多患者并不是因为医疗水平问题，而是因为等待就医延误病情。而在中国几乎所有医院均可以做到门诊即时挂号就诊，近年网上预约挂号也大大缩短了患者门诊等待时间，各项大型检查的预约时间也远远短于国外医疗机构动辄数月的周期。公众思维认知的看病难、看病慢和看病贵只是纵向比较的结果，与许多"一带一路"沿线国家医院比较，中国医院的诊疗效率优势非常明显，而将服务作为生存之道的中国民营医院，在提升服务效率和服务品质方面做得更为出色，因此，"在中国看病便捷即时"或可成为中国民营医院开拓"一带一路"沿线国家医疗市场的一个亮点。

3. 在中国看病性价比高

中国百姓观念中的"看病贵"主要是由政府对医院投入相对不足、患者支付能力相对低下造成的。其实，与"一带一路"沿线国家的医疗费用相比较，中国公民的医疗消费水平处于相对较低水平。举例说明，当一个外国人因病到中国住院，除特殊疑难危重病种外，他基本可以承担得起所有诊疗费用。而一个中国公民到国外因突发疾病就诊甚至住院，如果没有国际医疗商业保险支撑，工薪阶层的公民就根本无法支付巨额诊疗费用。许多"一带一路"沿线国家普通公民的医疗保险都有跨境支付功能，故中国民营医院可以高质低价的中国医疗服务吸引外籍患者。

4. 中国医生临床经验丰富

临床医学技术是一种需要实践积累才能达到一定专业水平的技术，中国幅员辽阔，人口众多，为中国医生提供了数量最多、病种最全、病情复杂的临床实践机会，中国医师临床经验丰富，手术操作熟练，在国际医疗行业可谓有口皆碑。"中国医生临床经验丰富"亦可作为中国民营医院走向国际市场的一个亮点。

5. 沿线国家并无公立医院和民营医院的认知差距

民营医院在我国被边缘化，尽管民营医院已经占据我国医疗机构的半壁江山，但医疗服务规模、医疗服务总量远远不及公立医院，这与中国民营医院的发展历史有关。由于部分民营医院办院理念的问题，也由于部分投资者用错误的理念绑架了整个行业，迄今为止中国民营医院还在诚信认知度上挣扎。而"一带一路"沿线国家却不存在这个问题，公众并无公立医院和民营医院的认知差距，可能还认为民营医院是高端、优质医疗服务提供者，因此，中国民营医院有可能以品牌定位为先导，开拓新的市场。

四 "一带一路"倡议背景下新疆维吾尔自治区民营医院的实践初探

作为"一带一路"倡议前沿阵地，新疆维吾尔自治区有着得天独厚的优势，近年来，新疆维吾尔自治区非公立医院协会在"一带一路"倡议引导下，采取"走出去""请进来"的策略，积累了初步经验。

1. 开办"医院核心竞争力再造高级研讨学习班"

医院管理者要善于用敏锐的洞察力来预测、把握与适应医疗市场变化的趋势和规律，有很强的市场应变能力和管理创新能力，能够灵活协调医院内外部资源，为医院市场竞争凝聚合力。新疆佳音医院集团倡导，联合新加坡宏见国际管理学院先后于2012年11月和2015年3月开办的"医院核心竞争力再造高级研讨学习班"为学员提供了大量与国际接轨的、鲜活的、高质量的理论与实践相结合的素材，通过专家讲座、实战演练、考察体验等多种形式的学习与交流机会，让学员深切体会到企业管理的精要之道。

2. 参加土耳其HESTOUREX世界健康以及运动旅游博览会

2017年4月，应土耳其HESTOUREX世界健康以及运动旅游博览会邀请,新疆非公立医院协会代表团参会。中国医院协会民营医院管理分会赵淳常务副会长、新疆维吾尔自治区人民政府外事(侨务)办公室艾尔肯·艾合买提处长同行出访,新疆佳音医院、新疆宝科达男科医院、乌鲁木齐阿迪娅眼科医院、和田新生医院、新疆睿智外科专科医院、图木舒克市维吾尔医综合医院、宁波口腔医院、成都拉斐尔美容整形医院分别派代表随团出席此次博览盛会。土耳其外交部部长查武什奥卢、中国驻土耳其大使郁红阳会见了前来参会的新疆非公立医院协会代表团。在此次博览会上,新疆非公立医院协会与主办方土耳其 AKTUEL 国际会展公司以及乌兹别克斯坦 AZIMUT SAMARKAND TRAVEL 旅游有限公司签署意向协议,计划在未来三年每年分别在三个国家举办"丝绸之路健康旅游论坛",以为"丝绸之路经济带"沿线国家之间医疗机构的合作发展,健康产业的交流促进,旅游资源的扩大整合提供更多机遇与更大平台。

3. 与"一带一路"沿线国家同行互访交流

2016 年 7 月,新疆非公立医院协会组织乌鲁木齐阿迪娅眼科医院、新疆渡洲中医医院、伊宁市伊光医院、阿克苏友好医院、喀什市故乡医院、鄯善县小唐医院、和田洛浦县心连心医院等疆内优秀民营医院专家访问吉尔吉斯斯坦,在此期间乌鲁木齐阿迪娅眼科医院与吉尔吉斯斯坦疗养协会、新疆渡洲中医医院与阿芙洛尔疗养酒店签署了合作意向书,首次开启了新疆非公医疗机构与中亚各国的国际医疗合作之路。

2016 年 9 月,应中共中央对外联络部邀请,在新疆维吾尔自治区人民政府外事(侨务)办公室领导人安排陪同下,哈萨克斯坦"光明道路"党企业家代表团部分团员参观访问了佳音医院集团新疆佳音医院,外宾对新疆佳音医院高效的管理模式、先进的诊疗技术、优雅的院内环境与具有家庭式温馨设计的公寓病房给予了极大的赞许,并表示希望双方有进一步的接触与合作机会,将新疆佳音医院的发展成果与经验带到哈萨克斯坦。

"一带一路"倡议的重大意义在于,这是从胜利走向胜利的中国共产党和中华人民共和国向全世界第一次展现的未来全球发展的中国解决方案,只要坚持实事求是的发展思路,不断尝试、纠错、总结、提升后再尝试,中国就会再次上演中国特色的"一带一路"社会和经济发展奇迹。中国民营医院应对"一带一路"倡议带来的机遇，需要认真思考，积极应对，以让中国民营医院走向世界。

参考文献

[1] 张诗钰、黄建元、申俊龙等：《"一带一路"倡议背景下中医药国际化区域合作的路径选择与策略优化》，《中国卫生事业管理》2017年第3期。

[2] 《"十三五"国家医学中心及国家区域医疗中心设置规划》，国卫医发〔2017〕3号。

[3] 刘真群、王一、刘真伟等：《中亚地区卫生专业学术交流平台建设初探——以"中亚医药学论坛"为例》，《新疆医学》2016年第4期。

[4] 《新疆维吾尔自治区国民经济和社会发展第十三个五年规划纲要》，新疆维吾尔自治区发展和改革委员会网站，http：//www.xjdrc.gov.cn/info/11296/233489.htm。

[5] 《中华人民共和国国民经济和社会发展第十三个五年规划纲要》。

[6] 《国家卫生计生委关于推进"一带一路"卫生交流合作三年实施方案（2015—2017）》。

[7] 《国务院办公厅关于印发全国医疗卫生服务体系规划纲要（2015—2020年）的通知》，国办发〔2015〕14号。

[8] 《国务院办公厅印发关于促进社会办医加快发展若干政策措施的通知》，国办发〔2015〕45号。

B.6 民营专科医院区域化连锁发展模式初探

——以艾格眼科集团为例

田菊英*

摘　要： 随着国家政策扶持力度加大，公众对多元化医疗服务需求增加，连锁经营已成为国内民营专科医院建设发展的主流形式。十余年来，艾格眼科集团坚持走区域化连锁发展之路，通过实施区域化发展的空间布局战略和连锁化发展的组织规模战略，形成了极具代表性的民营专科医院快速发展壮大的独特模式——"3C发展模式"。该模式实施步骤简单明晰、可操作性较强，迅速助推艾格眼科集团走上了快速发展的道路。艾格眼科集团的这种发展模式和管理模式是普通民营专科医院未来建设发展的有效的、可借鉴的代表性模式之一。

关键词： 民营医院　专科医院　艾格眼科集团　区域化

民营医院是在我国医疗卫生事业发展进程中诞生的产物，作为我国政府办医体系的重要补充，是国家医疗卫生服务体系的重要组成部分，是满足人民群众多层次、多元化医疗服务需求的有效途径。截至2015年底，民营医院注册数量已达到14518家，占全国医院总数的52.63%，首次超过公立医院，并且还在持续增加之中，这反映出了社会大众对多元化医疗服务需求的

---

* 田菊英，工商管理硕士（MBA），高级经济师，现为艾格眼科集团CEO，湖北省和武汉市民营医院管理协会副会长，主要研究领域为民营医院经营与管理。

增加，民营医院发展迎来最好的时机。私立专科医院连锁化发展和私人医疗机构高端化引领了这股潮流。私立专科连锁医疗机构在地域发展和规模发展方面不断拓展，并可能向医院集团延伸。作为最富有活力和最具成长潜力的经营方式，连锁经营已成为国内民营专科医院建设、发展的主流形式。艾格眼科集团作为一所集医疗、教学、科研、防盲于一体的医疗集团，立足武汉，辐射华中，坚定地走区域化连锁之路，历经十余载，现已成为华中地区技术力量雄厚的现代化连锁医院集团，拥有汉口院、洪山院、汉阳院、黄陂院、鄂州院等多家连锁医院，凭借过硬的技术实力和卓越的服务品质，在湖北乃至华中地区极具口碑和影响力。艾格眼科集团"华中地区（Central China）分级（Classification）连锁（Chaining）"发展模式被称为"3C发展模式"，在这种发展模式的指引下实施"3R管理模式"，迅速助推艾格眼科集团走上了快速发展、壮大的道路。本报告总结了艾格眼科集团近年在区域化连锁发展方面的实践经验。

一 艾格眼科集团"3C发展模式"构建思路

（一）区域化连锁发展模式符合专科医院发展战略

1. 区域化布局战略是民营专科医院未来发展的市场空间保障

近十年来，各眼科医疗集团利用强势品牌，连锁化集团化规模化发展，蚕食了已经成熟的眼科市场，爱尔集团于2009年上市，以"三级连锁"的商业模式占领了各省、市及地区的眼科市场，但其体量和规模注定只能是个例。巨大的行业压迫和激烈的市场竞争驱使其他的普通民营专科医院发展战略周期不能太长，投资成长周期和投资风险决定了发展战略不宜过大。

政府的强大支持力度、区域的高端消费水平和稳定的市场病源促使艾格眼科集团坚定地走"立足武汉"区域化空间发展战略。近几年，湖北省内眼科行业已经从全国中下游水平上升到中上游水平，武汉市眼科专科床位数从原来不足1000张增加到现在的近3000张，年业务收入从不足一亿元增长到十余亿元。2013年,武汉市政府提出3年内投165亿元,致力打造成中部医疗之都,期望实现武汉市医疗卫生事业的中部崛起。武汉"8+1"城市圈的快速建设和发展扩大了武汉市品牌医疗机构的服务半径,增加了医疗服务容积率。

不同城市的不同发展水平、消费能力和市场竞争状况促使艾格眼科集团坚定地走"辐射华中"的区域化空间发展战略。一线城市内强势的公立医院眼科规模不断扩大,加之民营眼科医疗机构同行之间的竞争日趋激烈,致使一线城市的眼科市场争夺异常惨烈,建院门槛极高、成长周期延长、生存风险极大。民营专科医院如果将战略眼光瞄准三线城市,市场容量小,支付能力低,则投资收益更是难以保证。瞄准二线城市,实行区域化连锁发展是民营专科医院未来发展的市场空间保障。

2. 连锁化经营战略是民营专科医院未来发展的组织规模保障

现阶段,民营医院在人才结构、科研水平、综合科室实力上与大型综合性公立医院相比有着巨大差距,为了生存和发展,连锁化经营模式就成为那些社会需求旺盛、准入门槛较低、医疗技术难度较低和医疗风险较低的民营专科医院的首选。在强大的财力支持下,这些医院在规模上和技术上容易复制,而且市场对这些专科医院开展的业务需求都非常旺盛,连锁经营使得民营专科医院占据了相应细分行业的大部分市场。与公立医院的独立经营相比,民营专科医院连锁化经营可实现高度集权管理,可以统一调度资金、统一经营战略、统一管理人事、统一企业文化、统一服务项目、统一运营模式、统一开发和利用整体资源,从而走上科学化、标准化、专业化、简单化的轨道,实现组织资源的合理配置和经营管理上的规模效益。

连锁化经营在一定程度上提升了医院的差别化优势,为快速提高市场占有率做出了巨大的贡献。其主要益处体现在如下四个方面:一是形成了统一的技术规范和服务标准,确保了分院区的服务标准和医疗质量;二是在管理上形成统一管理、适度放权,既确保了集团对分院的统一管理,也增加了分院的经营自主权;三是统一的形象输出,大力提升了专科医院的品牌形象;四是统一调度资源,降低了专科医院的经营成本。

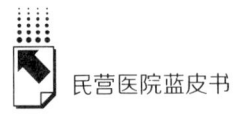

然而,民营专科医院"连而不锁"现象普遍存在,多"形"连而"神"不连,虽然在组织形式上开始了连锁,但经营方式上没有达到统一的标准。连锁总部在采购、财务、物流、形象设计等方面还缺乏深入的专门研究,在专业技术服务及市场运营上也存在问题,没有充分发挥连锁经营真正内在的优势。综观现有的部分专科连锁医院,普遍存在一个问题:其连锁医院的数量上去了,但质量在下滑,盈利状况并不理想。基本上存在顶层设计做得很好,特别是在连锁战略选择上清晰准确,但在关键的战略设计上,战略制定者与实际操作执行者之间存在脱节。这种脱节实质上是由管理方式落后造成的,是制约我国连锁医院发展的一个重要因素。

现代化的连锁医院管理者应具备现代企业管理理念,切实整合内部资源,优化组织结构,只有用现代企业管理理念武装自己,才能在资源整合和市场竞争中取得优势。然而,在我国医院的连锁发展过程中,由于没有先例可循,很多医院的管理人员都是临床医学出身,很少懂管理,大多都按计划经济的模式和思维来管理市场经济体制下的医院,其往往使医院很难在良性的轨道中发展壮大。

(二)民营专科医院区域化连锁发展模式的优势

1. 区域化连锁发展模式真正践行分级诊疗政策

我国80%的医疗资源集中在城市医院和经济发达地区。以医疗机构为例,地区、城乡之间的医院等级差别很大,卫生院、诊所等基层医疗机构主要分布在农村,而大型的三级医院主要分布在城市,并且经济发达地区的三级医院数量远多于经济欠发达地区的三级医院数量。为了调整我国医疗需求"正三角"和医疗服务资源供给"倒三角"的畸形供需结构(见图1),《国家卫生计生委关于印发2016年卫生计生工作要点的通知》(国卫办发〔2016〕6号)中指出"进一步优化社会办医的发展环境、落实同等待遇,优先支持社会力量举办非营利性医疗机构,加快形成多元化办医格局。简化医师多点执业程序,促进优质医疗资源平稳有序流动"。借此良机,二线、三线、四线城市已成为民营专科医院的主要目标市场,目前大量民营医院计划加速扩张,以为优质医疗服务的下沉铺平道路,民营专科医院区域化连锁经营是真正践行国家"分级诊疗"政策的直接体现。

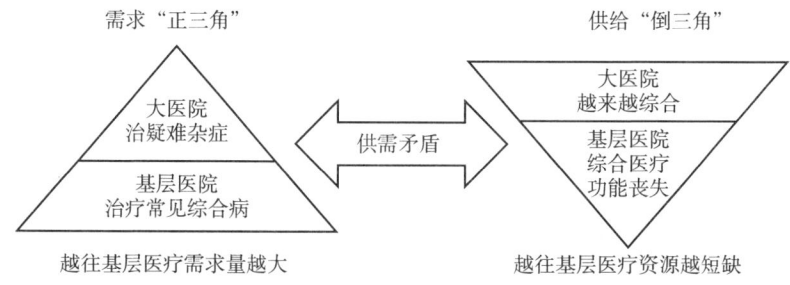

图1 我国医疗服务供求关系示意

2. 区域化连锁发展模式可规避竞争并聚拢潜在客户群

区域化连锁发展模式将重心投向一定区域内的非一线城市,不仅可以避开一线城市同行业医疗服务的惨烈竞争,还可以大量扩充和聚拢二线城市的潜在患者群。毕竟,二线城市的医疗机构数量、经营种类不多,竞争没有一线城市那么白热化。在多元化医疗服务下沉的同时,不但可以扩大专科医院的影响,树立专业品牌和口碑,还可以确保投资成本收益。

3. 区域化连锁发展模式可尽快获得非一线城市的医保准入资格

2015年6月国务院办公厅下发的《国务院办公厅印发关于促进社会办医加快发展若干政策措施的通知》,提出多种对社会办医的有力措施,其中最关键的是"将社会办医纳入医保定点范围"。该措施要求,必须将符合条件的社会办医疗机构纳入医保定点范围,执行与公立医疗机构同等政策。长期以来,我国居民的商业医疗保险和私人医疗保险相对较少,三大主流医疗保险全由政府机构掌管,社会办医机构想要获得更多的患者青睐以增加收入就必须取得政府医疗保险支付资格,即成为医保定点医疗机构。但在一线城市,社会办医机构与公立医院相比,在医保准入、机会上是不平等的,社会办医机构较难获得政府医疗保险支付资格,即使获得医保支付资格,也不能享受与公立医疗机构相同的起付线和补偿比例。非一线城市则大不一样,由

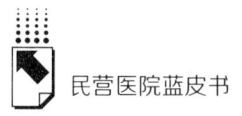

于医保预算充足,公立医疗机构不像一线城市那样数量庞大而分走大部分医保份额,同时非一线城市政府由于自身条件的限制发展能力有限,也需要多种所有制经济体对其业绩和税收等做出贡献,所以,非一线城市政府可以为民营医院提供更为便捷的医保准入。同时由于连锁民营医院较独立的个体民营医院发展得更加成熟,在收费和支付上更加规范、透明、公开,相比个体民营医院更容易获得医保准入。具备高瞻远瞩战略眼光的民营医院投资者开始瞄准非一线城市的医保份额,这是大型公立综合医院忽视的地方,蕴藏着巨大医保支付能力。民营专科医院采取区域化连锁发展模式正是对这一巨大宝藏的有益探索。

二 艾格眼科集团"3C发展模式"的具体实践

如今,医院区域化和连锁化经营已经成为民营医院发展改革创新的模式之一,这是我国医院发展的大势所趋。医院区域化和连锁化发展可以有效整合医疗资源,提高医疗服务水平,满足人们日益增长的医疗需求。近几年,很多医院开始尝试区域化和连锁化经营,艾格眼科集团的实践与探索值得总结。

艾格眼科集团的华中地区区域化连锁发展模式具体指:坚持"立足武汉、辐射华中"的战略布局,在省会城市布局三级专科医院,在各地市布局二级专科医院,在各地市布局视光门诊部。2015年,艾格眼科集团与美国Orbimed(奥博)资本合作,成为湖北省首家中外合资医疗集团,并已陆续建立汉口院、洪山院、汉阳院、黄陂院、鄂州院5家连锁医院。计划利用8~10年时间建立以武汉为核心的辐射华中地区的区域性三级连锁专科医疗机构。无论是在规模上还是在技术上,都力争在华中地区占据领先地位。

(一)武汉三镇布局三级专科医院,致力于打造华中精品眼科

根据武汉市现有医疗机构分布情况,在调查医疗市场总量,分析投资潜力和风险的基础上,进行准确的医院选址定位。依托武汉三镇隔江而立的地

理位置，分别在汉口火车站商圈、汉阳王家湾商圈、武昌中南路商圈设立汉口院、汉阳院、武昌院，三镇设三院，各自领一方。三镇各分院具有一定规模和较强临床能力，同时也是疑难眼病的诊疗中心，作为连锁医院的龙头带动并引领整个集团在本区域内医疗水平的发展。

（二）各地市布局二级专科医院，致力于打造地区级领先眼科

在武汉三镇分院稳步发展壮大的基础上，根据地理位置及资源分布，进行以大带小、以一拖二的区域布局。具体来说，未来将以汉口院引领和帮带黄陂院、孝感院，以武昌院引领和帮带鄂州院、黄石院，以汉阳院引领和帮带荆州院、仙桃院。三镇分院和区域帮带的二级专科医院双向转诊、互为支撑，三镇分院通过专家技术帮带、管理模式输出、服务方式示范等引领二级专科医院不断进步；二级专科医院通过转诊病人、寻求技术支持、各种资源共享等方式对三镇医院形成强大的基层支持。

（三）各地市布局视光门诊部，致力于打造地区视光中心

保护青少年视力健康这一巨大的市场需求和现有普通眼镜门店的技术能力配置之间存在巨大差距，这种差距就是潜在的市场消费能力，这种消费潜力催生了视光中心，它是市场竞争优化的产物之一，是介于眼镜店和眼科医院、眼科门诊之间的一种新业态，不仅仅包括配镜服务，还应包括全面的眼科视光检查、儿童视觉训练、色觉检查、视野检查、青光眼检查、糖尿眼检查、角膜矫形、隐形眼镜验配及跟进护理等一站式专业服务。艾格眼科集团凭借十几年建立的公益艾格的企业形象和良好口碑，与政府社会等相关部门的有效结合，可以迅速把眼视光项目推向市场、服务社会。依托各地市二级专科医院，在各地市建立视光中心，以解决视觉问题为导向，为顾客提供视觉健康的综合服务。

艾格三级连锁医院的定位各有差异，三镇三级专科医院主要定位为区域技术中心，致力于开展全眼科服务，对下两级医院进行技术支持和重症难症的治疗；地市二级专科医院主要致力于常见眼科疾病的诊疗服务，并对地市

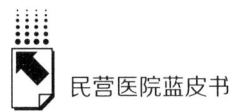

视光门诊部提供技术支持;而地市视光门诊部侧重于眼视光及医学验光配镜等专业服务,作为第二产品链抢占地级视光市场。三镇区域化布局、三级专科连锁化经营符合眼科医疗行业黏性的消费特点和"全国分散、地区集中"的竞争格局,是真正响应国家分级诊疗政策、促进医疗服务下沉的直接体现。

三 艾格眼科集团标准化管理的"3R管理模式"

连锁发展经营的实质就是将先进的管理经验与成功的模式进行复制并推广,不断整合调整,从而取得规模化优势,然后在更大范围不断地拓展和巩固这种成功模式。艾格眼科集团区域化连锁发展步入良性发展态势,确立标准(Radicate Standard)、复制标准(Replicate Standard)以及资源整合(Resource Integration)是区域化连锁发展的三大核心步骤,这三大核心步骤简称"3R管理模式"。

(一)确立标准是民营专科医院区域化连锁发展的实现前提

管理中有一句名言"制度管人、流程管事",即指在同一种制度约束下,按照统一的流程标准去做事。确立标准是民营专科医院区域化连锁发展的实现前提,主要针对经营、服务和管理三方面,即要求经营必须专业化、服务必须标准化和管理必须规范化。

确立标准主要包括两步:第一步是制定统一执行的标准制度,第二步是制定统一执行的标准流程。在艾格眼科集团区域化连锁发展实践中,第一步是在集团管理层面制定统一执行的标准制度。按照集团公司内设的总裁办、医政与护理管理中心、财务管理中心、人力资源管理中心、IT管理中心、采购管理中心、运营管理中心七大职能中心的不同分工和职责权属,分别制定集团行政管理制度、集团质量管理制度、集团财务管理制度、集团人力管理制度、集团信息管理制度、集团后勤管理制度和集团经营管理制度。第二步是基于集团层面的标准化制度制定统一执行的标准化流程。例如:艾格眼科集团财务实行派遣制，进行垂直管理，集团人力实行双重管理，集团质量采用督查形式，集团IT、医保、企划、网络、客服等其他部门管理职能则逐步独立，以定位服务保障。

（二）复制标准是民营专科医院区域化连锁发展的核心环节

复制标准是连锁医院发展成功的核心环节之一。复制标准也分为两个手段和步骤：先培训后检查。复制标准的核心环节是培训，是对标准化制度和标准化流程的培训。复制标准的关键环节是检查，是对标准化认知和落实的检查。

艾格眼科集团复制标准实践措施如下。第一步，培训。进行各种类型的培训活动，如新员工培训、企业文化培训、继续教育培训、科主任培训班、人力资源培训班、业务院长培训班、财务管理培训班、护士长管理培训班等，培训的目的是对标准化的普及和推广，以加深人们对标准化的认知和认可。第二步，检查。包括季度审计检查、季度集团业务会、季度集团质量检查、月集团经济分析会、月集团人力资源会、月集团企划工作会、月集团总监工作会等。检查的形式一般分为工作会讨论、现场检查和各种考核。集团管理层通过持续不断的各种培训和检查将集团标准化深深植入每个人心中，对组织进行标准化运营管理，从而走上科学化、标准化、规范化、简单化的道路，这就是连锁化的重要实现手段。

如集团需要在某一区域进行扩张时，就会采取复制之前成功扩张运营的战略模式，组织相关人员进行培训，对成功的战略模式进行深度解析，促使大家认知并接受。然后采取灵活机动的复制方法，分析特定的适用条件及时机，制定相应的实施步骤，在实施时不断检查反馈、不断调整完善，适应市场竞争需求，慢慢站稳脚跟并使其不断发展壮大。

（三）资源整合是民营专科医院区域化连锁发展的最终目标

确立标准和复制标准是区域化连锁发展的关键步骤，资源整合才是区域化连锁发展的最终目标。资源所有权与使用权适度分离是连锁化经营时资源整合和共享的前提，通过加强机构内部医疗设备的共用、药品的联合供应和技术的互相支持，达到整合和共享医疗资源的目的，利用规模效应在降低成本的同时，提升区域内医疗资源的利用效率，产生更为高效的管理效益和高回报的经济效益。

区域间、连锁医院内的经营可以通过医疗资源共享、医师资源共享、经营模式共享、管理经验共享等资源优化配置手段大幅降低成本，有效实现管理和服务的规模效益，实现区域化连锁发展的最终目标。区域化的空间布局战略注定了艾格眼科集团的摊子不会铺得太大，但连锁化的组织规模战略则预示艾格眼科集团会"越走越广"。目前，艾格眼科集团已完成并正在运营集团内病源、设备、技术等资源的共享模式，后期将进行市场、医保、网络、企划、客户资源、信息等的资源优化配置，并总结出相应的共享模式，以最终完善、规范先进的连锁化管理。

在"3C发展模式"和"3R管理模式"的有力助推下，历经十余载艾格眼科集团成长壮大，现已发展为华中地区技术力量雄厚的现代化医院集团，连续被评为卫生部（2013年，国务院将卫生部的职责、人口计生委的计划生育管理和服务职责整合，组建国家卫生和计划生育委员会，此处以卫生部概述）近视眼重点实验室、国家眼镜产品监督检验中心指定"全国验配眼镜质量诚信示范店"、中部医疗创新级重点学科和湖北省眼科住院医师规范化培训基地，荣获"2015年全国最具价值民营医院""2016年全国诚信民营医院"等光荣称号。

2010年，艾格眼科集团在洪山区开始建立第一家连锁分院；2013年集团初具雏形，进入快速扩张期；2014年在汉阳区建立汉阳分院；2015年在黄陂区建立黄陂分院，同年成功引进美国奥博资本，成为湖北省首家中美合资眼科医疗集团；2016年在鄂州市建立鄂州分院。未来8~10年，计划再建5~10家连锁医院、20家视光门诊。截止到目前，全集团开放床位400余张，业务量稳步提升，年均增长25%以上，其中年门急诊量为30余万人次，年手术量为3万台次，年住院人数为3万余人次，年毛收入为2.5亿元。艾格眼科集团致力于成长为华中地区精品连锁眼科医疗机构的领航者！

如果一种模式需求旺盛,盈利模式简单清晰,容易克隆复制,不需要太高的管理经营技能,那么这种模式就是最理想的发展模式。艾格"3C 发展模式"具有科学化、高效化、可复制的特点,有助于普通专科医院连锁化和集团化运作。"3R 管理模式"简单明晰、可操作性较强,经验和方法可以被不断克隆、不断复制,艾格眼科集团的这种发展模式和实施步骤是普通民营专科医院未来建设发展可借鉴的模式之一。

参考文献

[1] 薛晓林主编《中国民营医院发展报告(2016)》,社会科学文献出版社,2017。

[2] 叶军:《武汉艾格眼科医院发展战略研究》,电子科技大学硕士学位论文,2013。

[3] 刘晓辉:《中国民营医院的发展战略研究——以爱尔眼科为例》,对外经济贸易大学硕士学位论文,2014。

[4] 陈荣:《南宁 YX 眼科医院营销战略研究》,广西大学硕士学位论文,2014。

[5] 陈国清:《民营医院学科发展战略与探索》,《江苏卫生事业管理》2012 年第 1 期。

运营篇

Operation Reports

B.7 公立医院体制改革研究
——股份制与非营利性的博弈

陈 一[*]

摘　要： 在新医改中，公立医院逐步实行股份制是一个难点，作为公益事业单位的公立医院，其股份制与非营利性的矛盾如何解决，是我们参与公立医院股份制改革的核心问题之一。在公立医院产权与资本的博弈中，投资的重点是要通过资本运作积极参与全国转制，重组医院，并尝试探索医院体制改革的新模式，即变革现有医疗格局，创新医疗发展模式。

关键词： 公立医院　股份制　融资需求　融资方式

---

[*] 陈一，曾任中信医疗健康产业集团副总裁、投资中心总经理，北大医疗医院投资副总，华控康泰医疗总裁等集团高管；医疗健康产业领域资深投资人，多年从事医疗健康产业投资领域的工作，曾主导过大型公立医院改制重组并购项目、海外大型医疗并购等。

医疗改革要解决的核心问题之一就是改变现有医疗体制；鼓励社会与民营资本进入医院，通过不同性质和所有制医院间的竞争来打破垄断，引入市场化机制，提高医疗服务效率。应该说本次医改的主张具有一定历史性突破。在医改中，公立医院逐步实行股份制是一个难点，作为公益事业单位的公立医院，其股份制与非营利性的矛盾如何解决，是我们参与公立医院股份制改革的核心问题之一。因此本报告就医院股份制改革与非营利性的关系，提出笔者的观点和探索性的思考。

一 公立医院股份制改革与社会资本进入的问题破解

（一）医疗行业的社会公益性与产业化发展的关系

医疗行业由于其特殊的公益性质应不同于其他行业。但是作为一个需要发展的行业就需要产业化经营模式，法人治理结构应该是产业化发展的基本要素和形式，资本运营是法人经济实体低成本扩张发展战略的问题，也就是医院及其资产的交易问题。十五大提出的"资本纽带"理论，使我们敢于解放思想讨论公立医院资本的运营，为公立医院摆脱筹资困境，提供了更多的实施途径，使我国医疗产业格局具有多元化市场竞争环境，这种产业结构环境更加适应产业市场经济发展的规律。

对于医院公益性和医疗产业化发展关系问题，是需要改变观念和认识的。医疗社会公益性一定要建立在一个健康发展的医疗产业前提下，医院是生产医疗服务产品的企业，社会公益性不应该要求作为生产医疗服务产品的企业是公益性的，而需要建立政府社会公益化的医疗服务产品的购买机制，因此公益性不只是公立医院所独有的。关键的问题是社会公益服务是否具有市场价值，是否可以购买；服务如何定价，购买机制是否公平公正。只要政府肯买单，政府如果具备公共服务产品的购买机制，民营股份制医院就同样可以热衷于提供公共医疗服务产品，反之，即使是公立医院也不可能具有动力去做，这也不能满足医院的发展要求，更不符合医疗行业发展的规律。

（二）公立医院的公益性与固有企业性质的矛盾

从公立医院的组织属性和其资产来源及经营费用来看，其是真正的不以营利为目的的非企业、非营利性质的事业单位。然而作为生产公共医疗服务的公立医院又具有明显的企业属性，尤其是从公立医院自身发展的历史看，国家各级政府通过财政出资建设医院以后，医院的经营发展所需要的资金几乎都依靠医院自身业务经营收入来补充，政府的财政拨款比例每年大约不到10%。究其性质来看，它的确是非营利性事业单位，但从经营上来看，其又采用企业化的运营模式，这使得公立医院的公益性与经济效益难以统一。这种类似的情况同样在我国科技、教育等领域普遍存在。本次医改中提出的阶段性目标和五项重点改革，试图使医疗卫生资源由市场机制和财政机制共同配置，使之形成多元化的医疗格局。

不管公立医院的性质如何，其医疗服务产品的生产和经营都受市场经济条件下商品价值规律的制约，同样具备成本、价格、质量、竞争等市场要素。因此公立非营利性医院的生产性质和经营性质都决定了其企业的性质，另外医院的管理、员工的激励与其外部的竞争关系也说明了公立非营利性医院企业性质的必要性。

面对社会日益增长的医疗服务需求和医疗市场竞争的加剧，医疗产业的发展速度已经远远不能满足市场的需要，相对于医疗产业发展的要求，政府医疗投入规模的局限性日益凸显。如何引进市场机制，加强内部管理，提高资源效率，降低成本，增加市场竞争力，也是公立医院引进企业化经营理念必须考虑的问题。

（三）公立医院的股份制和非营利性的统一

社会资本参与公立医院股份制改革的关键问题之一，在于其公益性和营利性的统一，这也是医改中公立医院逐步实行股份制的难点。公益事业单位的公立医院的股份制与非营利性的矛盾如何解决，更是操作层面的现实问题。

一方面，对于医疗机构的公益性和营利性的认识需要在观念上转变，它既有对立的一面也有统一的一面。笔者认为，本次医改方案所强调的公共医疗卫生服务的公益性不能等同于医疗机构是不是具有公益性，两者截然不同，前者涉及医疗服务产品，后者涉及生产该医疗服务产品的企业。实现医疗卫生服务的公益性应该从解决全民医疗保险的覆盖和科学的支付体系及提高标准入手，生产医疗卫生服务的企业应该关注如何生产出质优、价廉、高效的服务产品，以让政府采取招投标的机制来购买。只有这样，才能实现真正意义上的多元化医疗格局，引入市场化的竞争机制，发挥市场这只隐形手的作用，使医疗产业健康迅速地发展，以更好地满足医疗公益性的需求。

另一方面，需要改变企业传统的营利观。非营利性所强调的是盈利资金如何使用的问题。公立医院作为非营利性组织，在实行股份制改造后，根据谁投资、谁受益的原则，股东根据企业章程必然享有分红的权益，但如果将分红留作医院继续发展就符合了非营利性医院的要素。医院每年将股东的分红做负债处理，在次年投入时进行冲账，这样资金并没有流出医院而是用于医院发展，这样就符合了医院的非营利性要求。同时从股东角度来看，股东分红没有取走不等于股东没有回报，股东实现了资产增值。由于非营利性医院不等于医院，其不能清算，股东没有退出机制。当股权变更或医院重组时，股东们的投资价值就会得到体现。在美国默克医疗集团下就有很多这样的资产价值投资的医疗机构，其利用不断增值的医疗资产进行了很多资本运作，而这些也是股东的回报方式。

因此笔者认为，公立医院的股份制与非营利性之间的矛盾是可以解决和统一的，并且公立医院的股份制有利于自身的健康发展，从而更加强化其公益性。

（四）资本市场是公立医院资本运营的基础

医院资本运营的出现是国家实行社会主义市场经济，使国有医院的产权实现形式可以多样化，国有医院可以进入市场交易的必然结果，也是承认"资本纽带"作用的必然结果。有些人认为对医院实行股份制改革，是变卖国有资产,是国有资产流失,背叛了卫生事业社会公益的宗旨。然而他们可能忽略了医疗产业是需要发展的,发展是需要遵循市场运行规律和原则的,只有通过资本市场运营才能实现多种体制并存,实现真正意义上的医疗机构体制多元化,引进市场化竞争机制有利于医疗产业整体创新性发展。

多年来医院的运行和发展一直伴随着资金投入低、资源效率难以发挥、管理水平不尽如人意等问题,归其本质,还是一个体制问题。如果说在计划经济条件下,政府独家垄断可以控制这些产品成本的价格,医院能够维持正常运转,那么在市场经济条件下,医院就很难进行自身的积累,因为它面对的是市场化的价格体系,但输出价格受到政府的严格控制,而面对高速增长的医疗需求仅靠政府财政补贴更是难以支撑,不足以保证医院的正常运营和发展,致使公立医院产生很多营利行为,造成的直接后果就是公立医院成为推动医院服务价格上升的重要因素。所以,作为提供私人医疗服务产品的医院应该回到它在市场中的位置,应让一部分医院民营化、参与市场竞争。

(五)公立医院产权方和管理者对社会资本合作的选择

政府对社会资本合作对象及经营者的选择应非常慎重,除了要考虑资本的经营能力、财务状况、社会背景外,还要考虑资本进入后对政府的回馈和股权的转化,以防国有资产流失。因此初期公立医院改制的资本合作对象应该以国有或国有控股企业为主,具有医疗产业背景和资源、具备雄厚的资金实力和产业发展战略的企业应作为首选。

但是,政府公立医院股份制改革过程中缺乏资本交易平台和医院资源价值评估方式。对于参与医改的公立医院进行股份制改革,针对社会资本进入公立医院,需要有公平、公正、透明的股权交易平台,目前基本上是与合作方采取协议方式,这缺乏资本运营的规范性,大大增加了合作双方的风险。政府需要建立专门的股权交易平台,并制定相关的股权交易及医院资源价值评估的参考标准和操作政策。

另外我国对于存量医院的资源评估缺乏一定操作性的政策依据,比如对医院医疗用地、医院技术、国家级研究项目等的价值评估缺乏科学的标准。

因此参与医院股份制合作的原则是以医院净资产与医院技术价值评估相结合，原则上我们以医院的综合价值为依据，以现金方式入资购买股权，按照规范完成医院股份制改造，完善法人治理结构。

二 在医疗发展战略模式上的思考建议

整体医疗产业规划和布局应以医院为核心，以医疗服务作为配套产业体系，全面向社会提供专业化、多元化、个性化的医疗服务。以特色综合医院的技术力量为核心，以成熟的医疗技术体系为支持，探索和打造营利性与非营利性相结合，集基本医疗服务、高端医疗服务和特色医疗服务于一体，疾病管理与健康管理相关联的集约化连锁经营模式。

（一）围绕医疗发展战略构建五大战略业务平台

围绕区域医疗集团化的医疗发展，构建医院投资控股管理、医院配套服务、医院信息化服务、医药商业配送服务、健康管理五大战略业务平台。每一个战略业务平台根据各自业务的特点和模式，相对自成体系并独立运作。每个平台可以依托自己的核心业务，构建平台体系内的业务结构板块和商务模式。而各平台的核心业务可以互为依托、互为关联、互为支撑、互为交易、资源共享，可以大大发挥整体医疗集群资源效率，以便于各自业务板块的资源的合理配置，同时也为后期的资本运营打下良好的结构基础。

（二）股权资本纽带是联结医院集团的最重要方式

实行股份制，统一经营，分级管理，按资本份额分担风险、享受收益，机会均等建立的医院集团经营管理模式，可以使医疗集团的统一管理更稳定、持久。通过收购股权控股目标医院，实现以资产—利益为纽带，形成利益共同体以组建医院集团。可以根据核心医院对其他医院参股额的多少，在医疗集团内部形成紧密层、半紧密层和松散层的多层次的组织结构，以实现医疗集团内部资产、医疗服务、经营管理的一体化；形成在医院投资建设中技术开发与教育培训、医疗技术会诊、市场开发与保护上的统一功能，真正实现集团体系内的各个医疗专业发展定位和内部转诊合作体系，充分发挥资源效率优势。

以资产—利益为纽带组成的医院集团，无论在医疗技术服务上还是在内部管理和经济收益上均会高于以服务产品纽带、合同契约纽带等联结方式形成的医疗集团。因此，通过资本运作实现的股权—利益纽带应是医院集团的核心链条。

（三）地区公立医院重组的产业结构与股权机构设计

1. 产权架构设计

在地区政府医院改制范围内，根据当地经济发展、人口、医疗资源、社保体系等状况与政府合作组建医疗中心。医疗中心由政府协调1~2家三甲综合性医院与几家具有特色的专科医院组成，政府以参与医疗中心的医院净资产出资入股，医疗机构以现金方式出资入股，并取得控股权。所拥有的综合性医院原则上仍保持其非营利性体制，特色专科医院根据需要逐步调整其非营利性体制。重组后，这些医疗机构可获得资金、品牌、专家、诊疗技术、人员培训与医院管理等方面支持。

2. 商业模式

以三甲医院为核心整合专科医院与高端、特色医疗服务机构，健康管理机构形成能提供多元化服务的区域医疗中心；实现地区医疗中心内部的医院专业业务定位，使之做专、做精；同时实现中心内部的转诊制，达到中心病员资源的共享，以发挥中心集约化管理的作用，增加市场竞争力，并有可能形成在区域内的相对垄断态势。

以医院机构为中心，搭建能提供药品集中采购、医疗管理支持、医护人员培训、医疗专业洗涤等其他相关配套服务的医疗配套服务体系，形成具有规模效应与经济效应的产业链。通过人财物集约化管理，降低医疗运行成本，提高竞争力。

3. 多元化医疗服务与定位

医疗中心以"大专科、小综合"的专业品牌与技术为相对竞争优势，为高端、特色专科医院与健康管理连锁机构持续稳定的发展提供技术支持；健康管理连锁医疗机构将延伸到社区、家庭和个人，并使之具有稳定、忠实的目标客户群体，以为医疗中心输送稳定病员。有效的双向转诊机制，合理利用医疗资源，大病进医院、小病在社区的医改目标，使医疗机构服务模式向养老社区延伸，逐步形成医疗型养老商业服务模式。

医疗中心下设的非营利性机构保持医疗机构的公益性。目的在于培养管理队伍、技术骨干，打造优势品牌，实现资产的增值保值，获得在当地的规模优势。

医疗中心下设的营利性机构定位于高端、特色医疗机构，以及连锁的健康管理机构，旨在使公立医疗机构较少或根本不涉及医疗服务领域，以为广大人民群众提供多元化、全方位的健康管理与医疗服务。

综上，在公立医院产权与资本的博弈中，投资的重点不应是新建医院，而要通过资本运作积极参与全国转制，重组医院，并尝试探索医院体制改革的新模式，即变革现有医疗格局，创新医疗发展模式。通过资本杠杆对改制医院重组再造，社会资本不仅要输入资本和资源，还要带来医疗产业的变革和创新理念，而这些才是社会资本进入医疗大产业真正的核心价值所在！

B.8
民营医院投融资策略研究

吴苹 郑群 胡旻 俞超 宫廷*

摘 要： 国家政策鼓励社会资本办医，民营医院发展壮大离不开资金需求，但如何打开融资瓶颈，是民营医院普遍面临的挑战。本报告意在分析民营医院融资需求、融资方式、融资成本和风险等，研究适合民营医院的合理融资策略，助力民营医院健康可持续发展。

关键词： 民营医院 融资需求 融资方式 风险管理

虽然中国医疗服务行业一直是由公立医疗机构主导的，但是在2005年《国务院关于鼓励支持和引导个体私营非公有制经济发展的若干意见》和2013年《国务院关于促进健康服务业发展的若干意见》等一系列政策鼓励和医疗需求逐步增加的共同驱动下，近年来民营医院发展十分迅速。随着民营医院在中国卫生服务体系内的地位提高和占比逐渐增加，越来越多的民营医院面临扩张和服务升级的需求。而扩张和服务升级除了自身的努力以外，更离不开外界资金的注入，所以融资是当前民营医疗界一个非常重要的课题。为了更好地了解民营医院融资现状以及未来的趋势，本报告结合一个样本量为23家民营医院的抽样调查数据，分析民营医院融资的需求缺口、挑

---

* 吴苹，德勤中国生命与科学与医疗行业全国领导合伙人；郑群，德勤中国生命与科学与医疗行业医疗行业主管合伙人；胡旻，德勤中国生命与科学与医疗行业审计及鉴证服务主管合伙人；俞超，德勤中国生命与科学与医疗行业管理咨询服务主管合伙人；宫廷，德勤中国生命与科学与医疗行业管理咨询服务经理。

战以及融资目的,希望为民营医院未来融资战略提供有价值的参考,并提升民营医院整体的诊疗能力和服务水平。

一 民营医院的融资需求

(一)民营医院发展势头迅猛

从 2009 年起,国务院和卫生部门在不断释放相关政策以支持社会资本办医(见表 1)。可以预见,民营医院融资供需在未来都会继续保持高速增长。

表 1 国家支持社会资本办医方面的主要政策

时间	颁发部门	文件名称
2009 年 3 月 17 日	中国共产党中央委员会、国务院	《中共中央 国务院关于深化医药卫生体制改革的意见》
2010 年 11 月 26 日	国家发改委、卫生部、财政部、商务部、人社部	《关于进一步鼓励和引导社会资本举办医疗机构的意见》
2013 年 9 月 28 日	国务院	《关于促进健康服务业发展的若干意见》
2014 年 5 月 28 日	国务院办公厅	《深化医药卫生体制改革 2014 年重点工作任务》
2014 年 11 月 26 日	国务院	《关于创新重点领域投融资机制鼓励社会投资的指导意见》
2015 年 6 月 15 日	国务院办公厅	《关于促进社会办医加快发展的若干政策措施》
2015 年 12 月 2 日	人社部	《关于完善基本医疗保险定点医药机构协议管理的指导意见》
2016 年 7 月 21 日	国家卫计委	《医疗机构设置规划指导原则(2016—2020 年)》
2017 年 3 月 2 日	国家卫计委	《医师执业注册管理办法》
2017 年 5 月 23 日	国务院办公厅	《关于支持社会力量提供多层次多样化医疗服务的意见》

资料来源:公开信息。

在上述政策鼓励和医疗需求逐步增加的共同背景下,近年来民营医院发展十分迅速,2012~2015 年《中国卫生和计划生育统计年鉴》显示,2012~2015 年我国民营医院诊疗量和出院人数持续保持两位数增长(见表 2)。民营医院数量已超过公立医院。

表2 2012~2015年民营医院、公立医院诊疗量、出院人数对比

医院类别	诊疗量（2012年）	诊疗量（2015年）	复合增长率	出院人数（2012年）	出院人数（2015年）	复合增长率
民营医院	2.53亿人次	3.71亿人次	13.6%	1396万人次	2365万人次	19.2%
公立医院	22.9亿人次	27.1亿人次	5.8%	1.13亿人次	1.37亿人次	6.6%

资料来源：2012~2015年《中国卫生和计划生育统计年鉴》。

（二）民营医院资产负债率过高

从2015年开始，中国民营医院的总数第一次超过了公立医院的总数。截至2017年4月，全国公立医院共有12602家，民营医院共有16876家，与此同时，民营医院的资产规模和负债也在以极高速度增加，民营医院的负债复合增长率比公立医院高很多，而且在2012~2015年负债复合增长率达到50.9%，远远超过公立医院的负债复合增长率（见表3）。说明民营医院发展欣欣向荣，对融资有着极高的需求。

表3 2012~2015年民营医院、公立医院资产规模、负债情况对比

医院类别	资产规模（2012年）	资产规模（2015年）	复合增长率	负债（2012年）	负债（2015年）	复合增长率
民营医院	2444亿元	4422亿元	21.9%	1204亿元	4133亿元	50.9%
公立医院	14862亿元	22545亿元	14.9%	6379亿元	10209亿元	17.0%

资料来源：2012~2015年《中国卫生和计划生育统计年鉴》。

（三）民营医疗机构并购投资呈井喷式增长

2016年，资本对民营医院及医院管理机构的并购投资出现井喷式增长，交易数量和金额都创下新纪录。其中，并购投资金额较2012年的8亿元左右增加35倍；投资数量也从2012年的7宗增加到2016年的36宗（见图1）。

社长致辞

蓦然回首,皮书的专业化历程已经走过了二十年。20年来从一个出版社的学术产品名称到媒体热词再到智库成果研创及传播平台,皮书以专业化为主线,进行了系列化、市场化、品牌化、数字化、国际化、平台化的运作,实现了跨越式的发展。特别是在党的十八大以后,以习近平总书记为核心的党中央高度重视新型智库建设,皮书也迎来了长足的发展,总品种达到600余种,经过专业评审机制、淘汰机制遴选,目前,每年稳定出版近400个品种。"皮书"已经成为中国新型智库建设的抓手,成为国际国内社会各界快速、便捷地了解真实中国的最佳窗口。

20年孜孜以求,"皮书"始终将自己的研究视野与经济社会发展中的前沿热点问题紧密相连。600个研究领域,3万多位分布于800余个研究机构的专家学者参与了研创写作。皮书数据库中共收录了15万篇专业报告,50余万张数据图表,合计30亿字,每年报告下载量近80万次。皮书为中国学术与社会发展实践的结合提供了一个激荡智力、传播思想的入口,皮书作者们用学术的话语、客观翔实的数据谱写出了中国故事壮丽的篇章。

20年跬步千里,"皮书"始终将自己的发展与时代赋予的使命与责任紧紧相连。每年百余场新闻发布会,10万余次中外媒体报道,中、英、俄、日、韩等12个语种共同出版。皮书所具有的凝聚力正在形成一种无形的力量,吸引着社会各界关注中国的发展,参与中国的发展,它是我们向世界传递中国声音、总结中国经验、争取中国国际话语权最主要的平台。

皮书这一系列成就的取得,得益于中国改革开放的伟大时代,离不开来自中国社会科学院、新闻出版广电总局、全国哲学社会科学规划办公室等主管部门的大力支持和帮助,也离不开皮书研创者和出版者的共同努力。他们与皮书的故事创造了皮书的历史,他们对皮书的拳拳之心将继续谱写皮书的未来!

现在,"皮书"品牌已经进入了快速成长的青壮年时期。全方位进行规范化管理,树立中国的学术出版标准;不断提升皮书的内容质量和影响力,搭建起中国智库产品和智库建设的交流服务平台和国际传播平台;发布各类皮书指数,并使之成为中国指数,让中国智库的声音响彻世界舞台,为人类的发展做出中国的贡献——这是皮书未来发展的图景。作为"皮书"这个概念的提出者,"皮书"从一般图书到系列图书和品牌图书,最终成为智库研究和社会科学应用对策研究的知识服务和成果推广平台这整个过程的操盘者,我相信,这也是每一位皮书人执着追求的目标。

"当代中国正经历着我国历史上最为广泛而深刻的社会变革,也正在进行着人类历史上最为宏大而独特的实践创新。这种前无古人的伟大实践,必将给理论创造、学术繁荣提供强大动力和广阔空间。"

在这个需要思想而且一定能够产生思想的时代,皮书的研创出版一定能创造出新的更大的辉煌!

社会科学文献出版社社长
中国社会学会秘书长

2017年11月

社会科学文献出版社简介

社会科学文献出版社（以下简称"社科文献出版社"）成立于1985年，是直属于中国社会科学院的人文社会科学学术出版机构。成立至今，社科文献出版社始终依托中国社会科学院和国内外人文社会科学界丰厚的学术出版和专家学者资源，坚持"创社科经典，出传世文献"的出版理念、"权威、前沿、原创"的产品定位以及学术成果和智库成果出版的专业化、数字化、国际化、市场化的经营道路。

社科文献出版社是中国新闻出版业转型与文化体制改革的先行者。积极探索文化体制改革的先进方向和现代企业经营决策机制，社科文献出版社先后荣获"全国文化体制改革工作先进单位"、中国出版政府奖·先进出版单位奖，中国社会科学院先进集体、全国科普工作先进集体等荣誉称号。多人次荣获"第十届韬奋出版奖""全国新闻出版行业领军人才""数字出版先进人物""北京市新闻出版广电行业领军人才"等称号。

社科文献出版社是中国人文社会科学学术出版的大社名社，也是以皮书为代表的智库成果出版的专业强社。年出版图书2000余种，其中皮书400余种，出版新书字数5.5亿字，承印与发行中国社科院院属期刊72种，先后创立了皮书系列、列国志、中国史话、社科文献学术译库、社科文献学术文库、甲骨文书系等一大批既有学术影响又有市场价值的品牌，确立了在社会学、近代史、苏东问题研究等专业学科及领域出版的领先地位。图书多次荣获中国出版政府奖、"三个一百"原创图书出版工程、"五个'一'工程奖"、"大众喜爱的50种图书"等奖项，在中央国家机关"强素质·做表率"读书活动中，入选图书品种数位居各大出版社之首。

社科文献出版社是中国学术出版规范与标准的倡议者与制定者，代表全国50多家出版社发起实施学术著作出版规范的倡议，承担学术著作规范国家标准的起草工作，率先编撰完成《皮书手册》对皮书品牌进行规范化管理，并在此基础上推出中国版芝加哥手册——《社科文献出版社学术出版手册》。

社科文献出版社是中国数字出版的引领者，拥有皮书数据库、列国志数据库、"一带一路"数据库、减贫数据库、集刊数据库等4大产品线11个数据库产品，机构用户达1300余家，海外用户百余家，荣获"数字出版转型示范单位""新闻出版标准化先进单位""专业数字内容资源知识服务模式试点企业标准化示范单位"等称号。

社科文献出版社是中国学术出版走出去的践行者。社科文献出版社海外图书出版与学术合作业务遍及全球40余个国家和地区，并于2016年成立俄罗斯分社，累计输出图书500余种，涉及近20个语种，累计获得国家社科基金中华学术外译项目资助76种、"丝路书香工程"项目资助60种、中国图书对外推广计划项目资助71种以及经典中国国际出版工程资助28种，被五部委联合认定为"2015-2016年度国家文化出口重点企业"。

如今，社科文献出版社完全靠自身积累拥有固定资产3.6亿元，年收入3亿元，设置了七大出版分社、六大专业部门，成立了皮书研究院和博士后科研工作站，培养了一支近400人的高素质与高效率的编辑、出版、营销和国际推广队伍，为未来成为学术出版的大社、名社、强社，成为文化体制改革与文化企业转型发展的排头兵奠定了坚实的基础。

 宏观经济类

宏观经济类

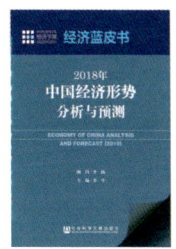

经济蓝皮书
2018年中国经济形势分析与预测

李平 / 主编　2017年12月出版　定价：89.00元

◆ 本书为总理基金项目，由著名经济学家李扬领衔，联合中国社会科学院等数十家科研机构、国家部委和高等院校的专家共同撰写，系统分析了2017年的中国经济形势并预测2018年中国经济运行情况。

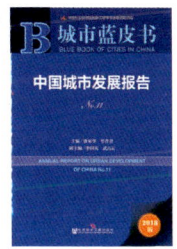

城市蓝皮书
中国城市发展报告 No.11

潘家华　单菁菁 / 主编　2018年9月出版　估价：99.00元

◆ 本书是由中国社会科学院城市发展与环境研究中心编著的，多角度、全方位地立体展示了中国城市的发展状况，并对中国城市的未来发展提出了许多建议。该书有强烈的时代感，对中国城市发展实践有重要的参考价值。

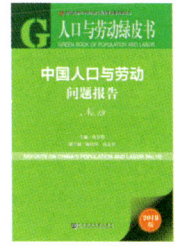

人口与劳动绿皮书
中国人口与劳动问题报告 No.19

张车伟 / 主编　2018年10月出版　估价：99.00元

◆ 本书为中国社会科学院人口与劳动经济研究所主编的年度报告，对当前中国人口与劳动形势做了比较全面和系统的深入讨论，为研究中国人口与劳动问题提供了一个专业性的视角。

宏观经济类 · 区域经济类

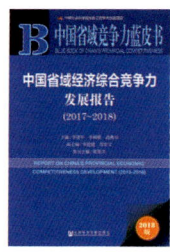

中国省域竞争力蓝皮书
中国省域经济综合竞争力发展报告（2017～2018）

李建平　李闽榕　高燕京 / 主编　2018年5月出版　估价：198.00元

◆ 本书融多学科的理论为一体，深入追踪研究了省域经济发展与中国国家竞争力的内在关系，为提升中国省域经济综合竞争力提供有价值的决策依据。

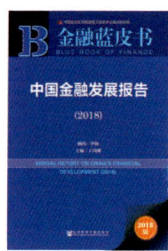

金融蓝皮书
中国金融发展报告（2018）

王国刚 / 主编　2018年2月出版　估价：99.00元

◆ 本书由中国社会科学院金融研究所组织编写，概括和分析了2017年中国金融发展和运行中的各方面情况，研讨和评论了2017年发生的主要金融事件，有利于读者了解掌握2017年中国的金融状况，把握2018年中国金融的走势。

区域经济类

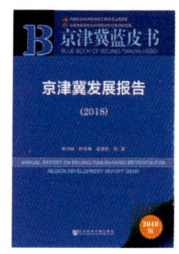

京津冀蓝皮书
京津冀发展报告（2018）

祝合良　叶堂林　张贵祥 / 等著　2018年6月出版　估价：99.00元

◆ 本书遵循问题导向与目标导向相结合、统计数据分析与大数据分析相结合、纵向分析和长期监测与结构分析和综合监测相结合等原则，对京津冀协同发展新形势与新进展进行测度与评价。

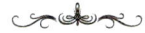 社会政法类

社会政法类

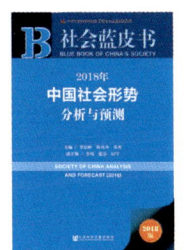

社会蓝皮书
2018年中国社会形势分析与预测

李培林　陈光金　张翼/主编　2017年12月出版　定价：89.00元

◆ 本书由中国社会科学院社会学研究所组织研究机构专家、高校学者和政府研究人员撰写，聚焦当下社会热点，对2017年中国社会发展的各个方面内容进行了权威解读，同时对2018年社会形势发展趋势进行了预测。

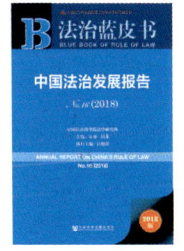

法治蓝皮书
中国法治发展报告No.16（2018）

李林　田禾/主编　2018年3月出版　估价：118.00元

◆ 本年度法治蓝皮书回顾总结了2017年度中国法治发展取得的成就和存在的不足，对中国政府、司法、检务透明度进行了跟踪调研，并对2018年中国法治发展形势进行了预测和展望。

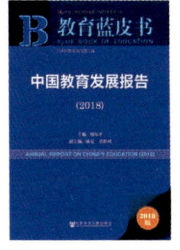

教育蓝皮书
中国教育发展报告（2018）

杨东平/主编　2018年4月出版　估价：99.00元

◆ 本书重点关注了2017年教育领域的热点，资料翔实，分析有据，既有专题研究，又有实践案例，从多角度对2017年教育改革和实践进行了分析和研究。

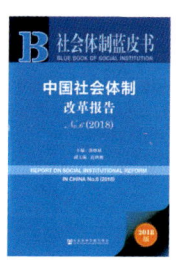

社会体制蓝皮书
中国社会体制改革报告 No.6（2018）

龚维斌 / 主编　2018 年 3 月出版　估价：99.00 元

◆　本书由国家行政学院社会治理研究中心和北京师范大学中国社会管理研究院共同组织编写，主要对 2017 年社会体制改革情况进行回顾和总结，对 2018 年的改革走向进行分析，提出相关政策建议。

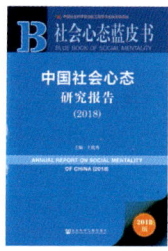

社会心态蓝皮书
中国社会心态研究报告（2018）

王俊秀　杨宜音 / 主编　2018 年 12 月出版　估价：99.00 元

◆　本书是中国社会科学院社会学研究所社会心理研究中心"社会心态蓝皮书课题组"的年度研究成果，运用社会心理学、社会学、经济学、传播学等多种学科的方法进行了调查和研究，对于目前中国社会心态状况有较广泛和深入的揭示。

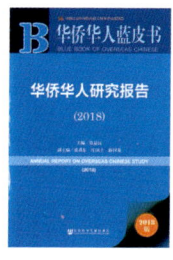

华侨华人蓝皮书
华侨华人研究报告（2018）

贾益民 / 主编　2018 年 1 月出版　估价：139.00 元

◆　本书关注华侨华人生产与生活的方方面面。华侨华人是中国建设 21 世纪海上丝绸之路的重要中介者、推动者和参与者。本书旨在全面调研华侨华人，提供最新涉侨动态、理论研究成果和政策建议。

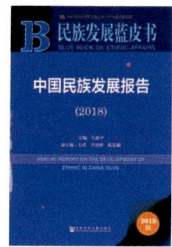

民族发展蓝皮书
中国民族发展报告（2018）

王延中 / 主编　2018 年 10 月出版　估价：188.00 元

◆　本书从民族学人类学视角，研究近年来少数民族和民族地区的发展情况，展示民族地区经济、政治、文化、社会和生态文明"五位一体"建设取得的辉煌成就和面临的困难挑战，为深刻理解中央民族工作会议精神、加快民族地区全面建成小康社会进程提供了实证材料。

产业经济类

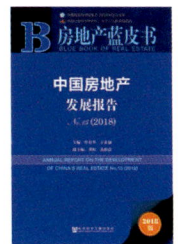

房地产蓝皮书
中国房地产发展报告 No.15（2018）

李春华 王业强/主编 2018年5月出版 估价：99.00元

◆ 2018年《房地产蓝皮书》持续追踪中国房地产市场最新动态，深度剖析市场热点，展望2018年发展趋势，积极谋划应对策略。对2017年房地产市场的发展态势进行全面、综合的分析。

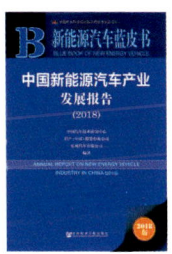

新能源汽车蓝皮书
中国新能源汽车产业发展报告（2018）

中国汽车技术研究中心 日产（中国）投资有限公司
东风汽车有限公司/编著 2018年8月出版 估价：99.00元

◆ 本书对中国2017年新能源汽车产业发展进行了全面系统的分析，并介绍了国外的发展经验。有助于相关机构、行业和社会公众等了解中国新能源汽车产业发展的最新动态，为政府部门出台新能源汽车产业相关政策法规、企业制定相关战略规划，提供必要的借鉴和参考。

行业及其他类

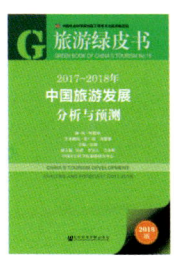

旅游绿皮书
2017~2018年中国旅游发展分析与预测

中国社会科学院旅游研究中心/编 2018年2月出版 估价：99.00元

◆ 本书从政策、产业、市场、社会等多个角度勾画出2017年中国旅游发展全貌，剖析了其中的热点和核心问题，并就未来发展作出预测。

皮书系列 重点推荐
行业及其他类

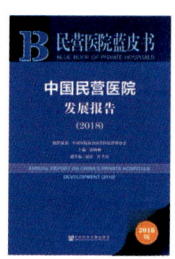

民营医院蓝皮书
中国民营医院发展报告（2018）
薛晓林 / 主编　2018年1月出版　估价：99.00元

◆ 本书在梳理国家对社会办医的各种利好政策的前提下，对我国民营医疗发展现状、我国民营医院竞争力进行了分析，并结合我国医疗体制改革对民营医院的发展趋势、发展策略、战略规划等方面进行了预估。

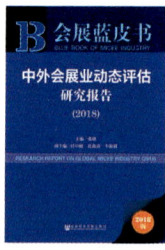

会展蓝皮书
中外会展业动态评估研究报告（2018）
张敏 / 主编　2018年12月出版　估价：99.00元

◆ 本书回顾了2017年的会展业发展动态，结合"供给侧改革"、"互联网+"、"绿色经济"的新形势分析了我国展会的行业现状，并介绍了国外的发展经验，有助于行业和社会了解最新的展会业动态。

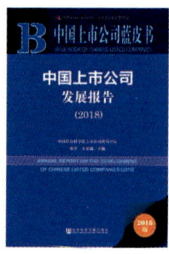

中国上市公司蓝皮书
中国上市公司发展报告（2018）
张平　王宏淼 / 主编　2018年9月出版　估价：99.00元

◆ 本书由中国社会科学院上市公司研究中心组织编写的，着力于全面、真实、客观反映当前中国上市公司财务状况和价值评估的综合性年度报告。本书详尽分析了2017年中国上市公司情况，特别是现实中暴露出的制度性、基础性问题，并对资本市场改革进行了探讨。

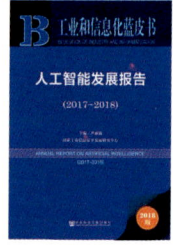

工业和信息化蓝皮书
人工智能发展报告（2017~2018）
尹丽波 / 主编　2018年6月出版　估价：99.00元

◆ 本书国家工业信息安全发展研究中心在对2017年全球人工智能技术和产业进行全面跟踪研究基础上形成的研究报告。该报告内容翔实、视角独特，具有较强的产业发展前瞻性和预测性，可为相关主管部门、行业协会、企业等全面了解人工智能发展形势以及进行科学决策提供参考。

国际问题与全球治理类

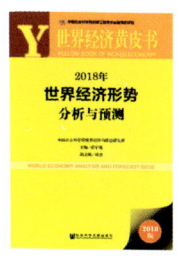

世界经济黄皮书
2018年世界经济形势分析与预测

张宇燕/主编　2018年1月出版　估价：99.00元

◆　本书由中国社会科学院世界经济与政治研究所的研究团队撰写，分总论、国别与地区、专题、热点、世界经济统计与预测等五个部分，对2018年世界经济形势进行了分析。

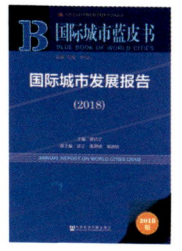

国际城市蓝皮书
国际城市发展报告（2018）

屠启宇/主编　2018年2月出版　估价：99.00元

◆　本书作者以上海社会科学院从事国际城市研究的学者团队为核心，汇集同济大学、华东师范大学、复旦大学、上海交通大学、南京大学、浙江大学相关城市研究专业学者。立足动态跟踪介绍国际城市发展时间中，最新出现的重大战略、重大理念、重大项目、重大报告和最佳案例。

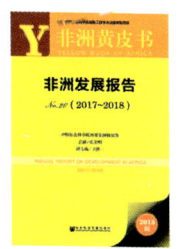

非洲黄皮书
非洲发展报告No.20（2017～2018）

张宏明/主编　2018年7月出版　估价：99.00元

◆　本书是由中国社会科学院西亚非洲研究所组织编撰的非洲形势年度报告，比较全面、系统地分析了2017年非洲政治形势和热点问题，探讨了非洲经济形势和市场走向，剖析了大国对非洲关系的新动向；此外，还介绍了国内非洲研究的新成果。

国别类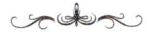

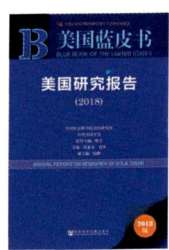

美国蓝皮书
美国研究报告(2018)

郑秉文 黄平/主编　2018年5月出版　估价:99.00元

◆ 本书是由中国社会科学院美国研究所主持完成的研究成果,它回顾了美国2017年的经济、政治形势与外交战略,对美国内政外交发生的重大事件及重要政策进行了较为全面的回顾和梳理。

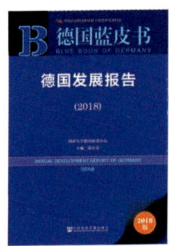

德国蓝皮书
德国发展报告(2018)

郑春荣/主编　2018年6月出版　估价:99.00元

◆ 本报告由同济大学德国研究所组织编撰,由该领域的专家学者对德国的政治、经济、社会文化、外交等方面的形势发展情况,进行全面的阐述与分析。

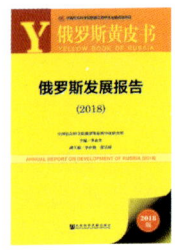

俄罗斯黄皮书
俄罗斯发展报告(2018)

李永全/编著　2018年6月出版　估价:99.00元

◆ 本书系统介绍了2017年俄罗斯经济政治情况,并对2016年该地区发生的焦点、热点问题进行了分析与回顾;在此基础上,对该地区2018年的发展前景进行了预测。

 文化传媒类

文化传媒类

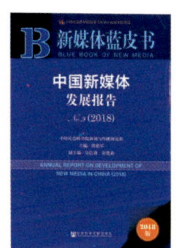

新媒体蓝皮书
中国新媒体发展报告 No.9（2018）
唐绪军 / 主编　2018年6月出版　估价：99.00元

◆ 本书是由中国社会科学院新闻与传播研究所组织编写的关于新媒体发展的最新年度报告，旨在全面分析中国新媒体的发展现状，解读新媒体的发展趋势，探析新媒体的深刻影响。

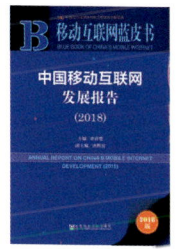

移动互联网蓝皮书
中国移动互联网发展报告（2018）
余清楚 / 主编　2018年6月出版　估价：99.00元

◆ 本书着眼于对2017年度中国移动互联网的发展情况做深入解析，对未来发展趋势进行预测，力求从不同视角、不同层面全面剖析中国移动互联网发展的现状、年度突破及热点趋势等。

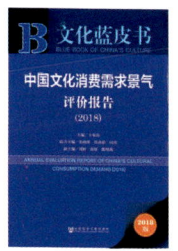

文化蓝皮书
中国文化消费需求景气评价报告（2018）
王亚南 / 主编　2018年2月出版　估价：99.00元

◆ 本书首创全国文化发展量化检测评价体系，也是至今全国唯一的文化民生量化检测评价体系，对于检验全国及各地"以人民为中心"的文化发展具有首创意义。

地方发展类

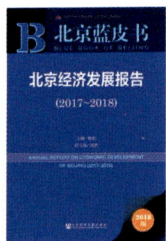

北京蓝皮书
北京经济发展报告（2017～2018）
杨松/主编　2018年6月出版　估价：99.00元

◆ 本书对2017年北京市经济发展的整体形势进行了系统性的分析与回顾，并对2018年经济形势走势进行了预测与研判，聚焦北京市经济社会发展中的全局性、战略性和关键领域的重点问题，运用定量和定性分析相结合的方法，对北京市经济社会发展的现状、问题、成因进行了深入分析，提出了可操作性的对策建议。

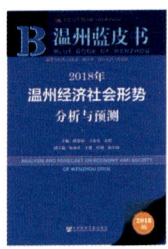

温州蓝皮书
2018年温州经济社会形势分析与预测
蒋儒标　王春光　金浩/主编　2018年4月出版　估价：99.00元

◆ 本书是中共温州市委党校和中国社会科学院社会学研究所合作推出的第十一本温州蓝皮书，由来自党校、政府部门、科研机构、高校的专家、学者共同撰写的2017年温州区域发展形势的最新研究成果。

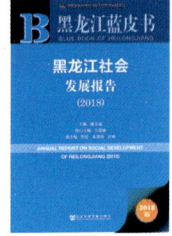

黑龙江蓝皮书
黑龙江社会发展报告（2018）
王爱丽/主编　2018年6月出版　估价：99.00元

◆ 本书以千份随机抽样问卷调查和专题研究为依据，运用社会学理论框架和分析方法，从专家和学者的独特视角，对2017年黑龙江省关系民生的问题进行广泛的调研与分析，并对2017年黑龙江省诸多社会热点和焦点问题进行了有益的探索。这些研究不仅可以为政府部门更加全面深入了解省情、科学制定决策提供智力支持，同时也可以为广大读者认识、了解、关注黑龙江社会发展提供理性思考。

皮书系列 2018全品种

宏观经济类

宏观经济类

城市蓝皮书
中国城市发展报告（No.11）
著(编)者：潘家华 单菁菁
2018年9月出版 / 估价：99.00元
PSN B-2007-091-1/1

城乡一体化蓝皮书
中国城乡一体化发展报告（2018）
著(编)者：付崇兰
2018年9月出版 / 估价：99.00元
PSN B-2011-226-1/2

城镇化蓝皮书
中国新型城镇化健康发展报告（2018）
著(编)者：张占斌
2018年8月出版 / 估价：99.00元
PSN B-2014-396-1/1

创新蓝皮书
创新型国家建设报告（2018~2019）
著(编)者：詹正茂
2018年12月出版 / 估价：99.00元
PSN B-2009-140-1/1

低碳发展蓝皮书
中国低碳发展报告（2018）
著(编)者：张希良 齐晔
2018年6月出版 / 估价：99.00元
PSN B-2011-223-1/1

低碳经济蓝皮书
中国低碳经济发展报告（2018）
著(编)者：薛进军 赵忠秀
2018年11月出版 / 估价：99.00元
PSN B-2011-194-1/1

发展和改革蓝皮书
中国经济发展和体制改革报告No.9
著(编)者：邹东涛 王再文
2018年1月出版 / 估价：99.00元
PSN B-2008-122-1/1

国家创新蓝皮书
中国创新发展报告（2017）
著(编)者：陈劲 2018年3月出版 / 估价：99.00元
PSN B-2014-370-1/1

金融蓝皮书
中国金融发展报告（2018）
著(编)者：王国刚
2018年2月出版 / 估价：99.00元
PSN B-2004-031-1/7

经济蓝皮书
2018年中国经济形势分析与预测
著(编)者：李平 2017年12月出版 / 定价：89.00元
PSN B-1996-001-1/1

经济蓝皮书春季号
2018年中国经济前景分析
著(编)者：李扬 2018年5月出版 / 估价：99.00元
PSN B-1999-008-1/1

经济蓝皮书夏季号
中国经济增长报告（2017~2018）
著(编)者：李扬 2018年9月出版 / 估价：99.00元
PSN B-2010-176-1/1

经济信息绿皮书
中国与世界经济发展报告（2018）
著(编)者：杜平
2017年12月出版 / 估价：99.00元
PSN G-2003-023-1/1

农村绿皮书
中国农村经济形势分析与预测（2017~2018）
著(编)者：魏后凯 黄秉信
2018年4月出版 / 估价：99.00元
PSN G-1998-003-1/1

人口与劳动绿皮书
中国人口与劳动问题报告No.19
著(编)者：张车伟 2018年11月出版 / 估价：99.00元
PSN G-2000-012-1/1

新型城镇化蓝皮书
新型城镇化发展报告（2017）
著(编)者：李伟 宋敏 沈体雁
2018年3月出版 / 估价：99.00元
PSN B-2005-038-1/1

中国省域竞争力蓝皮书
中国省域经济综合竞争力发展报告（2016~2017）
著(编)者：李建平 李闽榕 高燕京
2018年2月出版 / 估价：198.00元
PSN B-2007-088-1/1

中小城市绿皮书
中国中小城市发展报告（2018）
著(编)者：中国城市经济学会中小城市经济发展委员会
中国城镇化促进会中小城市发展委员会
《中国中小城市发展报告》编纂委员会
中小城市发展战略研究院
2018年11月出版 / 估价：128.00元
PSN G-2010-161-1/1

区域经济类

东北蓝皮书
中国东北地区发展报告(2018)
著(编)者: 姜晓秋　2018年11月出版／估价: 99.00元
PSN B-2006-067-1/1

金融蓝皮书
中国金融中心发展报告(2017~2018)
著(编)者: 王力　黄育华　2018年11月出版／估价: 99.00元
PSN B-2011-186-6/7

京津冀蓝皮书
京津冀发展报告(2018)
著(编)者: 祝合良　叶堂林　张贵祥
2018年6月出版／估价: 99.00元
PSN B-2012-262-1/1

西北蓝皮书
中国西北发展报告(2018)
著(编)者: 任宗哲　白宽犁　王建康
2018年4月出版／估价: 99.00元
PSN B-2012-261-1/1

西部蓝皮书
中国西部发展报告(2018)
著(编)者: 瑏勇　任保平　2018年8月出版／估价: 99.00元
PSN B-2005-039-1/1

长江经济带产业蓝皮书
长江经济带产业发展报告(2018)
著(编)者: 吴传清　2018年11月出版／估价: 128.00元
PSN B-2017-666-1/1

长江经济带蓝皮书
长江经济带发展报告(2017~2018)
著(编)者: 王振　2018年11月出版／估价: 99.00元
PSN B-2016-575-1/1

长江中游城市群蓝皮书
长江中游城市群新型城镇化与产业协同发展报告(2018)
著(编)者: 杨刚强　2018年11月出版／估价: 99.00元
PSN B-2016-578-1/1

长三角蓝皮书
2017年创新融合发展的长三角
著(编)者: 刘飞跃　2018年3月出版／估价: 99.00元
PSN B-2005-038-1/1

长株潭城市群蓝皮书
长株潭城市群发展报告(2017)
著(编)者: 张萍　朱有志　2018年1月出版／估价: 99.00元
PSN B-2008-109-1/1

中部竞争力蓝皮书
中国中部经济社会竞争力报告(2018)
著(编)者: 教育部人文社会科学重点研究基地南昌大学中国中部经济社会发展研究中心
2018年12月出版／估价: 99.00元
PSN B-2012-276-1/1

中部蓝皮书
中国中部地区发展报告(2018)
著(编)者: 宋亚平　2018年12月出版／估价: 99.00元
PSN B-2007-089-1/1

区域蓝皮书
中国区域经济发展报告(2017~2018)
著(编)者: 赵弘　2018年5月出版／估价: 99.00元
PSN B-2004-034-1/1

中三角蓝皮书
长江中游城市群发展报告(2018)
著(编)者: 秦尊文　2018年9月出版／估价: 99.00元
PSN B-2014-417-1/1

中原蓝皮书
中原经济区发展报告(2018)
著(编)者: 李英杰　2018年6月出版／估价: 99.00元
PSN B-2011-192-1/1

珠三角流通蓝皮书
珠三角商圈发展研究报告(2018)
著(编)者: 王先庆　林至颖　2018年7月出版／估价: 99.00元
PSN B-2012-292-1/1

社会政法类

北京蓝皮书
中国社区发展报告(2017~2018)
著(编)者: 于燕燕　2018年9月出版／估价: 99.00元
PSN B-2007-083-5/8

殡葬绿皮书
中国殡葬事业发展报告(2017~2018)
著(编)者: 李伯森　2018年4月出版／估价: 158.00元
PSN G-2010-180-1/1

城市管理蓝皮书
中国城市管理报告(2017-2018)
著(编)者: 刘林　刘承水　2018年5月出版／估价: 158.00元
PSN B-2013-336-1/1

城市生活质量蓝皮书
中国城市生活质量报告(2017)
著(编)者: 张连城　张平　杨春学　郎丽华
2018年2月出版／估价: 99.00元
PSN B-2013-326-1/1

社会政法类 皮书系列 2018全品种

城市政府能力蓝皮书
中国城市政府公共服务能力评估报告（2018）
著(编)者：何艳玲　2018年4月出版 / 估价：99.00元
PSN B-2013-338-1/1

创业蓝皮书
中国创业发展研究报告（2017~2018）
著(编)者：黄群慧　赵卫星　钟宏武
2018年11月出版 / 估价：99.00元
PSN B-2016-577-1/1

慈善蓝皮书
中国慈善发展报告（2018）
著(编)者：杨团　2018年6月出版 / 估价：99.00元
PSN B-2009-142-1/1

党建蓝皮书
党的建设研究报告No.2（2018）
著(编)者：崔建民　陈东平　2018年1月出版 / 估价：99.00元
PSN B-2016-523-1/1

地方法治蓝皮书
中国地方法治发展报告No.3（2018）
著(编)者：李林　田禾　2018年3月出版 / 估价：118.00元
PSN B-2015-442-1/1

电子政务蓝皮书
中国电子政务发展报告（2018）
著(编)者：李季　2018年8月出版 / 估价：99.00元
PSN B-2003-022-1/1

法治蓝皮书
中国法治发展报告No.16（2018）
著(编)者：吕艳滨　2018年3月出版 / 估价：118.00元
PSN B-2004-027-1/3

法治蓝皮书
中国法院信息化发展报告 No.2（2018）
著(编)者：李林　田禾　2018年2月出版 / 估价：108.00元
PSN B-2017-604-3/3

法治政府蓝皮书
中国法治政府发展报告（2018）
著(编)者：中国政法大学法治政府研究院
2018年4月出版 / 估价：99.00元
PSN B-2015-502-1/2

法治政府蓝皮书
中国法治政府评估报告（2018）
著(编)者：中国政法大学法治政府研究院
2018年9月出版 / 估价：168.00元
PSN B-2016-576-2/2

反腐倡廉蓝皮书
中国反腐倡廉建设报告No.8
著(编)者：张英伟　2018年12月出版 / 估价：99.00元
PSN B-2012-259-1/1

扶贫蓝皮书
中国扶贫开发报告（2018）
著(编)者：李培林　魏后凯　2018年12月出版 / 估价：128.00元
PSN B-2016-599-1/1

妇女发展蓝皮书
中国妇女发展报告No.6
著(编)者：王金玲　2018年9月出版 / 估价：158.00元
PSN B-2006-069-1/1

妇女教育蓝皮书
中国妇女教育发展报告No.3
著(编)者：张李玺　2018年10月出版 / 估价：99.00元
PSN B-2008-121-1/1

妇女绿皮书
2018年：中国性别平等与妇女发展报告
著(编)者：谭琳　2018年12月出版 / 估价：99.00元
PSN G-2006-073-1/1

公共安全蓝皮书
中国城市公共安全发展报告（2017~2018）
著(编)者：黄育华　杨文明　赵建辉
2018年6月出版 / 估价：99.00元
PSN B-2017-628-1/1

公共服务蓝皮书
中国城市基本公共服务力评价（2018）
著(编)者：钟君　刘志昌　吴正杲
2018年12月出版 / 估价：99.00元
PSN B-2011-214-1/1

公民科学素质蓝皮书
中国公民科学素质报告（2017~2018）
著(编)者：李群　陈雄　马宗文
2018年1月出版 / 估价：99.00元
PSN B-2014-379-1/1

公益蓝皮书
中国公益慈善发展报告（2016）
著(编)者：朱健刚　胡小军　2018年2月出版 / 估价：99.00元
PSN B-2012-283-1/1

国际人才蓝皮书
中国国际移民报告（2018）
著(编)者：王辉耀　2018年2月出版 / 估价：99.00元
PSN B-2012-304-3/4

国际人才蓝皮书
中国留学发展报告（2018）No.7
著(编)者：王辉耀　苗绿　2018年12月出版 / 估价：99.00元
PSN B-2012-244-2/4

海洋社会蓝皮书
中国海洋社会发展报告（2017）
著(编)者：崔凤　宋宁而　2018年3月出版 / 估价：99.00元
PSN B-2015-478-1/1

行政改革蓝皮书
中国行政体制改革报告No.7（2018）
著(编)者：魏礼群　2018年6月出版 / 估价：99.00元
PSN B-2011-231-1/1

华侨华人蓝皮书
华侨华人研究报告（2017）
著(编)者：贾益民　2018年1月出版 / 估价：139.00元
PSN B-2011-204-1/1

皮书系列 2018全品种

社会政法类

环境竞争力绿皮书
中国省域环境竞争力发展报告（2018）
著(编)者：李建平 李闽榕 王金南
2018年11月出版 / 估价：198.00元
PSN G-2010-165-1/1

环境绿皮书
中国环境发展报告（2017~2018）
著(编)者：李波　2018年4月出版 / 估价：99.00元
PSN G-2006-048-1/1

家庭蓝皮书
中国"创建幸福家庭活动"评估报告（2018）
著(编)者：国务院发展研究中心"创建幸福家庭活动评估"课题组
2018年12月出版 / 估价：99.00元
PSN B-2015-508-1/1

健康城市蓝皮书
中国健康城市建设研究报告（2018）
著(编)者：王鸿春 盛继洪　2018年12月出版 / 估价：99.00元
PSN B-2016-564-2/2

健康中国蓝皮书
社区首诊与健康中国分析报告（2018）
著(编)者：高和荣 杨叔禹 姜杰
2018年4月出版 / 估价：99.00元
PSN B-2017-611-1/1

教师蓝皮书
中国中小学教师发展报告（2017）
著(编)者：曾晓东 鱼霞　2018年6月出版 / 估价：99.00元
PSN B-2012-289-1/1

教育扶贫蓝皮书
中国教育扶贫报告（2018）
著(编)者：司树杰 王文静 李兴洲
2018年12月出版 / 估价：99.00元
PSN B-2016-590-1/1

教育蓝皮书
中国教育发展报告（2018）
著(编)者：杨东平　2018年4月出版 / 估价：99.00元
PSN B-2006-047-1/1

金融法治建设蓝皮书
中国金融法治建设年度报告（2015~2016）
著(编)者：朱小黄　2018年6月出版 / 估价：99.00元
PSN B-2017-633-1/1

京津冀教育蓝皮书
京津冀教育发展研究报告（2017~2018）
著(编)者：方中雄　2018年4月出版 / 估价：99.00元
PSN B-2017-608-1/1

就业蓝皮书
2018年中国本科生就业报告
著(编)者：麦可思研究院　2018年6月出版 / 估价：99.00元
PSN B-2009-146-1/2

就业蓝皮书
2018年中国高职高专生就业报告
著(编)者：麦可思研究院　2018年6月出版 / 估价：99.00元
PSN B-2015-472-2/2

科学教育蓝皮书
中国科学教育发展报告（2018）
著(编)者：王康友　2018年10月出版 / 估价：99.00元
PSN B-2015-487-1/1

劳动保障蓝皮书
中国劳动保障发展报告（2018）
著(编)者：刘燕斌　2018年9月出版 / 估价：158.00元
PSN B-2014-415-1/1

老龄蓝皮书
中国老年宜居环境发展报告（2017）
著(编)者：党俊武 周燕珉　2018年1月出版 / 估价：99.00元
PSN B-2013-320-1/1

连片特困区蓝皮书
中国连片特困区发展报告（2017~2018）
著(编)者：游俊 冷志明 丁建军
2018年4月出版 / 估价：99.00元
PSN B-2013-321-1/1

流动儿童蓝皮书
中国流动儿童教育发展报告（2017）
著(编)者：杨东平　2018年1月出版 / 估价：99.00元
PSN B-2017-600-1/1

民调蓝皮书
中国民生调查报告（2018）
著(编)者：谢耘耕　2018年12月出版 / 估价：99.00元
PSN B-2014-398-1/1

民族发展蓝皮书
中国民族发展报告（2018）
著(编)者：王延中　2018年10月出版 / 估价：188.00元
PSN B-2006-070-1/1

女性生活蓝皮书
中国女性生活状况报告No.12（2018）
著(编)者：韩湘景　2018年7月出版 / 估价：99.00元
PSN B-2006-071-1/1

汽车社会蓝皮书
中国汽车社会发展报告（2017~2018）
著(编)者：王俊秀　2018年1月出版 / 估价：99.00元
PSN B-2011-224-1/1

青年蓝皮书
中国青年发展报告（2018）No.3
著(编)者：廉思　2018年4月出版 / 估价：99.00元
PSN B-2013-333-1/1

青少年蓝皮书
中国未成年人互联网运用报告（2017~2018）
著(编)者：李为民 李文革 沈杰
2018年11月出版 / 估价：99.00元
PSN B-2010-156-1/1

社会政法类 — 皮书系列 2018全品种

人权蓝皮书
中国人权事业发展报告No.8（2018）
著（编）者：李君如　2018年9月出版／估价：99.00元
PSN B-2011-215-1/1

社会保障绿皮书
中国社会保障发展报告No.9（2018）
著（编）者：王延中　2018年1月出版／估价：99.00元
PSN G-2001-014-1/1

社会风险评估蓝皮书
风险评估与危机预警报告（2017~2018）
著（编）者：唐钧　2018年8月出版／估价：99.00元
PSN B-2012-293-1/1

社会工作蓝皮书
中国社会工作发展报告（2016~2017）
著（编）者：民政部社会工作研究中心
2018年8月出版／估价：99.00元
PSN B-2009-141-1/1

社会管理蓝皮书
中国社会管理创新报告No.6
著（编）者：连玉明　2018年11月出版／估价：99.00元
PSN B-2012-300-1/1

社会蓝皮书
2018年中国社会形势分析与预测
著（编）者：李培林　陈光金　张翼
2017年12月出版／定价：89.00元
PSN B-1998-002-1/1

社会体制蓝皮书
中国社会体制改革报告No.6（2018）
著（编）者：龚维斌　2018年3月出版／估价：99.00元
PSN B-2013-330 1/1

社会心态蓝皮书
中国社会心态研究报告（2018）
著（编）者：王俊秀　2018年12月出版／估价：99.00元
PSN B-2011-199-1/1

社会组织蓝皮书
中国社会组织报告（2017-2018）
著（编）者：黄晓勇　2018年1月出版／估价：99.00元
PSN B-2008-118-1/2

社会组织蓝皮书
中国社会组织评估发展报告（2018）
著（编）者：徐家良　2018年12月出版／估价：99.00元
PSN B-2013-366-2/2

生态城市绿皮书
中国生态城市建设发展报告（2018）
著（编）者：刘举科　孙伟平　胡文臻
2018年9月出版／估价：158.00元
PSN G-2012-269-1/1

生态文明绿皮书
中国省域生态文明建设评价报告（ECI 2018）
著（编）者：严耕　2018年12月出版／估价：99.00元
PSN G-2010-170-1/1

退休生活蓝皮书
中国城市居民退休生活质量指数报告（2017）
著（编）者：杨一帆　2018年5月出版／估价：99.00元
PSN B-2017-618-1/1

危机管理蓝皮书
中国危机管理报告（2018）
著（编）者：文学国　范正青
2018年8月出版／估价：99.00元
PSN B-2010-171-1/1

学会蓝皮书
2018年中国学会发展报告
著（编）者：麦可思研究院
2018年12月出版／估价：99.00元
PSN B-2016-597-1/1

医改蓝皮书
中国医药卫生体制改革报告（2017~2018）
著（编）者：文学国　房志武
2018年11月出版／估价：99.00元
PSN B-2014-432-1/1

应急管理蓝皮书
中国应急管理报告（2018）
著（编）者：宋英华　2018年9月出版／估价：99.00元
PSN B-2016-562-1/1

政府绩效评估蓝皮书
中国地方政府绩效评估报告 No.2
著（编）者：贠杰　2018年12月出版／估价：99.00元
PSN B-2017-672-1/1

政治参与蓝皮书
中国政治参与报告（2018）
著（编）者：房宁　2018年8月出版／估价：128.00元
PSN B-2011-200-1/1

政治文化蓝皮书
中国政治文化报告（2018）
著（编）者：邢乙敏　魏大鹏　龚克
2018年8月出版／估价：128.00元
PSN B-2017-615-1/1

中国传统村落蓝皮书
中国传统村落保护现状报告（2018）
著（编）者：胡彬彬　李向军　王晓波
2018年12月出版／估价：99.00元
PSN B-2017-663-1/1

中国农村妇女发展蓝皮书
农村流动女性城市生活发展报告（2018）
著（编）者：谢丽华　2018年12月出版／估价：99.00元
PSN B-2014-434-1/1

宗教蓝皮书
中国宗教报告（2017）
著（编）者：邱永辉　2018年8月出版／估价：99.00元
PSN B-2008-117-1/1

产业经济类

保健蓝皮书
中国保健服务产业发展报告 No.2
著(编)者：中国保健协会　中共中央党校
2018年7月出版 / 估价：198.00元
PSN B-2012-272-3/3

保健蓝皮书
中国保健食品产业发展报告 No.2
著(编)者：中国保健协会
　　　　　中国社会科学院食品药品产业发展与监管研究中心
2018年8月出版 / 估价：198.00元
PSN B-2012-271-2/3

保健蓝皮书
中国保健用品产业发展报告 No.2
著(编)者：中国保健协会
　　　　　国务院国有资产监督管理委员会研究中心
2018年3月出版 / 估价：198.00元
PSN B-2012-270-1/3

保险蓝皮书
中国保险业竞争力报告（2018）
著(编)者：保监会　2018年12月出版 / 估价：99.00元
PSN B-2013-311-1/1

冰雪蓝皮书
中国冰上运动产业发展报告（2018）
著(编)者：孙承华　杨占武　刘戈　张鸿俊
2018年9月出版 / 估价：99.00元
PSN B-2017-648-3/3

冰雪蓝皮书
中国滑雪产业发展报告（2018）
著(编)者：孙承华　伍斌　魏庆华　张鸿俊
2018年9月出版 / 估价：99.00元
PSN B-2016-559-1/3

餐饮产业蓝皮书
中国餐饮产业发展报告（2018）
著(编)者：邢颖
2018年6月出版 / 估价：99.00元
PSN B-2009-151-1/1

茶业蓝皮书
中国茶产业发展报告（2018）
著(编)者：杨江帆　李闽榕
2018年10月出版 / 估价：99.00元
PSN B-2010-164-1/1

产业安全蓝皮书
中国文化产业安全报告（2018）
著(编)者：北京印刷学院文化产业安全研究院
2018年12月出版 / 估价：99.00元
PSN B-2014-378-12/14

产业安全蓝皮书
中国新媒体产业安全报告（2016~2017）
著(编)者：肖丽　2018年6月出版 / 估价：99.00元
PSN B-2015-500-14/14

产业安全蓝皮书
中国出版传媒产业安全报告（2017~2018）
著(编)者：北京印刷学院文化产业安全研究院
2018年3月出版 / 估价：99.00元
PSN B-2014-384-13/14

产业蓝皮书
中国产业竞争力报告（2018）No.8
著(编)者：张其仔　2018年12月出版 / 估价：168.00元
PSN B-2010-175-1/1

动力电池蓝皮书
中国新能源汽车动力电池产业发展报告（2018）
著(编)者：中国汽车技术研究中心
2018年8月出版 / 估价：99.00元
PSN B-2017-639-1/1

杜仲产业绿皮书
中国杜仲橡胶资源与产业发展报告（2017~2018）
著(编)者：杜红岩　胡文臻　俞锐
2018年1月出版 / 估价：99.00元
PSN G-2013-350-1/1

房地产蓝皮书
中国房地产发展报告No.15（2018）
著(编)者：李春华　王业强
2018年5月出版 / 估价：99.00元
PSN B-2004-028-1/1

服务外包蓝皮书
中国服务外包产业发展报告（2017~2018）
著(编)者：王晓红　刘德军
2018年6月出版 / 估价：99.00元
PSN B-2013-331-2/2

服务外包蓝皮书
中国服务外包竞争力报告（2017~2018）
著(编)者：刘春生　王力　黄育华
2018年12月出版 / 估价：99.00元
PSN B-2011-216-1/2

工业和信息化蓝皮书
世界信息技术产业发展报告（2017~2018）
著(编)者：尹丽波　2018年6月出版 / 估价：99.00元
PSN B-2015-449-2/6

工业和信息化蓝皮书
战略性新兴产业发展报告（2017~2018）
著(编)者：尹丽波　2018年6月出版 / 估价：99.00元
PSN B-2015-450-3/6

产业经济类 | **皮书系列 2018全品种**

客车蓝皮书
中国客车产业发展报告（2017~2018）
著(编)者：姚蔚　2018年10月出版／估价：99.00元
PSN B-2013-361-1/1

流通蓝皮书
中国商业发展报告（2018~2019）
著(编)者：王雪峰　林诗慧
2018年7月出版／估价：99.00元
PSN B-2009-152-1/2

能源蓝皮书
中国能源发展报告（2018）
著(编)者：崔民选　王军生　陈义和
2018年12月出版／估价：99.00元
PSN B-2006-049-1/1

农产品流通蓝皮书
中国农产品流通产业发展报告（2017）
著(编)者：贾敬敦　张东科　张玉玺　张鹏毅　周伟
2018年1月出版／估价：99.00元
PSN B-2012-288-1/1

汽车工业蓝皮书
中国汽车工业发展年度报告（2018）
著(编)者：中国汽车工业协会
　　　　　中国汽车技术研究中心
　　　　　丰田汽车公司
2018年5月出版／估价：168.00元
PSN B-2015-463-1/2

汽车工业蓝皮书
中国汽车零部件产业发展报告（2017~2018）
著(编)者：中国汽车工业协会
　　　　　中国汽车工程研究院深圳市沃特玛电池有限公司
2018年9月出版／估价：99.00元
PSN B-2016-515-2/2

汽车蓝皮书
中国汽车产业发展报告（2018）
著(编)者：中国汽车工程学会
　　　　　大众汽车集团（中国）
2018年11月出版／估价：99.00元
PSN B-2008-124-1/1

世界茶业蓝皮书
世界茶业发展报告（2018）
著(编)者：李闽榕　冯廷佺
2018年5月出版／估价：168.00元
PSN B-2017-619-1/1

世界能源蓝皮书
世界能源发展报告（2018）
著(编)者：黄晓勇　2018年6月出版／估价：168.00元
PSN B-2013-349-1/1

体育蓝皮书
国家体育产业基地发展报告（2016~2017）
著(编)者：李颖川　2018年4月出版／估价：168.00元
PSN B-2017-609-5/5

体育蓝皮书
中国体育产业发展报告（2018）
著(编)者：阮伟　钟秉枢
2018年12月出版／估价：99.00元
PSN B-2010-179-1/5

文化金融蓝皮书
中国文化金融发展报告（2018）
著(编)者：杨涛　金巍
2018年5月出版／估价：99.00元
PSN B-2017-610-1/1

新能源汽车蓝皮书
中国新能源汽车产业发展报告（2018）
著(编)者：中国汽车技术研究中心
　　　　　日产（中国）投资有限公司
　　　　　东风汽车有限公司
2018年8月出版／估价：99.00元
PSN B-2013-347-1/1

薏仁米产业蓝皮书
中国薏仁米产业发展报告No.2（2018）
著(编)者：李发耀　石明　秦礼康
2018年8月出版／估价：99.00元
PSN B-2017-645-1/1

邮轮绿皮书
中国邮轮产业发展报告（2018）
著(编)者：汪泓　2018年10月出版／估价：99.00元
PSN G-2014-419-1/1

智能养老蓝皮书
中国智能养老产业发展报告（2018）
著(编)者：朱勇　2018年10月出版／估价：99.00元
PSN B-2015-488-1/1

中国节能汽车蓝皮书
中国节能汽车发展报告（2017~2018）
著(编)者：中国汽车工程研究院股份有限公司
2018年9月出版／估价：99.00元
PSN B-2016-565-1/1

中国陶瓷产业蓝皮书
中国陶瓷产业发展报告（2018）
著(编)者：左和平　黄速建
2018年10月出版／估价：99.00元
PSN B-2016-573-1/1

装备制造业蓝皮书
中国装备制造业发展报告（2018）
著(编)者：徐东华　2018年12月出版／估价：118.00元
PSN B-2015-505-1/1

行业及其他类

"三农"互联网金融蓝皮书
中国"三农"互联网金融发展报告(2018)
著(编)者:李勇坚 王弢
2018年8月出版 / 估价:99.00元
PSN B-2016-560-1/1

SUV蓝皮书
中国SUV市场发展报告(2017~2018)
著(编)者:靳军 2018年9月出版 / 估价:99.00元
PSN B-2016-571-1/1

冰雪蓝皮书
中国冬季奥运会发展报告(2018)
著(编)者:孙承华 伍斌 魏庆华 张鸿俊
2018年9月出版 / 估价:99.00元
PSN B-2017-647-2/3

彩票蓝皮书
中国彩票发展报告(2018)
著(编)者:益彩基金 2018年4月出版 / 估价:99.00元
PSN B-2015-462-1/1

测绘地理信息蓝皮书
测绘地理信息供给侧结构性改革研究报告(2018)
著(编)者:库热西·买合苏提
2018年12月出版 / 估价:168.00元
PSN B-2009-145-1/1

产权市场蓝皮书
中国产权市场发展报告(2017)
著(编)者:曹和平 2018年5月出版 / 估价:99.00元
PSN B-2009-147-1/1

城投蓝皮书
中国城投行业发展报告(2018)
著(编)者:华景斌
2018年11月出版 / 估价:300.00元
PSN B-2016-514-1/1

大数据蓝皮书
中国大数据发展报告(No.2)
著(编)者:连玉明 2018年5月出版 / 估价:99.00元
PSN B-2017-620-1/1

大数据应用蓝皮书
中国大数据应用发展报告No.2(2018)
著(编)者:陈军君 2018年8月出版 / 估价:99.00元
PSN B-2017-644-1/1

对外投资与风险蓝皮书
中国对外直接投资与国家风险报告(2018)
著(编)者:中债资信评估有限责任公司
　　　　　中国社会科学院世界经济与政治研究所
2018年4月出版 / 估价:189.00元
PSN B-2017-606-1/1

工业和信息化蓝皮书
人工智能发展报告(2017~2018)
著(编)者:尹丽波 2018年6月出版 / 估价:99.00元
PSN B-2015-448-1/6

工业和信息化蓝皮书
世界智慧城市发展报告(2017~2018)
著(编)者:尹丽波 2018年6月出版 / 估价:99.00元
PSN B-2017-624-6/6

工业和信息化蓝皮书
世界网络安全发展报告(2017~2018)
著(编)者:尹丽波 2018年6月出版 / 估价:99.00元
PSN B-2015-452-5/6

工业和信息化蓝皮书
世界信息化发展报告(2017~2018)
著(编)者:尹丽波 2018年6月出版 / 估价:99.00元
PSN B-2015-451-4/6

工业设计蓝皮书
中国工业设计发展报告(2018)
著(编)者:王晓红 于炜 张立群 2018年9月出版 / 估价:168.00元
PSN B-2014-420-1/1

公共关系蓝皮书
中国公共关系发展报告(2018)
著(编)者:柳斌杰 2018年11月出版 / 估价:99.00元
PSN B-2016-579-1/1

管理蓝皮书
中国管理发展报告(2018)
著(编)者:张晓东 2018年10月出版 / 估价:99.00元
PSN B-2014-416-1/1

海关发展蓝皮书
中国海关发展前沿报告(2018)
著(编)者:干春晖 2018年6月出版 / 估价:99.00元
PSN B-2017-616-1/1

互联网医疗蓝皮书
中国互联网健康医疗发展报告(2018)
著(编)者:芮晓武 2018年6月出版 / 估价:99.00元
PSN B-2016-567-1/1

黄金市场蓝皮书
中国商业银行黄金业务发展报告(2017~2018)
著(编)者:平安银行 2018年3月出版 / 估价:99.00元
PSN B-2016-524-1/1

会展蓝皮书
中外会展业动态评估研究报告(2018)
著(编)者:张敏 任中峰 聂鑫焱 牛盼强
2018年12月出版 / 估价:99.00元
PSN B-2013-327-1/1

基金会蓝皮书
中国基金会发展报告(2017~2018)
著(编)者:中国基金会发展报告课题组
2018年4月出版 / 估价:99.00元
PSN B-2013-368-1/1

基金会绿皮书
中国基金会发展独立研究报告(2018)
著(编)者:基金会中心网　中央民族大学基金会研究中心
2018年6月出版 / 估价:99.00元
PSN G-2011-213-1/1

行业及其他类 / 皮书系列 2018全品种

基金会透明度蓝皮书
中国基金会透明度发展研究报告（2018）
著(编)者：基金会中心网
　　　　　清华大学廉政与治理研究中心
2018年9月出版 / 估价：99.00元
PSN B-2013-339-1/1

建筑装饰蓝皮书
中国建筑装饰行业发展报告（2018）
著(编)者：葛道顺 刘晓一
2018年10月出版 / 估价：198.00元
PSN B-2016-553-1/1

金融监管蓝皮书
中国金融监管报告（2018）
著(编)者：胡滨　2018年5月出版 / 估价：99.00元
PSN B-2012-281-1/1

金融蓝皮书
中国互联网金融行业分析与评估（2018~2019）
著(编)者：黄国平 伍旭川　2018年12月出版 / 估价：99.00元
PSN B-2016-585-7/7

金融科技蓝皮书
中国金融科技发展报告（2018）
著(编)者：李扬 孙国峰　2018年10月出版 / 估价：99.00元
PSN B-2014-374-1/1

金融信息服务蓝皮书
中国金融信息服务发展报告（2018）
著(编)者：李平　2018年5月出版 / 估价：99.00元
PSN B-2017-621-1/1

京津冀金融蓝皮书
京津冀金融发展报告（2018）
著(编)者：王爱俭 王璟怡　2018年10月出版 / 估价：99.00元
PSN B-2016-527-1/1

科普蓝皮书
国家科普能力发展报告（2018）
著(编)者：王康友　2018年5月出版 / 估价：138.00元
PSN B-2017-632-4/4

科普蓝皮书
中国基层科普发展报告（2017~2018）
著(编)者：赵立新 陈玲　2018年9月出版 / 估价：99.00元
PSN B-2016-568-3/4

科普蓝皮书
中国科普基础设施发展报告（2017~2018）
著(编)者：任福君　2018年6月出版 / 估价：99.00元
PSN B-2010-174-1/3

科普蓝皮书
中国科普人才发展报告（2017~2018）
著(编)者：郑念 任嵘嵘　2018年7月出版 / 估价：99.00元
PSN B-2016-512-2/4

科普能力蓝皮书
中国科普能力评价报告（2018~2019）
著(编)者：李富强 李群　2018年8月出版 / 估价：99.00元
PSN B-2016-555-1/1

临空经济蓝皮书
中国临空经济发展报告（2018）
著(编)者：连玉明　2018年9月出版 / 估价：99.00元
PSN B-2014-421-1/1

旅游安全蓝皮书
中国旅游安全报告（2018）
著(编)者：郑向敏 谢朝武　2018年5月出版 / 估价：158.00元
PSN B-2012-280-1/1

旅游绿皮书
2017~2018年中国旅游发展分析与预测
著(编)者：宋瑞　2018年2月出版 / 估价：99.00元
PSN G-2002-018-1/1

煤炭蓝皮书
中国煤炭工业发展报告（2018）
著(编)者：岳福斌　2018年12月出版 / 估价：99.00元
PSN B-2008-123-1/1

民营企业社会责任蓝皮书
中国民营企业社会责任报告（2018）
著(编)者：中华全国工商业联合会
2018年12月出版 / 估价：99.00元
PSN B-2015-510-1/1

民营医院蓝皮书
中国民营医院发展报告（2017）
著(编)者：薛晓林　2018年1月出版 / 估价：99.00元
PSN B-2012-299-1/1

闽商蓝皮书
闽商发展报告（2018）
著(编)者：李闽榕 王日根 林琛
2018年12月出版 / 估价：99.00元
PSN B-2012-298-1/1

农业应对气候变化蓝皮书
中国农业气象灾害及其灾损评估报告（No.3）
著(编)者：矫梅燕　2018年1月出版 / 估价：118.00元
PSN B-2014-413-1/1

品牌蓝皮书
中国品牌战略发展报告（2018）
著(编)者：汪同三　2018年10月出版 / 估价：99.00元
PSN B-2016-580-1/1

企业扶贫蓝皮书
中国企业扶贫研究报告（2018）
著(编)者：钟宏武　2018年12月出版 / 估价：99.00元
PSN B-2016-593-1/1

企业公益蓝皮书
中国企业公益研究报告（2018）
著(编)者：钟宏武 汪杰 黄晓娟
2018年12月出版 / 估价：99.00元
PSN B-2015-501-1/1

企业国际化蓝皮书
中国企业全球化报告（2018）
著(编)者：王辉耀 苗绿　2018年11月出版 / 估价：99.00元
PSN B-2014-427-1/1

企业蓝皮书
中国企业绿色发展报告No.2（2018）
著（编）者：李红玉 朱光辉
2018年8月出版 / 估价：99.00元
PSN B-2015-481-2/2

企业社会责任蓝皮书
中资企业海外社会责任研究报告（2017~2018）
著（编）者：钟宏武 叶柳红 张蒽
2018年1月出版 / 估价：99.00元
PSN B-2017-603-2/2

企业社会责任蓝皮书
中国企业社会责任研究报告（2018）
著（编）者：黄群慧 钟宏武 张蒽 汪杰
2018年11月出版 / 估价：99.00元
PSN B-2009-149-1/2

汽车安全蓝皮书
中国汽车安全发展报告（2018）
著（编）者：中国汽车技术研究中心
2018年8月出版 / 估价：99.00元
PSN B-2014-385-1/1

汽车电子商务蓝皮书
中国汽车电子商务发展报告（2018）
著（编）者：中华全国工商业联合会汽车经销商商会
北方工业大学
北京易观智库网络科技有限公司
2018年10月出版 / 估价：158.00元
PSN B-2015-485-1/1

汽车知识产权蓝皮书
中国汽车产业知识产权发展报告（2018）
著（编）者：中国汽车工程研究院股份有限公司
中国汽车工程学会
重庆长安汽车股份有限公司
2018年12月出版 / 估价：99.00元
PSN B-2016-594-1/1

青少年体育蓝皮书
中国青少年体育发展报告（2017）
著（编）者：刘扶民 杨桦
2018年1月出版 / 估价：99.00元
PSN B-2015-482-1/1

区块链蓝皮书
中国区块链发展报告（2018）
著（编）者：李伟
2018年9月出版 / 估价：99.00元
PSN B-2017-649-1/1

群众体育蓝皮书
中国群众体育发展报告（2017）
著（编）者：刘国永 戴健
2018年5月出版 / 估价：99.00元
PSN B-2014-411-1/3

群众体育蓝皮书
中国社会体育指导员发展报告（2018）
著（编）者：刘国永 王欢
2018年4月出版 / 估价：99.00元
PSN B-2016-520-3/3

人力资源蓝皮书
中国人力资源发展报告（2018）
著（编）者：余兴安
2018年11月出版 / 估价：99.00元
PSN B-2012-287-1/1

融资租赁蓝皮书
中国融资租赁业发展报告（2017~2018）
著（编）者：李光荣 王力
2018年8月出版 / 估价：99.00元
PSN B-2015-443-1/1

商会蓝皮书
中国商会发展报告No.5（2017）
著（编）者：王钦敏
2018年7月出版 / 估价：99.00元
PSN B-2008-125-1/1

商务中心区蓝皮书
中国商务中心区发展报告No.4（2017~2018）
著（编）者：李国红 单菁菁
2018年9月出版 / 估价：99.00元
PSN B-2015-444-1/1

设计产业蓝皮书
中国创新设计发展报告（2018）
著（编）者：王晓红 张立群 于炜
2018年11月出版 / 估价：99.00元
PSN B-2016-581-2/2

社会责任管理蓝皮书
中国上市公司社会责任能力成熟度报告No.4（2018）
著（编）者：肖红军 王晓光 李伟阳
2018年12月出版 / 估价：99.00元
PSN B-2015-507-2/2

社会责任管理蓝皮书
中国企业公众透明度报告No.4（2017~2018）
著（编）者：黄速建 熊梦 王晓光 肖红军
2018年4月出版 / 估价：99.00元
PSN B-2015-440-1/1

食品药品蓝皮书
食品药品安全与监管政策研究报告（2016~2017）
著（编）者：唐民皓
2018年6月出版 / 估价：99.00元
PSN B-2009-129-1/1

输血服务蓝皮书
中国输血行业发展报告（2018）
著（编）者：孙俊
2018年12月出版 / 估价：99.00元
PSN B-2016-582-1/1

水利风景区蓝皮书
中国水利风景区发展报告（2018）
著（编）者：董建文 兰思仁
2018年10月出版 / 估价：99.00元
PSN B-2015-480-1/1

私募市场蓝皮书
中国私募股权市场发展报告（2017~2018）
著（编）者：曹和平
2018年12月出版 / 估价：99.00元
PSN B-2010-162-1/1

碳排放权交易蓝皮书
中国碳排放权交易报告（2018）
著（编）者：孙永平
2018年11月出版 / 估价：99.00元
PSN B-2017-652-1/1

碳市场蓝皮书
中国碳市场报告（2018）
著（编）者：定金彪
2018年11月出版 / 估价：99.00元
PSN B-2014-430-1/1

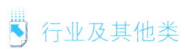 行业及其他类

皮书系列 2018全品种

体育蓝皮书
中国公共体育服务发展报告（2018）
著（编）者：戴健　2018年12月出版 / 估价：99.00元
PSN B-2013-367-2/5

土地市场蓝皮书
中国农村土地市场发展报告（2017~2018）
著（编）者：李光荣　2018年3月出版 / 估价：99.00元
PSN B-2016-526-1/1

土地整治蓝皮书
中国土地整治发展研究报告（No.5）
著（编）者：国土资源部土地整治中心
2018年7月出版 / 估价：99.00元
PSN B-2014-401-1/1

土地政策蓝皮书
中国土地政策研究报告（2018）
著（编）者：高延利　李宪文　2017年12月出版 / 估价：99.00元
PSN B-2015-506-1/1

网络空间安全蓝皮书
中国网络空间安全发展报告（2018）
著（编）者：惠志斌　覃庆玲
2018年11月出版 / 估价：99.00元
PSN B-2015-466-1/1

文化志愿服务蓝皮书
中国文化志愿服务发展报告（2018）
著（编）者：张永新　良警宇　2018年11月出版 / 估价：128.00元
PSN B-2016-596-1/1

西部金融蓝皮书
中国西部金融发展报告（2017~2018）
著（编）者：李忠民　2018年8月出版 / 估价：99.00元
PSN B-2010-160-1/1

协会商会蓝皮书
中国行业协会商会发展报告（2017）
著（编）者：景朝阳　李勇　2018年4月出版 / 估价：99.00元
PSN B-2015-461-1/1

新三板蓝皮书
中国新三板市场发展报告（2018）
著（编）者：王力　2018年8月出版 / 估价：99.00元
PSN B-2016-533-1/1

信托市场蓝皮书
中国信托业市场报告（2017~2018）
著（编）者：用益金融信托研究院
2018年1月出版 / 估价：198.00元
PSN B-2014-371-1/1

信息化蓝皮书
中国信息化形势分析与预测（2017~2018）
著（编）者：周宏仁　2018年8月出版 / 估价：99.00元
PSN B-2010-168-1/1

信用蓝皮书
中国信用发展报告（2017~2018）
著（编）者：章政　田侃　2018年4月出版 / 估价：99.00元
PSN B-2013-328-1/1

休闲绿皮书
2017~2018年中国休闲发展报告
著（编）者：宋瑞　2018年7月出版 / 估价：99.00元
PSN G-2010-158-1/1

休闲体育蓝皮书
中国休闲体育发展报告（2017~2018）
著（编）者：李相如　钟秉枢
2018年10月出版 / 估价：99.00元
PSN B-2016-516-1/1

养老金融蓝皮书
中国养老金融发展报告（2018）
著（编）者：董克用　姚余栋
2018年9月出版 / 估价：99.00元
PSN B-2016-583-1/1

遥感监测绿皮书
中国可持续发展遥感监测报告（2017）
著（编）者：顾行发　汪克强　潘教峰　李闽榕　徐东华　王琦安
2018年6月出版 / 估价：298.00元
PSN B-2017-629-1/1

药品流通蓝皮书
中国药品流通行业发展报告（2018）
著（编）者：佘鲁林　温再兴
2018年7月出版 / 估价：198.00元
PSN B-2014-429-1/1

医疗器械蓝皮书
中国医疗器械行业发展报告（2018）
著（编）者：王宝亭　耿鸿武
2018年10月出版 / 估价：99.00元
PSN B-2017-661-1/1

医院蓝皮书
中国医院竞争力报告（2018）
著（编）者：庄一强　曾益新　2018年3月出版 / 估价：118.00元
PSN B-2016-528-1/1

瑜伽蓝皮书
中国瑜伽业发展报告（2017~2018）
著（编）者：张永建　徐华锋　朱泰余
2018年6月出版 / 估价：198.00元
PSN B-2017-625-1/1

债券市场蓝皮书
中国债券市场发展报告（2017~2018）
著（编）者：杨农　2018年10月出版 / 估价：99.00元
PSN B-2016-572-1/1

志愿服务蓝皮书
中国志愿服务发展报告（2018）
著（编）者：中国志愿服务联合会
2018年11月出版 / 估价：99.00元
PSN B-2017-664-1/1

中国上市公司蓝皮书
中国上市公司发展报告（2018）
著（编）者：张鹏　张平　黄胤英
2018年9月出版 / 估价：99.00元
PSN B-2014-414-1/1

皮书系列 2018全品种 — 行业及其他类 · 国际问题与全球治理类

中国新三板蓝皮书
中国新三板创新与发展报告（2018）
著（编）者：刘平安 闻召林
2018年8月出版／估价：158.00元
PSN B-2017-638-1/1

中医文化蓝皮书
北京中医药文化传播发展报告（2018）
著（编）者：毛嘉陵　2018年5月出版／估价：99.00元
PSN B-2015-468-1/2

中医文化蓝皮书
中国中医药文化传播发展报告（2018）
著（编）者：毛嘉陵　2018年7月出版／估价：99.00元
PSN B-2016-584-2/2

中医药蓝皮书
北京中医药知识产权发展报告No.2
著（编）者：汪洪 屠志涛　2018年4月出版／估价：168.00元
PSN B-2017-602-1/1

资本市场蓝皮书
中国场外交易市场发展报告（2016~2017）
著（编）者：高峦　2018年3月出版／估价：99.00元
PSN B-2009-153-1/1

资产管理蓝皮书
中国资产管理行业发展报告（2018）
著（编）者：郑智　2018年7月出版／估价：99.00元
PSN B-2014-407-2/2

资产证券化蓝皮书
中国资产证券化发展报告（2018）
著（编）者：纪志宏　2018年11月出版／估价：99.00元
PSN B-2017-660-1/1

自贸区蓝皮书
中国自贸区发展报告（2018）
著（编）者：王力 黄育华　2018年6月出版／估价：99.00元
PSN B-2016-558-1/1

国际问题与全球治理类

"一带一路"跨境通道蓝皮书
"一带一路"跨境通道建设研究报告（2018）
著（编）者：郭业洲　2018年8月出版／估价：99.00元
PSN B-2016-557-1/1

"一带一路"蓝皮书
"一带一路"建设发展报告（2018）
著（编）者：王晓泉　2018年6月出版／估价：99.00元
PSN B-2016-552-1/1

"一带一路"投资安全蓝皮书
中国"一带一路"投资与安全研究报告（2017~2018）
著（编）者：邹统钎 梁昊光　2018年4月出版／估价：99.00元
PSN B-2017-612-1/1

"一带一路"文化交流蓝皮书
中阿文化交流发展报告（2017）
著（编）者：王辉　2018年9月出版／估价：99.00元
PSN B-2017-655-1/1

G20国家创新竞争力黄皮书
二十国集团（G20）国家创新竞争力发展报告（2017~2018）
著（编）者：李建平 李闽榕 赵新力 周天勇
2018年7月出版／估价：168.00元
PSN Y-2011-229-1/1

阿拉伯黄皮书
阿拉伯发展报告（2016~2017）
著（编）者：罗林　2018年3月出版／估价：99.00元
PSN Y-2014-381-1/1

北部湾蓝皮书
泛北部湾合作发展报告（2017~2018）
著（编）者：吕余生　2018年12月出版／估价：99.00元
PSN B-2008-114-1/1

北极蓝皮书
北极地区发展报告（2017）
著（编）者：刘惠荣　2018年7月出版／估价：99.00元
PSN B-2017-634-1/1

大洋洲蓝皮书
大洋洲发展报告（2017~2018）
著（编）者：喻常森　2018年10月出版／估价：99.00元
PSN B-2013-341-1/1

东北亚区域合作蓝皮书
2017年"一带一路"倡议与东北亚区域合作
著（编）者：刘亚政 金美花
2018年5月出版／估价：99.00元
PSN B-2017-631-1/1

东盟黄皮书
东盟发展报告（2017）
著（编）者：杨晓强 庄国土
2018年3月出版／估价：99.00元
PSN Y-2012-303-1/1

东南亚蓝皮书
东南亚地区发展报告（2017~2018）
著（编）者：王勤　2018年12月出版／估价：99.00元
PSN B-2012-240-1/1

非洲黄皮书
非洲发展报告No.20（2017~2018）
著（编）者：张宏明　2018年7月出版／估价：99.00元
PSN Y-2012-239-1/1

非传统安全蓝皮书
中国非传统安全研究报告（2017~2018）
著（编）者：潘枫 罗中枢　2018年8月出版／估价：99.00元
PSN B-2012-273-1/1

国际问题与全球治理类

皮书系列 2018全品种

国际安全蓝皮书
中国国际安全研究报告（2018）
著（编）者：刘慧　　2018年7月出版／估价：99.00元
PSN B-2016-521-1/1

国际城市蓝皮书
国际城市发展报告（2018）
著（编）者：屠启宇　　2018年2月出版／估价：99.00元
PSN B-2012-260-1/1

国际形势黄皮书
全球政治与安全报告（2018）
著（编）者：张宇燕　　2018年1月出版／估价：99.00元
PSN Y-2001-016-1/1

公共外交蓝皮书
中国公共外交发展报告（2018）
著（编）者：赵启正　雷蔚真　　2018年4月出版／估价：99.00元
PSN B-2015-457-1/1

金砖国家黄皮书
金砖国家综合创新竞争力发展报告（2018）
著（编）者：赵新力　李闽榕　黄茂兴
2018年8月出版／估价：128.00元
PSN Y-2017-643-1/1

拉美黄皮书
拉丁美洲和加勒比发展报告（2017~2018）
著（编）者：袁东振　　2018年6月出版／估价：99.00元
PSN Y-1999-007-1/1

澜湄合作蓝皮书
澜沧江-湄公河合作发展报告（2018）
著（编）者：刘稚　　2018年9月出版／估价：99.00元
PSN B-2011-196-1/1

欧洲蓝皮书
欧洲发展报告（2017~2018）
著（编）者：黄平　周弘　程卫东
2018年6月出版／估价：90.00元
PSN B-1999-009-1/1

葡语国家蓝皮书
葡语国家发展报告（2016~2017）
著（编）者：王成安　张敏　刘金兰
2018年4月出版／估价：99.00元
PSN B-2015-503-1/2

葡语国家蓝皮书
中国与葡语国家关系发展报告·巴西（2016）
著（编）者：张曙光　　2018年8月出版／估价：99.00元
PSN B-2016-563-2/2

气候变化绿皮书
应对气候变化报告（2018）
著（编）者：王伟光　郑国光　　2018年11月出版／估价：99.00元
PSN G-2009-144-1/1

全球环境竞争力绿皮书
全球环境竞争力报告（2018）
著（编）者：李建平　李闽榕　王金南
2018年12月出版／估价：198.00元
PSN G-2013-363-1/1

全球信息社会蓝皮书
全球信息社会发展报告（2018）
著（编）者：丁波涛　唐涛　　2018年10月出版／估价：99.00元
PSN B-2017-665-1/1

日本经济蓝皮书
日本经济与中日经贸关系研究报告（2018）
著（编）者：张季风　　2018年6月出版／估价：99.00元
PSN B-2008-102-1/1

上海合作组织黄皮书
上海合作组织发展报告（2018）
著（编）者：李进峰　　2018年6月出版／估价：99.00元
PSN Y-2009-130-1/1

世界创新竞争力黄皮书
世界创新竞争力发展报告（2017）
著（编）者：李建平　李闽榕　赵新力
2018年1月出版／估价：168.00元
PSN Y-2013-318-1/1

世界经济黄皮书
2018年世界经济形势分析与预测
著（编）者：张宇燕　　2018年1月出版／估价：99.00元
PSN Y-1999-006-1/1

丝绸之路蓝皮书
丝绸之路经济带发展报告（2018）
著（编）者：任宗哲　白宽犁　谷孟宾
2018年1月出版／估价：99.00元
PSN B-2014-410-1/1

新兴经济体蓝皮书
金砖国家发展报告（2018）
著（编）者：林跃勤　周文　　2018年8月出版／估价：99.00元
PSN B-2011-195-1/1

亚太蓝皮书
亚太地区发展报告（2018）
著（编）者：李向阳　　2018年5月出版／估价：99.00元
PSN B-2001-015-1/1

印度洋地区蓝皮书
印度洋地区发展报告（2018）
著（编）者：汪戎　　2018年6月出版／估价：99.00元
PSN B-2013-334-1/1

渝新欧蓝皮书
渝新欧沿线国家发展报告（2018）
著（编）者：杨柏　黄森　　2018年6月出版／估价：99.00元
PSN B-2017-626-1/1

中阿蓝皮书
中国-阿拉伯国家经贸发展报告（2018）
著（编）者：张廉　段庆林　王林聪　杨巧红
2018年12月出版／估价：99.00元
PSN B-2016-598-1/1

中东黄皮书
中东发展报告No.20（2017~2018）
著（编）者：杨光　　2018年10月出版／估价：99.00元
PSN Y-1998-004-1/1

中亚黄皮书
中亚国家发展报告（2018）
著（编）者：孙力　　2018年6月出版／估价：99.00元
PSN Y-2012-238-1/1

国别类

澳大利亚蓝皮书
澳大利亚发展报告（2017-2018）
著(编)者：孙有中 韩锋　2018年12月出版 / 估价：99.00元
PSN B-2016-587-1/1

巴西黄皮书
巴西发展报告（2017）
著(编)者：刘国枝　2018年5月出版 / 估价：99.00元
PSN Y-2017-614-1/1

德国蓝皮书
德国发展报告（2018）
著(编)者：郑春荣　2018年6月出版 / 估价：99.00元
PSN B-2012-278-1/1

俄罗斯黄皮书
俄罗斯发展报告（2018）
著(编)者：李永全　2018年6月出版 / 估价：99.00元
PSN Y-2006-061-1/1

韩国蓝皮书
韩国发展报告（2017）
著(编)者：牛林杰 刘宝全　2018年5月出版 / 估价：99.00元
PSN B-2010-155-1/1

加拿大蓝皮书
加拿大发展报告（2018）
著(编)者：唐小松　2018年9月出版 / 估价：99.00元
PSN B-2014-389-1/1

美国蓝皮书
美国研究报告（2018）
著(编)者：郑秉文 黄平　2018年5月出版 / 估价：99.00元
PSN B-2011-210-1/1

缅甸蓝皮书
缅甸国情报告（2017）
著(编)者：孔鹏 杨祥章　2018年1月出版 / 估价：99.00元
PSN B-2013-343-1/1

日本蓝皮书
日本研究报告（2018）
著(编)者：杨伯江　2018年6月出版 / 估价：99.00元
PSN B-2002-020-1/1

土耳其蓝皮书
土耳其发展报告（2018）
著(编)者：郭长刚 刘义　2018年9月出版 / 估价：99.00元
PSN B-2014-412-1/1

伊朗蓝皮书
伊朗发展报告（2017~2018）
著(编)者：冀开运　2018年10月 / 估价：99.00元
PSN B-2016-574-1/1

以色列蓝皮书
以色列发展报告（2018）
著(编)者：张倩红　2018年8月出版 / 估价：99.00元
PSN B-2015-483-1/1

印度蓝皮书
印度国情报告（2017）
著(编)者：吕昭义　2018年4月出版 / 估价：99.00元
PSN B-2012-241-1/1

英国蓝皮书
英国发展报告（2017~2018）
著(编)者：王展鹏　2018年12月出版 / 估价：99.00元
PSN B-2015-486-1/1

越南蓝皮书
越南国情报告（2018）
著(编)者：谢林城　2018年1月出版 / 估价：99.00元
PSN B-2006-056-1/1

泰国蓝皮书
泰国研究报告（2018）
著(编)者：庄国土 张禹东 刘文正
2018年10月出版 / 估价：99.00元
PSN B-2016-556-1/1

文化传媒类

"三农"舆情蓝皮书
中国"三农"网络舆情报告（2017~2018）
著(编)者：农业部信息中心
2018年6月出版 / 估价：99.00元
PSN B-2017-640-1/1

传媒竞争力蓝皮书
中国传媒国际竞争力研究报告（2018）
著(编)者：李本乾 刘强 王大可
2018年8月出版 / 估价：99.00元
PSN B-2013-356-1/1

传媒蓝皮书
中国传媒产业发展报告（2018）
著(编)者：崔保国　2018年5月出版 / 估价：99.00元
PSN B-2005-035-1/1

传媒投资蓝皮书
中国传媒投资发展报告（2018）
著(编)者：张向东 谭云明
2018年6月出版 / 估价：148.00元
PSN B-2015-474-1/1

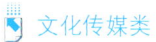

非物质文化遗产蓝皮书
中国非物质文化遗产发展报告（2018）
著(编)者：陈平　2018年5月出版 / 估价：128.00元
PSN B-2015-469-1/2

非物质文化遗产蓝皮书
中国非物质文化遗产保护发展报告（2018）
著(编)者：宋俊华　2018年10月出版 / 估价：128.00元
PSN B-2016-586-2/2

广电蓝皮书
中国广播电影电视发展报告（2018）
著(编)者：国家新闻出版广电总局发展研究中心
2018年7月出版 / 估价：99.00元
PSN B-2006-072-1/1

广告主蓝皮书
中国广告主营销传播趋势报告No.9
著(编)者：黄升民　杜国清　邵华冬　等
2018年10月出版 / 估价：158.00元
PSN B-2005-041-1/1

国际传播蓝皮书
中国国际传播发展报告（2018）
著(编)者：胡正荣　李继东　姬德强
2018年12月出版 / 估价：99.00元
PSN B-2014-408-1/1

国家形象蓝皮书
中国国家形象传播报告（2017）
著(编)者：张昆　2018年3月出版 / 估价：128.00元
PSN B-2017-605-1/1

互联网治理蓝皮书
中国网络社会治理研究报告（2018）
著(编)者：罗昕　支庭荣
2018年9月出版 / 估价：118.00元
PSN B-2017-653-1/1

纪录片蓝皮书
中国纪录片发展报告（2018）
著(编)者：何苏六　2018年10月出版 / 估价：99.00元
PSN B-2011-222-1/1

科学传播蓝皮书
中国科学传播报告（2016~2017）
著(编)者：詹正茂　2018年6月出版 / 估价：99.00元
PSN B-2008-120-1/1

两岸创意经济蓝皮书
两岸创意经济研究报告（2018）
著(编)者：罗昌智　董泽平
2018年10月出版 / 估价：99.00元
PSN B-2014-437-1/1

媒介与女性蓝皮书
中国媒介与女性发展报告（2017~2018）
著(编)者：刘利群　2018年5月出版 / 估价：99.00元
PSN B-2013-345-1/1

媒体融合蓝皮书
中国媒体融合发展报告（2017）
著(编)者：梅宁华　支庭荣　2018年1月出版 / 估价：99.00元
PSN B-2015-479-1/1

全球传媒蓝皮书
全球传媒发展报告（2017~2018）
著(编)者：胡正荣　李继东　2018年6月出版 / 估价：99.00元
PSN B-2012-237-1/1

少数民族非遗蓝皮书
中国少数民族非物质文化遗产发展报告（2018）
著(编)者：肖远平（彝）　柴立（满）
2018年10月出版 / 估价：118.00元
PSN B-2015-467-1/1

视听新媒体蓝皮书
中国视听新媒体发展报告（2018）
著(编)者：国家新闻出版广电总局发展研究中心
2018年7月出版 / 估价：118.00元
PSN B-2011-184-1/1

数字娱乐产业蓝皮书
中国动画产业发展报告（2018）
著(编)者：孙立军　孙平　牛兴侦
2018年10月出版 / 估价：99.00元
PSN B-2011-198-1/2

数字娱乐产业蓝皮书
中国游戏产业发展报告（2018）
著(编)者：孙立军　刘跃军
2018年10月出版 / 估价：99.00元
PSN B-2017-662-2/2

文化创新蓝皮书
中国文化创新报告（2017·No.8）
著(编)者：傅才武　2018年4月出版 / 估价：99.00元
PSN B-2009-143-1/1

文化建设蓝皮书
中国文化发展报告（2018）
著(编)者：江畅　孙伟平　戴茂堂
2018年5月出版 / 估价：99.00元
PSN B-2014-392-1/1

文化科技蓝皮书
文化科技创新发展报告（2018）
著(编)者：于平　李凤亮　2018年10月出版 / 估价：99.00元
PSN B-2013-342-1/1

文化蓝皮书
中国公共文化服务发展报告（2017~2018）
著(编)者：刘新成　张永新　张旭
2018年12月出版 / 估价：99.00元
PSN B-2007-093-2/10

文化蓝皮书
中国少数民族文化发展报告（2017~2018）
著(编)者：武翠英　张晓明　任乌晶
2018年9月出版 / 估价：99.00元
PSN B-2013-369-9/10

文化蓝皮书
中国文化产业供需协调检测报告（2018）
著(编)者：王亚南　2018年2月出版 / 估价：99.00元
PSN B-2013-323-8/10

皮书系列 2018全品种

文化传媒类 · 地方发展类-经济

文化蓝皮书
中国文化消费需求景气评价报告（2018）
著(编)者：王亚南　2018年2月出版 / 估价：99.00元
PSN B-2011-236-4/10

文化蓝皮书
中国公共文化投入增长测评报告（2018）
著(编)者：王亚南　2018年2月出版 / 估价：99.00元
PSN B-2014-435-10/10

文化品牌蓝皮书
中国文化品牌发展报告（2018）
著(编)者：欧阳友权　2018年5月出版 / 估价：99.00元
PSN B-2012-277-1/1

文化遗产蓝皮书
中国文化遗产事业发展报告（2017~2018）
著(编)者：苏杨 张颖岚 卓杰 白海峰 陈晨 陈叙图
2018年8月出版 / 估价：99.00元
PSN B-2008-119-1/1

文学蓝皮书
中国文情报告（2017~2018）
著(编)者：白烨　2018年5月出版 / 估价：99.00元
PSN B-2011-221-1/1

新媒体蓝皮书
中国新媒体发展报告No.9（2018）
著(编)者：唐绪军　2018年7月出版 / 估价：99.00元
PSN B-2010-169-1/1

新媒体社会责任蓝皮书
中国新媒体社会责任研究报告（2018）
著(编)者：钟瑛　2018年12月出版 / 估价：99.00元
PSN B-2014-423-1/1

移动互联网蓝皮书
中国移动互联网发展报告（2018）
著(编)者：余清楚　2018年6月出版 / 估价：99.00元
PSN B-2012-282-1/1

影视蓝皮书
中国影视产业发展报告（2018）
著(编)者：司若 陈鹏 陈锐　2018年4月出版 / 估价：99.00元
PSN B-2016-529-1/1

舆情蓝皮书
中国社会舆情与危机管理报告（2018）
著(编)者：谢耘耕　2018年9月出版 / 估价：138.00元
PSN B-2011-235 1/1

地方发展类-经济

澳门蓝皮书
澳门经济社会发展报告（2017~2018）
著(编)者：吴志良 郝雨凡　2018年7月出版 / 估价：99.00元
PSN B-2009-138-1/1

澳门绿皮书
澳门旅游休闲发展报告（2017~2018）
著(编)者：郝雨凡 林广志　2018年5月出版 / 估价：99.00元
PSN G-2017-617-1/1

北京蓝皮书
北京经济发展报告（2017~2018）
著(编)者：杨松　2018年6月出版 / 估价：99.00元
PSN B-2006-054-2/8

北京旅游绿皮书
北京旅游发展报告（2018）
著(编)者：北京旅游学会
2018年7月出版 / 估价：99.00元
PSN G-2012-301-1/1

北京体育蓝皮书
北京体育产业发展报告（2017~2018）
著(编)者：钟秉枢 陈杰 杨铁黎
2018年9月出版 / 估价：99.00元
PSN B-2015-475-1/1

滨海金融蓝皮书
滨海新区金融发展报告（2017）
著(编)者：王爱俭 李向前　2018年4月出版 / 估价：99.00元
PSN B-2014-424-1/1

城乡一体化蓝皮书
北京城乡一体化发展报告（2017~2018）
著(编)者：吴宝新 张宝秀 黄序
2018年5月出版 / 估价：99.00元
PSN B-2012-258-2/2

非公有制企业社会责任蓝皮书
北京非公有制企业社会责任报告（2018）
著(编)者：宋贵伦 冯培　2018年6月出版 / 估价：99.00元
PSN B-2017-613-1/1

福建旅游蓝皮书
福建省旅游产业发展现状研究（2017~2018）
著(编)者：陈敏华 黄远水
2018年12月出版 / 估价：128.00元
PSN B-2016-591-1/1

福建自贸区蓝皮书
中国（福建）自由贸易试验区发展报告（2017~2018）
著(编)者：黄茂兴　2018年4月出版 / 估价：118.00元
PSN B-2016-531-1/1

甘肃蓝皮书
甘肃经济发展分析与预测（2018）
著(编)者：安文华 罗哲　2018年1月出版 / 估价：99.00元
PSN B-2013-312-1/6

甘肃蓝皮书
甘肃商贸流通发展报告（2018）
著(编)者：张应华 王福生 王晓芳
2018年1月出版 / 估价：99.00元
PSN B-2016-522-6/6

地方发展类-经济　皮书系列 2018全品种

甘肃蓝皮书
甘肃县域和农村发展报告（2018）
著(编)者：朱智文 包东红 王建兵
2018年1月出版 / 估价：99.00元
PSN B-2013-316-5/6

甘肃农业科技绿皮书
甘肃农业科技发展研究报告（2018）
著(编)者：魏胜文 乔德华 张东伟
2018年12月出版 / 估价：198.00元
PSN B-2016-592-1/1

巩义蓝皮书
巩义经济社会发展报告（2018）
著(编)者：丁同民 朱军　2018年4月出版 / 估价：99.00元
PSN B-2016-532-1/1

广东外经贸蓝皮书
广东对外经济贸易发展研究报告（2017~2018）
著(编)者：陈万灵　2018年6月出版 / 估价：99.00元
PSN B-2012-286-1/1

广西北部湾经济区蓝皮书
广西北部湾经济区开放开发报告（2017~2018）
著(编)者：广西壮族自治区北部湾经济区和东盟开放合作办公室
　　　　广西社会科学院
　　　　广西北部湾发展研究院
2018年2月出版 / 估价：99.00元
PSN B-2010-181-1/1

广州蓝皮书
广州城市国际化发展报告（2018）
著(编)者：张跃国　2018年8月出版 / 估价：99.00元
PSN B-2012-246-11/14

广州蓝皮书
中国广州城市建设与管理发展报告（2018）
著(编)者：张其学 陈小钢 王宏伟　2018年8月出版 / 估价：99.00元
PSN B-2007-087-4/14

广州蓝皮书
广州创新型城市发展报告（2018）
著(编)者：尹涛　2018年6月出版 / 估价：99.00元
PSN B-2012-247-12/14

广州蓝皮书
广州经济发展报告（2018）
著(编)者：张跃国 尹涛　2018年7月出版 / 估价：99.00元
PSN B-2005-040-1/14

广州蓝皮书
2018年中国广州经济形势分析与预测
著(编)者：魏明海 谢博能 李华
2018年6月出版 / 估价：99.00元
PSN B-2011-185-9/14

广州蓝皮书
中国广州科技创新发展报告（2018）
著(编)者：于欣伟 陈爽 邓佑满　2018年8月出版 / 估价：99.00元
PSN B-2006-065-2/14

广州蓝皮书
广州农村发展报告（2018）
著(编)者：朱名宏　2018年7月出版 / 估价：99.00元
PSN B-2010-167-8/14

广州蓝皮书
广州汽车产业发展报告（2018）
著(编)者：杨再高 冯兴亚　2018年7月出版 / 估价：99.00元
PSN B-2006-066-3/14

广州蓝皮书
广州商贸业发展报告（2018）
著(编)者：张跃国 陈杰 荀振英
2018年7月出版 / 估价：99.00元
PSN B-2012-245-10/14

贵阳蓝皮书
贵阳城市创新发展报告No.3（白云篇）
著(编)者：连玉明　2018年5月出版 / 估价：99.00元
PSN B-2015-491-3/10

贵阳蓝皮书
贵阳城市创新发展报告No.3（观山湖篇）
著(编)者：连玉明　2018年5月出版 / 估价：99.00元
PSN B-2015-497-9/10

贵阳蓝皮书
贵阳城市创新发展报告No.3（花溪篇）
著(编)者：连玉明　2018年5月出版 / 估价：99.00元
PSN B-2015-490-2/10

贵阳蓝皮书
贵阳城市创新发展报告No.3（开阳篇）
著(编)者：连玉明　2018年5月出版 / 估价：99.00元
PSN B-2015-492-4/10

贵阳蓝皮书
贵阳城市创新发展报告No.3（南明篇）
著(编)者：连玉明　2018年5月出版 / 估价：99.00元
PSN B-2015-496-8/10

贵阳蓝皮书
贵阳城市创新发展报告No.3（清镇篇）
著(编)者：连玉明　2018年5月出版 / 估价：99.00元
PSN B-2015-489-1/10

贵阳蓝皮书
贵阳城市创新发展报告No.3（乌当篇）
著(编)者：连玉明　2018年5月出版 / 估价：99.00元
PSN B-2015-495-7/10

贵阳蓝皮书
贵阳城市创新发展报告No.3（息烽篇）
著(编)者：连玉明　2018年5月出版 / 估价：99.00元
PSN B-2015-493-5/10

贵阳蓝皮书
贵阳城市创新发展报告No.3（修文篇）
著(编)者：连玉明　2018年5月出版 / 估价：99.00元
PSN B-2015-494-6/10

贵阳蓝皮书
贵阳城市创新发展报告No.3（云岩篇）
著(编)者：连玉明　2018年5月出版 / 估价：99.00元
PSN B-2015-498-10/10

贵州房地产蓝皮书
贵州房地产发展报告No.5（2018）
著(编)者：武廷方　2018年7月出版 / 估价：99.00元
PSN B-2014-426-1/1

贵州蓝皮书
贵州册亨经济社会发展报告（2018）
著(编)者：黄德林　2018年3月出版 | 估价：99.00元
PSN B-2016-525-8/9

贵州蓝皮书
贵州地理标志产业发展报告（2018）
著(编)者：李发耀　黄其松　2018年8月出版 | 估价：99.00元
PSN B-2017-646-10/10

贵州蓝皮书
贵安新区发展报告（2017~2018）
著(编)者：马长青　吴大华　2018年6月出版 | 估价：99.00元
PSN B-2015-459-4/10

贵州蓝皮书
贵州国家级开放创新平台发展报告（2017~2018）
著(编)者：申晓庆　吴大华　李泓
2018年11月出版 | 估价：99.00元
PSN B-2016-518-7/10

贵州蓝皮书
贵州国有企业社会责任发展报告（2017~2018）
著(编)者：郭丽　2018年12月出版 | 估价：99.00元
PSN B-2015-511-6/10

贵州蓝皮书
贵州民航业发展报告（2017）
著(编)者：申振东　吴大华　2018年1月出版 | 估价：99.00元
PSN B-2015-471-5/10

贵州蓝皮书
贵州民营经济发展报告（2017）
著(编)者：杨静　吴大华　2018年3月出版 | 估价：99.00元
PSN B-2015-530-9/9

杭州都市圈蓝皮书
杭州都市圈发展报告（2018）
著(编)者：沈翔　戚建国　2018年5月出版 | 估价：128.00元
PSN B-2012-302-1/1

河北经济蓝皮书
河北省经济发展报告（2018）
著(编)者：马树强　金浩　张贵　2018年4月出版 | 估价：99.00元
PSN B-2014-380-1/1

河北蓝皮书
河北经济社会发展报告（2018）
著(编)者：康振海　2018年1月出版 | 估价：99.00元
PSN B-2014-372-1/3

河北蓝皮书
京津冀协同发展报告（2018）
著(编)者：陈璐　2018年1月出版 | 估价：99.00元
PSN B-2017-601-2/3

河南经济蓝皮书
2018年河南经济形势分析与预测
著(编)者：王世炎　2018年3月出版 | 估价：99.00元
PSN B-2007-086-1/1

河南蓝皮书
河南城市发展报告（2018）
著(编)者：张占仓　王建国　2018年5月出版 | 估价：99.00元
PSN B-2009-131-3/9

河南蓝皮书
河南工业发展报告（2018）
著(编)者：张占仓　2018年5月出版 | 估价：99.00元
PSN B-2013-317-5/9

河南蓝皮书
河南金融发展报告（2018）
著(编)者：喻新安　谷建全
2018年6月出版 | 估价：99.00元
PSN B-2014-390-7/9

河南蓝皮书
河南经济发展报告（2018）
著(编)者：张占仓　完世伟
2018年4月出版 | 估价：99.00元
PSN B-2010-157-4/9

河南蓝皮书
河南能源发展报告（2018）
著(编)者：国网河南省电力公司经济技术研究院
　　　　　河南省社会科学院
2018年3月出版 | 估价：99.00元
PSN B-2017-607-9/9

河南商务蓝皮书
河南商务发展报告（2018）
著(编)者：焦锦淼　穆荣国　2018年5月出版 | 估价：99.00元
PSN B-2014-399-1/1

河南双创蓝皮书
河南创新创业发展报告（2018）
著(编)者：喻新安　杨雪梅　2018年8月出版 | 估价：99.00元
PSN B-2017-641-1/1

黑龙江蓝皮书
黑龙江经济发展报告（2018）
著(编)者：朱宇　2018年1月出版 | 估价：99.00元
PSN B-2011-190-2/2

湖南城市蓝皮书
区域城市群整合
著(编)者：童中贤　韩未名　2018年12月出版 | 估价：99.00元
PSN B-2006-064-1/1

湖南蓝皮书
湖南城乡一体化发展报告（2018）
著(编)者：陈文胜　王文强　陆福兴
2018年8月出版 | 估价：99.00元
PSN B-2015-477-8/8

湖南蓝皮书
2018年湖南电子政务发展报告
著(编)者：梁志峰　2018年5月出版 | 估价：128.00元
PSN B-2014-394-6/8

湖南蓝皮书
2018年湖南经济发展报告
著(编)者：卞鹰　2018年5月出版 | 估价：128.00元
PSN B-2011-207-2/8

湖南蓝皮书
2016年湖南经济展望
著(编)者：梁志峰　2018年5月出版 | 估价：128.00元
PSN B-2011-206-1/8

地方发展类-经济

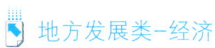

皮书系列 2018全品种

湖南蓝皮书
2018年湖南县域经济社会发展报告
著（编）者：梁志峰　　2018年5月出版 / 估价：128.00元
PSN B-2014-395-7/8

湖南县域绿皮书
湖南县域发展报告（No.5）
著（编）者：袁准　周小毛　黎仁寅
2018年3月出版 / 估价：99.00元
PSN G-2012-274-1/1

沪港蓝皮书
沪港发展报告（2018）
著（编）者：尤安山　　2018年9月出版 / 估价：99.00元
PSN B-2013-362-1/1

吉林蓝皮书
2018年吉林经济社会形势分析与预测
著（编）者：邵汉明　　2017年12月出版 / 估价：99.00元
PSN B-2013-319-1/1

吉林省城市竞争力蓝皮书
吉林省城市竞争力报告（2018~2019）
著（编）者：崔岳春　张磊　　2018年12月出版 / 估价：99.00元
PSN B-2016-513-1/1

济源蓝皮书
济源经济社会发展报告（2018）
著（编）者：喻新安　　2018年4月出版 / 估价：99.00元
PSN B-2014-387-1/1

江苏蓝皮书
2018年江苏经济发展分析与展望
著（编）者：王庆五　吴先满　　2018年7月出版 / 估价：128.00元
PSN B-2017-635-1/3

江西蓝皮书
江西经济社会发展报告（2018）
著（编）者：陈石俊　龚建文　　2018年10月出版 / 估价：128.00元
PSN B-2015-484-1/2

江西蓝皮书
江西设区市发展报告（2018）
著（编）者：姜玮　梁勇　　2018年10月出版 / 估价：99.00元
PSN B-2016-517-2/2

经济特区蓝皮书
中国经济特区发展报告（2017）
著（编）者：陶一桃　　2018年1月出版 / 估价：99.00元
PSN R-2009-139-1/1

辽宁蓝皮书
2018年辽宁经济社会形势分析与预测
著（编）者：梁启东　魏红江　　2018年6月出版 / 估价：99.00元
PSN B-2006-053-1/1

民族经济蓝皮书
中国民族地区经济发展报告（2018）
著（编）者：李曦辉　　2018年7月出版 / 估价：99.00元
PSN B-2017-630-1/1

南宁蓝皮书
南宁经济发展报告（2018）
著（编）者：胡建华　　2018年9月出版 / 估价：99.00元
PSN B-2016-569-2/3

浦东新区蓝皮书
上海浦东经济发展报告（2018）
著（编）者：沈开艳　周奇　　2018年2月出版 / 估价：99.00元
PSN B-2011-225-1/1

青海蓝皮书
2018年青海经济社会形势分析与预测
著（编）者：陈玮　　2017年12月出版 / 估价：99.00元
PSN B-2012-275-1/2

山东蓝皮书
山东经济形势分析与预测（2018）
著（编）者：李广杰　　2018年7月出版 / 估价：99.00元
PSN B-2014-404-1/5

山东蓝皮书
山东省普惠金融发展报告（2018）
著（编）者：齐鲁财富网
2018年9月出版 / 估价：99.00元
PSN B2017-676-5/5

山西蓝皮书
山西资源型经济转型发展报告（2018）
著（编）者：李志强　　2018年7月出版 / 估价：99.00元
PSN B-2011-197-1/1

陕西蓝皮书
陕西经济发展报告（2018）
著（编）者：任宗哲　白宽犁　裴成荣
2018年1月出版 / 估价：99.00元
PSN B-2009-135-1/6

陕西蓝皮书
陕西精准脱贫研究报告（2018）
著（编）者：任宗哲　白宽犁　王建康
2018年6月出版 / 估价：99.00元
PSN B-2017-623-6/6

上海蓝皮书
上海经济发展报告（2018）
著（编）者：沈开艳
2018年2月出版 / 估价：99.00元
PSN B-2006-057-1/7

上海蓝皮书
上海资源环境发展报告（2018）
著（编）者：周冯琦　汤庆合
2018年2月出版 / 估价：99.00元
PSN B-2006-060-4/7

上饶蓝皮书
上饶发展报告（2016~2017）
著（编）者：廖其志　　2018年3月出版 / 估价：128.00元
PSN B-2014-377-1/1

深圳蓝皮书
深圳经济发展报告（2018）
著（编）者：张骁儒　　2018年6月出版 / 估价：99.00元
PSN B-2008-112-3/7

四川蓝皮书
四川城镇化发展报告（2018）
著（编）者：侯水平　陈炜
2018年4月出版 / 估价：99.00元
PSN B-2015-456-7/7

四川蓝皮书
2018年四川经济形势分析与预测
著(编)者：杨钢　2018年1月出版 / 估价：99.00元
PSN B-2007-098-2/7

四川蓝皮书
四川企业社会责任研究报告（2017~2018）
著(编)者：侯水平　盛毅　2018年5月出版 / 估价：99.00元
PSN B-2014-386-4/7

四川蓝皮书
四川生态建设报告（2018）
著(编)者：李晟之　2018年5月出版 / 估价：99.00元
PSN B-2015-455-6/7

体育蓝皮书
上海体育产业发展报告（2017~2018）
著(编)者：张林　黄海燕　2018年10月出版 / 估价：99.00元
PSN B-2015-454-4/5

体育蓝皮书
长三角地区体育产业发展报告（2017~2018）
著(编)者：张林　2018年4月出版 / 估价：99.00元
PSN B-2015-453-3/5

天津金融蓝皮书
天津金融发展报告（2018）
著(编)者：王爱俭　孔德昌　2018年3月出版 / 估价：99.00元
PSN B-2014-418-1/1

图们江区域合作蓝皮书
图们江区域合作发展报告（2018）
著(编)者：李铁　2018年6月出版 / 估价：99.00元
PSN B-2015-464-1/1

温州蓝皮书
2018年温州经济社会形势分析与预测
著(编)者：蒋儒标　王春光　金浩
2018年4月出版 / 估价：99.00元
PSN B-2008-105-1/1

西咸新区蓝皮书
西咸新区发展报告（2018）
著(编)者：李扬　王军
2018年6月出版 / 估价：99.00元
PSN B-2016-534-1/1

修武蓝皮书
修武经济社会发展报告（2018）
著(编)者：张占仓　袁凯声
2018年10月出版 / 估价：99.00元
PSN B-2017-651-1/1

偃师蓝皮书
偃师经济社会发展报告（2018）
著(编)者：张占仓　袁凯声　何武周
2018年7月出版 / 估价：99.00元
PSN B-2017-627-1/1

扬州蓝皮书
扬州经济社会发展报告（2018）
著(编)者：陈扬
2018年12月出版 / 估价：108.00元
PSN B-2011-191-1/1

长垣蓝皮书
长垣经济社会发展报告（2018）
著(编)者：张占仓　袁凯声　秦保建
2018年10月出版 / 估价：99.00元
PSN B-2017-654-1/1

遵义蓝皮书
遵义发展报告（2018）
著(编)者：邓彦　曾征　龚永育
2018年9月出版 / 估价：99.00元
PSN B-2014-433-1/1

地方发展类-社会

安徽蓝皮书
安徽社会发展报告（2018）
著(编)者：程桦　2018年4月出版 / 估价：99.00元
PSN B-2013-325-1/1

安徽社会建设蓝皮书
安徽社会建设分析报告（2017~2018）
著(编)者：黄家海　蔡宪
2018年11月出版 / 估价：99.00元
PSN B-2013-322-1/1

北京蓝皮书
北京公共服务发展报告（2017~2018）
著(编)者：施昌奎　2018年3月出版 / 估价：99.00元
PSN B-2008-103-7/8

北京蓝皮书
北京社会发展报告（2017~2018）
著(编)者：李伟东
2018年7月出版 / 估价：99.00元
PSN B-2006-055-3/8

北京蓝皮书
北京社会治理发展报告（2017~2018）
著(编)者：殷星辰　2018年7月出版 / 估价：99.00元
PSN B-2014-391-8/8

北京律师蓝皮书
北京律师发展报告No.3（2018）
著(编)者：王隽　2018年12月出版 / 估价：99.00元
PSN B-2011-217-1/1

地方发展类-社会

皮书系列
2018全品种

北京人才蓝皮书
北京人才发展报告（2018）
著(编)者：敏华　2018年12月出版 / 估价：128.00元
PSN B-2011-201-1/1

北京社会心态蓝皮书
北京社会心态分析报告（2017~2018）
北京市社会心理服务促进中心
2018年10月出版 / 估价：99.00元
PSN B-2014-422-1/1

北京社会组织管理蓝皮书
北京社会组织发展与管理（2018）
著(编)者：黄江松
2018年4月出版 / 估价：99.00元
PSN B-2015-446-1/1

北京养老产业蓝皮书
北京居家养老发展报告（2018）
著(编)者：陆杰华　周明明
2018年8月出版 / 估价：99.00元
PSN B-2015-465-1/1

法治蓝皮书
四川依法治省年度报告No.4（2018）
著(编)者：李林　杨天宗　田禾
2018年3月出版 / 估价：118.00元
PSN B-2015-447-2/3

福建妇女发展蓝皮书
福建省妇女发展报告（2018）
著(编)者：刘群英　2018年11月出版 / 估价：99.00元
PSN B-2011-220-1/1

甘肃蓝皮书
甘肃社会发展分析与预测（2018）
著(编)者：安文华　包晓霞　谢增虎
2018年1月出版 / 估价：99.00元
PSN B-2013-313-2/6

广东蓝皮书
广东全面深化改革研究报告（2018）
著(编)者：周แม生　涂成林
2018年12月出版 / 估价：99.00元
PSN B-2015-504-3/3

广东蓝皮书
广东社会工作发展报告（2018）
著(编)者：罗观翠　2018年6月出版 / 估价：99.00元
PSN B-2014-402-2/3

广州蓝皮书
广州青年发展报告（2018）
著(编)者：徐柳　张强
2018年8月出版 / 估价：99.00元
PSN B-2013-352-13/14

广州蓝皮书
广州社会保障发展报告（2018）
著(编)者：张跃国　2018年8月出版 / 估价：99.00元
PSN B-2014-425-14/14

广州蓝皮书
2018年中国广州社会形势分析与预测
著(编)者：张强　郭志勇　何镜清
2018年6月出版 / 估价：99.00元
PSN B-2008-110-5/14

贵州蓝皮书
贵州法治发展报告（2018）
著(编)者：吴大华　2018年5月出版 / 估价：99.00元
PSN B-2012-254-2/10

贵州蓝皮书
贵州人才发展报告（2017）
著(编)者：于杰　吴大华
2018年9月出版 / 估价：99.00元
PSN B-2014-382-3/10

贵州蓝皮书
贵州社会发展报告（2018）
著(编)者：王兴骥　2018年4月出版 / 估价：99.00元
PSN B-2010-166-1/10

杭州蓝皮书
杭州妇女发展报告（2018）
著(编)者：魏颖　2018年10月出版 / 估价：99.00元
PSN B-2014-403-1/1

河北蓝皮书
河北法治发展报告（2018）
著(编)者：康振海　2018年6月出版 / 估价：99.00元
PSN B-2017-622-3/3

河北食品药品安全蓝皮书
河北食品药品安全研究报告（2018）
著(编)者：丁锦霞　2018年10月出版 / 估价：99.00元
PSN B-2015-473-1/1

河南蓝皮书
河南法治发展报告（2018）
著(编)者：张林海　2018年7月出版 / 估价：99.00元
PSN B-2014-376-6/9

河南蓝皮书
2018年河南社会形势分析与预测
著(编)者：牛苏林　2018年5月出版 / 估价：99.00元
PSN B-2005-043-1/9

河南民办教育蓝皮书
河南民办教育发展报告（2018）
著(编)者：胡大白　2018年9月出版 / 估价：99.00元
PSN B-2017-642-1/1

黑龙江蓝皮书
黑龙江社会发展报告（2018）
著(编)者：谢宝禄　2018年1月出版 / 估价：99.00元
PSN B-2011-189-1/2

湖南蓝皮书
2018年湖南两型社会与生态文明建设报告
著(编)者：卞鹰　2018年5月出版 / 估价：128.00元
PSN B-2011-208-3/8

湖南蓝皮书
2018年湖南社会发展报告
著(编)者：卞鹰　2018年5月出版 / 估价：128.00元
PSN B-2014-393-5/8

健康城市蓝皮书
北京健康城市建设研究报告（2018）
著(编)者：王鸿春　盛继洪　2018年9月出版 / 估价：99.00元
PSN B-2015-460-1/2

33

皮书系列 2018全品种

地方发展类-社会 · 地方发展类-文化

江苏法治蓝皮书
江苏法治发展报告No.6（2017）
著（编）者：蔡道通 龚廷泰　2018年8月出版 / 估价：99.00元
PSN B-2012-290-1/1

江苏蓝皮书
2018年江苏社会发展分析与展望
著（编）者：王庆五 刘旺洪　2018年8月出版 / 估价：128.00元
PSN B-2017-636-2/3

南宁蓝皮书
南宁法治发展报告（2018）
著（编）者：杨维超　2018年12月出版 / 估价：99.00元
PSN B-2015-509-1/3

南宁蓝皮书
南宁社会发展报告（2018）
著（编）者：胡建华　2018年10月出版 / 估价：99.00元
PSN B-2016-570-3/3

内蒙古蓝皮书
内蒙古反腐倡廉建设报告 No.2
著（编）者：张志华　2018年6月出版 / 估价：99.00元
PSN B-2013-365-1/1

青海蓝皮书
2018年青海人才发展报告
著（编）者：王字燕　2018年9月出版 / 估价：99.00元
PSN B-2017-650-2/2

青海生态文明建设蓝皮书
青海生态文明建设报告（2018）
著（编）者：张西明 高华　2018年12月出版 / 估价：99.00元
PSN B-2016-595-1/1

人口与健康蓝皮书
深圳人口与健康发展报告（2018）
著（编）者：陆杰华 傅崇辉　2018年11月出版 / 估价：99.00元
PSN B-2011-228-1/1

山东蓝皮书
山东社会形势分析与预测（2018）
著（编）者：李善峰　2018年6月出版 / 估价：99.00元
PSN B-2014-405-2/5

陕西蓝皮书
陕西社会发展报告（2018）
著（编）者：任宗哲 白宽犁 牛昉　2018年1月出版 / 估价：99.00元
PSN B-2009-136-2/6

上海蓝皮书
上海法治发展报告（2018）
著（编）者：叶必丰　2018年9月出版 / 估价：99.00元
PSN B-2012-296-6/7

上海蓝皮书
上海社会发展报告（2018）
著（编）者：杨雄 周海旺　2018年2月出版 / 估价：99.00元
PSN B-2006-058-2/7

社会建设蓝皮书
2018年北京社会建设分析报告
著（编）者：宋贵伦 冯虹　2018年9月出版 / 估价：99.00元
PSN B-2010-173-1/1

深圳蓝皮书
深圳法治发展报告（2018）
著（编）者：张骁儒　2018年6月出版 / 估价：99.00元
PSN B-2015-470-6/7

深圳蓝皮书
深圳劳动关系发展报告（2018）
著（编）者：汤庭芬　2018年8月出版 / 估价：99.00元
PSN B-2007-097-2/7

深圳蓝皮书
深圳社会治理与发展报告（2018）
著（编）者：张骁儒　2018年6月出版 / 估价：99.00元
PSN B-2008-113-4/7

生态安全绿皮书
甘肃国家生态安全屏障建设发展报告（2018）
著（编）者：刘举科 喜文华
2018年10月出版 / 估价：99.00元
PSN G-2017-659-1/1

顺义社会建设蓝皮书
北京市顺义区社会建设发展报告（2018）
著（编）者：王学武　2018年9月出版 / 估价：99.00元
PSN B-2017-658-1/1

四川蓝皮书
四川法治发展报告（2018）
著（编）者：郑泰安　2018年1月出版 / 估价：99.00元
PSN B-2015-441-5/7

四川蓝皮书
四川社会发展报告（2018）
著（编）者：李羚　2018年6月出版 / 估价：99.00元
PSN B-2008-127-3/7

云南社会治理蓝皮书
云南社会治理年度报告（2017）
著（编）者：晏雄 韩全芳
2018年5月出版 / 估价：99.00元
PSN B-2017-667-1/1

地方发展类-文化

北京传媒蓝皮书
北京新闻出版广电发展报告（2017~2018）
著（编）者：王志　2018年11月出版 / 估价：99.00元
PSN B-2016-588-1/1

北京蓝皮书
北京文化发展报告（2017~2018）
著（编）者：李建盛　2018年5月出版 / 估价：99.00元
PSN B-2007-082-4/8

地方发展类-文化

皮书系列 2018全品种

创意城市蓝皮书
北京文化创意产业发展报告（2018）
著（编）者：郭万超 张京成　2018年12月出版／估价：99.00元
PSN B-2012-263-1/7

创意城市蓝皮书
天津文化创意产业发展报告（2017～2018）
著（编）者：谢思全　2018年6月出版／估价：99.00元
PSN B-2016-536-7/7

创意城市蓝皮书
武汉文化创意产业发展报告（2018）
著（编）者：黄永林 陈汉桥　2018年12月出版／估价：99.00元
PSN B-2013-354-4/7

创意上海蓝皮书
上海文化创意产业发展报告（2017～2018）
著（编）者：王慧敏 王兴全　2018年8月出版／估价：99.00元
PSN B-2016-561-1/1

非物质文化遗产蓝皮书
广州市非物质文化遗产保护发展报告（2018）
著（编）者：宋俊华　2018年12月出版／估价：99.00元
PSN B-2016-589-1/1

甘肃蓝皮书
甘肃文化发展分析与预测（2018）
著（编）者：王俊莲 周小华　2018年1月出版／估价：99.00元
PSN B-2013-314-3/6

甘肃蓝皮书
甘肃舆情分析与预测（2018）
著（编）者：陈双梅 张谦元　2018年1月出版／估价：99.00元
PSN B-2013-315-4/6

广州蓝皮书
中国广州文化发展报告（2018）
著（编）者：屈哨兵 陆志强　2018年6月出版／估价：99.00元
PSN B-2009-134-7/14

广州蓝皮书
广州文化创意产业发展报告（2018）
著（编）者：徐咏虹　2018年7月出版／估价：99.00元
PSN B-2008-111-6/14

海淀蓝皮书
海淀区文化和科技融合发展报告（2018）
著（编）者：陈名杰 孟景伟　2018年5月出版／估价：99.00元
PSN B-2013-329-1/1

河南蓝皮书
河南文化发展报告（2018）
著（编）者：卫绍生　2018年7月出版／估价：99.00元
PSN B-2008-106-2/9

湖北文化产业蓝皮书
湖北省文化产业发展报告（2018）
著（编）者：黄晓华　2018年9月出版／估价：99.00元
PSN B-2017-656-1/1

湖北文化蓝皮书
湖北文化发展报告（2017~2018）
著（编）者：湖北大学高等人文研究院
中华文化发展湖北省协同创新中心
2018年10月出版／估价：99.00元
PSN B-2016-566-1/1

江苏蓝皮书
2018年江苏文化发展分析与展望
著（编）者：王庆五 樊和平　2018年9月出版／估价：128.00元
PSN B-2013-637-3/3

江西文化蓝皮书
江西非物质文化遗产发展报告（2018）
著（编）者：张圣才 傅安平　2018年12月出版／估价：128.00元
PSN B-2015-499-1/1

洛阳蓝皮书
洛阳文化发展报告（2018）
著（编）者：刘福兴 陈启明　2018年7月出版／估价：99.00元
PSN B-2015-476-1/1

南京蓝皮书
南京文化发展报告（2018）
著（编）者：中共南京市委宣传部
2018年12月出版／估价：99.00元
PSN B-2014-439-1/1

宁波文化蓝皮书
宁波"一人一艺"全民艺术普及发展报告（2017）
著（编）者：张爱琴　2018年11月出版／估价：128.00元
PSN B-2017-668-1/1

山东蓝皮书
山东文化发展报告（2018）
著（编）者：涂可国　2018年5月出版／估价：99.00元
PSN B-2014-406-3/5

陕西蓝皮书
陕西文化发展报告（2018）
著（编）者：任宗哲 白宽犁 王长寿
2018年1月出版／估价：99.00元
PSN B-2009-137-3/6

上海蓝皮书
上海传媒发展报告（2018）
著（编）者：强荧 焦雨虹　2018年2月出版／估价：99.00元
PSN B-2012-295-5/7

上海蓝皮书
上海文学发展报告（2018）
著（编）者：陈圣来　2018年6月出版／估价：99.00元
PSN B-2012-297-7/7

上海蓝皮书
上海文化发展报告（2018）
著（编）者：荣跃明　2018年2月出版／估价：99.00元
PSN B-2006-059-3/7

深圳蓝皮书
深圳文化发展报告（2018）
著（编）者：张骁儒　2018年7月出版／估价：99.00元
PSN B-2016-554-7/7

四川蓝皮书
四川文化产业发展报告（2018）
著（编）者：向宝云 张立伟　2018年4月出版／估价：99.00元
PSN B-2006-074-1/7

郑州蓝皮书
2018年郑州文化发展报告
著（编）者：王哲　2018年9月出版／估价：99.00元
PSN B-2008-107-1/1

社会科学文献出版社　　　**皮书系列**

❖ 皮书起源 ❖

"皮书"起源于十七、十八世纪的英国，主要指官方或社会组织正式发表的重要文件或报告，多以"白皮书"命名。在中国，"皮书"这一概念被社会广泛接受，并被成功运作、发展成为一种全新的出版形态，则源于中国社会科学院社会科学文献出版社。

❖ 皮书定义 ❖

皮书是对中国与世界发展状况和热点问题进行年度监测，以专业的角度、专家的视野和实证研究方法，针对某一领域或区域现状与发展态势展开分析和预测，具备原创性、实证性、专业性、连续性、前沿性、时效性等特点的公开出版物，由一系列权威研究报告组成。

❖ 皮书作者 ❖

皮书系列的作者以中国社会科学院、著名高校、地方社会科学院的研究人员为主，多为国内一流研究机构的权威专家学者，他们的看法和观点代表了学界对中国与世界的现实和未来最高水平的解读与分析。

❖ 皮书荣誉 ❖

皮书系列已成为社会科学文献出版社的著名图书品牌和中国社会科学院的知名学术品牌。2016年，皮书系列正式列入"十三五"国家重点出版规划项目；2013~2018年，重点皮书列入中国社会科学院承担的国家哲学社会科学创新工程项目；2018年，59种院外皮书使用"中国社会科学院创新工程学术出版项目"标识。

中国皮书网

（网址：www.pishu.cn）

发布皮书研创资讯，传播皮书精彩内容
引领皮书出版潮流，打造皮书服务平台

栏目设置

关于皮书：何谓皮书、皮书分类、皮书大事记、皮书荣誉、
皮书出版第一人、皮书编辑部
最新资讯：通知公告、新闻动态、媒体聚焦、网站专题、视频直播、下载专区
皮书研创：皮书规范、皮书选题、皮书出版、皮书研究、研创团队
皮书评奖评价：指标体系、皮书评价、皮书评奖
互动专区：皮书说、社科数托邦、皮书微博、留言板

所获荣誉

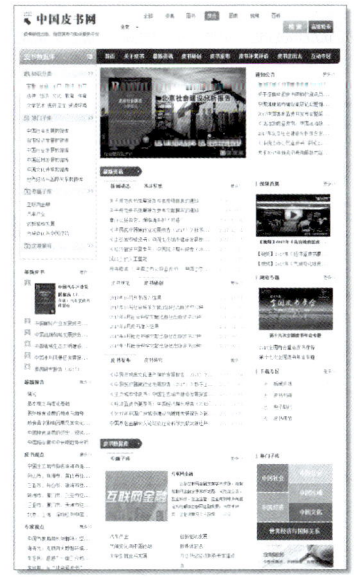

2008年、2011年，中国皮书网均在全国新闻出版业网站荣誉评选中获得"最具商业价值网站"称号；

2012年，获得"出版业网站百强"称号。

网库合一

2014年，中国皮书网与皮书数据库端口合一，实现资源共享。

权威报告·一手数据·特色资源

皮书数据库
ANNUAL REPORT(YEARBOOK) DATABASE

当代中国经济与社会发展高端智库平台

所获荣誉

- 2016年,入选"'十三五'国家重点电子出版物出版规划骨干工程"
- 2015年,荣获"搜索中国正能量 点赞2015""创新中国科技创新奖"
- 2013年,荣获"中国出版政府奖·网络出版物奖"提名奖
- 连续多年荣获中国数字出版博览会"数字出版·优秀品牌"奖

成为会员

通过网址www.pishu.com.cn或使用手机扫描二维码进入皮书数据库网站,进行手机号码验证或邮箱验证即可成为皮书数据库会员(建议通过手机号码快速验证注册)。

会员福利

- 使用手机号码首次注册的会员,账号自动充值100元体验金,可直接购买和查看数据库内容(仅限使用手机号码快速注册)。
- 已注册用户购书后可免费获赠100元皮书数据库充值卡。刮开充值卡涂层获取充值密码,登录并进入"会员中心"—"在线充值"—"充值卡充值",充值成功后即可购买和查看数据库内容。

数据库服务热线:400-008-6695　　　　图书销售热线:010-59367070/7028
数据库服务QQ:2475522410　　　　　　图书服务QQ:1265056568
数据库服务邮箱:database@ssap.cn　　　图书服务邮箱:duzhe@ssap.cn

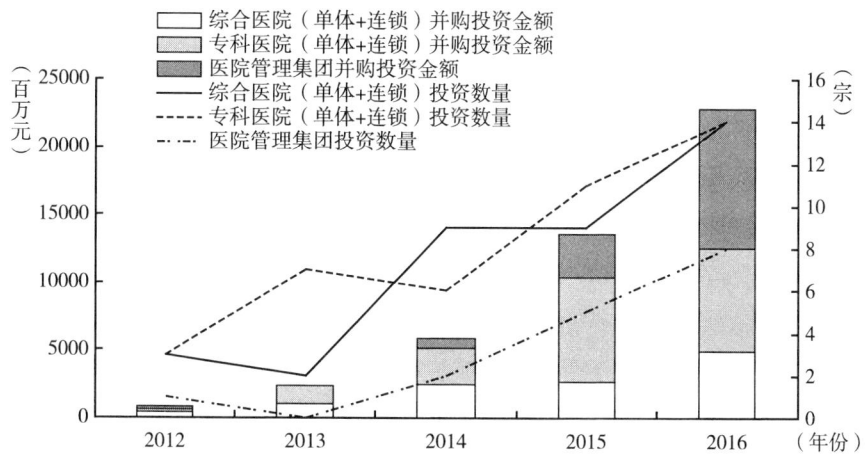

图1 2012~2016年中国民营医疗机构并购投资情况

资料来源：MergerMarket，德勤研究。

其中，盈利良好、可复制性强、医疗风险较小的连锁型专科医院，由于有望快速扩大规模及回收投资，始终是市场中受到投资者青睐的医院类型。体检中心与妇幼医院是2012~2016年最受投资者青睐的专科医院，体检中心并购投资金额超过105亿元人民币，遥遥领先于其他专业；而妇幼医院同期并购金额也超过32亿元人民币；同时医学美容整形医院、肿瘤医院、口腔医院和眼科医院由于相对清晰的盈利模式及较强的扩展性，也受到众多投资者的追捧，并购投资金额也非常可观。尤其是医学美容整形医院从2015年开始受到资本关注，仅用两年时间并购投资金额已经超越了许多其他专业，并购投资金额位居专科医院第三（见图2）。

另外，综合医院投资数量在2012~2014年总体呈上升趋势，2015年略有下降，在2016年达到最高值，并购投资金额接近50亿元。但由于投入资金回收期长、技术门槛高、学科建设难度大等原因，综合医院的并购投资金额始终少于专科医院。而医院管理集团在2014~2016年呈现前所未有的整合力度，投资并购金额于2016年超过100亿元，较2014年的8亿元提升了10倍以上（见图1）。

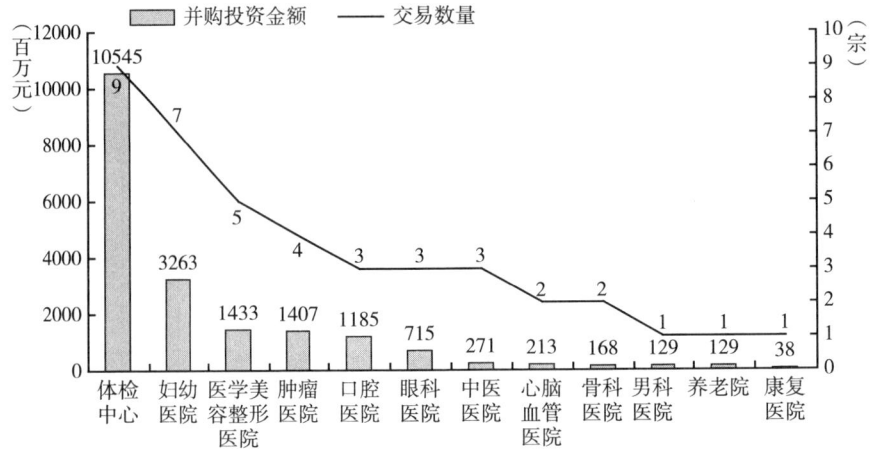

图2　2012～2016年中国民营专科医院投资并购规模

资料来源：Mergermarket，德勤研究。

（四）民营医院寻求融资时对资金的要求

在本次调查医院中，43%的医院曾有过融资计划，62%的医院表示在未来会有融资计划，这说明民营医院对融资的需求在不断增加。通常民营医院希望获得的投融资有以下特点。①投资金额足够大。目前绝大部分民营医院都处于初建期和扩张期，这两个时期的医院运营都需要大量资金，这样体量的资金需求通常无法通过内源融资或者传统的银行贷款来完成。②回收周期长或不需要还本付息。由于医院本身并非暴利行业，并且回报周期长，至少18个月才能持平，新建医院通常需要3~4年才能赢利。所以获得回收周期长，或不需要还本付息的资金显得尤为重要。③低成本、低风险。面对医院经营管理的不确定性，在融资方式的选择中注意融资成本和风险控制也是不可忽略的一部分。④不出让管理决策权。在既往的公私合作（Public Private Partnership，PPP）模式中，我们发现不将管理决策权出让给公立医院的民营医院往往获得了更加快速的发展，以往的研究也发现，民营医院的盈利能力平均比公立医院高出200%，这主要是与民营医院较高的管理效率和成本控制能力有关。⑤募集周期短。为了在市场扩张中占有先机，募集周期短的资金也是民营医院优先选择的一项标准。⑥包含配套服务。在选择私募股权融资时，良好的投后管理也将为民营医院的成长提供重要的"附加价值"。

综合以上，为保障医院持续扩张发展，如何为医院构建多元、可持续的融资模式是资本方需要解决的重要问题。

二 民营医院的融资方式

随着民营医院融资规模的逐渐增大，越来越多的融资方式可供民营医院选择。

（一）按融资来源分

1. 内源融资

主要是由民营医院通过自有资本的经营获得的资本积累和剩余价值，即除去折旧金额的经营净利润减掉支付股利后的留存收益。对于绝大部分尚处于起步阶段的民营医院来说，这部分留存收益很难满足医院扩张的融资需求，所以真正能实现内源融资的医院极少。

2. 外源融资

根据融资行为是否经过金融中介机构以及中介机构的参与程度，外源融资又分为间接融资、直接融资和中间融资。间接融资是指资金供求双方不直接形成债权债务关系，融资者与资金供给者通过金融中介机构实现资金融通的行为。直接融资是指融资者与资金供给者之间通过某种融资产品直接形成债权债务关系的行为。中间融资是指融资者与资金供给者既通过金融中介机构又通过融资产品形成债权债务关系的行为，一些新兴的融资模式均属于此类。

（二）按融资渠道分

1. 间接融资

间接融资方式主要为银行贷款，银行贷款过去是民营医院的主要社会融资方式。但在近5年中,银行贷款占民营医院总融资金额的比例逐步下降。

2. 直接融资

随着金融体制改革的深入,我国直接融资渠道不断拓宽,融资方式不断增加,直接融资占社会融资规模的比重逐渐扩大,在民营医院融资领域亦是如此。适用于民营医院的直接融资方式主要有融资租赁、发行债券、股权融资等。

(1)融资租赁是多年以来民营医院十分常用的融资方式,实质是一种分期付款购买资产的形式,民营医院通常应用这种融资方式租赁先进的医疗仪器设备,借此增加营业收入,而又尽量少占用流动资金。承租方(医院)按出租方固定资产的价值和利息分期支付,并在租赁期内获得该资产的使用权,租赁期满,固定资产所有权归承租方。

(2)发行债券是指民营医院通过向社会发行债券来募集资金,医院定期向机构支付债券利息。受限于我国债券发行的条件,民营医院较少采用发行债券的融资方式。

(3)股权融资是指民营医院出让部分所有权,通过上市融资或增资扩股的方式引进股东,使社会资本能够通过入股的方式参与到医院的发展建设当中。民营医院通过股权融资获得的资金不需要还本付息,新入股的股东将分享医院的盈利,同时也承担亏损的风险。股权融资可分为私募股权融资和公开发行上市。①私募股权融资(PE)是指直接或通过承销商将非注册证券销售给有限数量的购买者,无须向证券监管部门递交全部的报告。私募股权融资在近年越来越趋向活跃。②公开发行上市(IPO)是企业通过证券交易所公开首次募集股份以获得资金的融资方式。受限于金融政策和民营医院现有的规模,公开发行上市的民营医院仍非常有限,一些发展较快、经营状况较好的民营医院正在试图通过这种融资方式获得大量的资金和实现更快速的扩张发展。

3. 中间融资

这是创新的投融资方式,是社会投融资主体根据民营医院的不同组织形式和差别化的资金需求所创立的方式,例如PPP模式等。PPP模式中私营企业与政府合作并参与公共基础设施建设,共同设计开发、全程参与、承担融资风险,达到更加有效提供公共产品和服务的目的。

在本次调查中,30%属于营利性民营医院,70%属于非营利性民营医院,两类医院在融资历史和融资需求上并没有显示出区别,说明这两类民营医院的界定比较模糊。83%的受调查医院的初始运营资金来源于自筹资金,说明大部分医院在初建期不考虑或者没有能力获得外源融资;其他的初始资金来源有PPP公立医院公私化模式、公司集团提供资金、民间借贷以及银行贷款等。

三 民营医院融资风险评估

不同的融资方式在融资成本、融资难度以及融资风险上也有很多区别,如表4所示。

表4 不同融资方式融资成本、融资难度以及融资风险对比

融资方式				融资成本	融资难度	融资风险
内源融资	自有资金		—	低	难	低
外源融资	间接融资	银行贷款	—	高	难	中
	直接融资	融资租赁	—	低	易	低
		发行债券	—	低	难	低
		股权融资	PE	中	难	中
			IPO	高	难	高
	中间融资	PPP模式	—	中	中	中

资料来源:德勤研究。

具体到民营医院,自有资金(内源融资)主要是民营医疗机构在初建时使用的融资方式,无融资成本,低风险,但是通常无法满足民营医院长远发展及扩张的需求。融资风险主要来源于外源融资,分析如下。

1. 银行贷款

对于符合银行贷款要求的民营医院来说,通过银行贷款可以获得相当大

金额的融资，这是主要益处。但银行对贷款的审批程序复杂，条件要求严格，且大部分银行贷款期限短、利率高，对于绝大部分尚处于初建期和扩张期的民营医院来说，获批难度较大，即便获批，限于医院本身高投入、慢回报的特点，民营医院的还款压力也会很大，财务风险较高。对于民营医院来说，银行贷款主要用于不动产的购买或长期租赁、基础设施建设及大型医疗设备的更新。随着审核更宽松、回收方式更灵活的民间资本在民营医院投资的大规模增加，银行贷款正逐渐缩小在民营医院融资中的占比。

不过也有银行仍在加大对民营医院的支持力度，例如中国邮政储蓄银行在2016~2017年于多地发布"民营医院贷"，目的正是向小型民营医院提供低成本的融资服务。大部分"民营医院贷"的金额是≥100万元、≤1000万元的中小额贷款，这种金额比较难受到权益投资者的青睐。所以对小微型单体民营医院，尤其是没有技术优势的医院来说，这仍然是一个不错的选择。

2. 融资租赁

融资租赁可以让民营医院以较少的现金流获得先进大型医疗设备的使用权，作为一种变相的分期付款购买行为，融资租赁具有低成本、低风险、回收周期长等诸多适于民营医院的优点。但限于融资租赁的形式本身，其并不能为民营医院提供大量的资金，无法满足民营医院全部的融资需求，只能缓解民营医院一定的融资压力。当民营医院需要大金额融资用于基础建设、扩张时，其势必还要寻找其他的融资方式以获得更大金额的融资。

3. 发行债券

发行债券融资筹集资金周期较短，金额大，期限多为中长期，这些特点都是民营医院所期盼的。然而，我国债券市场主要是为政府重大建设项目融资的，企业债券通常由大型国企或有政府背景的融资平台公司发行，投资具有较好收益和价值回报的基础设施建设领域，如铁路、公路、机场等。虽然目前债券品种已经大大增加，但发行主体仍以政府、央企为主，民营企业占比很小，债券产品不够多元化，缺乏适合规模小、信用相对较低的民营医院的债券品种。再加上医院主体资格的缺乏，目前很少有民营医院通过发行债券完成融资。

4. 私募股权融资

私募股权融资获得的资金通常无须抵押和担保，投资方自担风险。与其他融资方式不同的是，私募股权融资的投资方以参股的形式进入民营医院后，通常会不同程度地参与民营医院的经营和管理。由于大部分民营医院缺乏系统性的现代化企业管理能力，这种包含配套服务的融资方式对帮助民营医院搭建完善的公司组织结构常常有积极的作用，也为民营医院的后续发展和再次融资奠定良好的基础。私募股权融资虽然具有以上种种优点，但只有具备显著自身优势的民营医院才有可能获得私募股权融资，比如显著的专科优势、高端服务优势等。同时，在私募股权融资中，投资方可能会与民营医院签订对赌协议，对于医院这一高投入、慢回报的行业来说，无疑增大了财务风险与成本。

5. 公开发行上市

对于经营状况良好、处于高速增长期的民营医院来说，在市场发展前景广阔的情况下，公开发行上市是一个获得更大金额的融资以满足其快速发展、扩张需求的融资方法。但公开发行上市对企业的盈利、股本、资产和业务都有非常高的门槛，需要一系列严格审查和大量的信息披露，所需的时间也远远长于其他常见的融资方式。由于公开发行上市十分困难，目前市场上可直接借鉴的经验很少，仅适用于少数规模大、经营相对成熟的民营医院集团。

6. PPP 模式

PPP 模式将政府与私营企业联合在一起，期望利用双方的优势，最大化资本的效率。由于资源共享、风险共担，民营医院的成本和风险都被有效分担。值得一提的是，PPP 模式目前还没有完全固定的合作方式，当私营企业与政府（或民营医院与公立医院）开展合作时，管理权可能落在民营医院或者公立医院手中。从既往经验来看，当民营医院掌握管理权时，由于拥有更加企业化的组织结构和现代管理方式，其往往会获得更好的经营结果。

四 民营医院融资面临的困境

医院作为一个典型的高投入、长周期"产业"，其发展离不开大量资金的持续投入。融资是缓解民营医院资金匮乏和解决医院发展困境的重要手段，但民营医院的自身特点导致其难以获得符合前述中所有条件的理想融资。在本次调查中，虽然有43%的医院表示曾经有过融资计划，但仅有30%的医院真正成功融资，融资过程中最主要的两个困难是政府扶持力度不够和融资成本较高。造成这种现状的主要原因有以下几点。

1. 规模小且信用低

在我国，民营医院是近5年来逐渐开始活跃起来的医院，虽然发展迅速，规模日益扩大，但与公立医院相比，不论医疗服务体量还是床位数都差距较大。2016年，全国民营医院全年门诊诊疗人次累积4.22亿人次，只有公立医院的14.8%。床位数方面，截至2016年底，民营医院床位总数为123.36万张，而公立医院则有445.52万张，民营医院床位数只占全部医院床位数的21.68%。另外，大部分民营医院成立时间较短，仍处于初建期和扩张期，规模小且信用低。

2. 抵押担保责任落实困难

由于我国对于医疗卫生行业有规定，禁止以公益为目的的事业单位抵押医疗设施和公共卫生设施，所以民营医院可用于抵押的有效固定资产非常有限，加之医疗器械大多专业性强、变现率低，债权难以保障。

3. 投入高但回报慢

民营医院的投资往往投入高但资金回笼慢，回报最快的口腔诊所通常也需要用18个月才可能赢利，而口腔医院最快大概需要两年，骨科医院和妇产科医院大概需要近三年，肿瘤医院通常需要更久的时间，因此，投资者一般对民营医院的投资都比较谨慎，这就进一步限制了民营医院的融资渠道。

4. 财务风险较高

财务杠杆虽能有效提升资本效率、但财务风险也相应上升。初建期和扩张期的民营医院在经营上的不确定性较高，利用财务杠杆虽能有效提升资本效率、加快医院建设及扩张速度，但融资风险大大增加，一旦出现经营状况不佳、盈利能力下降、现金流量不足等，民营医院将面临财务危机。所以，有效提升资本效率，控制财务风险也是民营医院融资需要面对的重要挑战。

五 民营医院融资策略分析

(一) 民营医院共同的融资策略

随着民营医院规模的增大和管理的规范,单一融资方式已经无法满足许多需求,尤其是对于中高端及连锁民营医疗机构来说。在2013年颁布《国务院关于促进健康服务业发展的若干意见》(国发〔2013〕40号)之后,越来越多的民营医院投资管理者开始综合运用直接融资和间接融资等不同的融资方式,创新融资模式,提高融资效率,使融资主体多元化、融资方式多样化。不同类型、不同阶段的民营医院在融资方式的选择上也会有所区别,比如新建综合民营医院与处于扩张期的连锁专科医院就会倾向于选择不同的融资策略。

整体策略都是从传统的债务性融资向权益性融资转变。相比国有公立医院,私立民营医院产权具有明晰性优势,在获取融资方面的约束较少,内部审查流程较公立医院简化,操作起来相对比较容易。权益性融资的优势在于融资成本低,融资周期长,是满足医院需要的长期稳定赢利的商业模式。

本次调查的医院在既往融资渠道上,银行贷款最多,接着是民间借贷。可以看出,既往融资方式还是以债务性融资为主。而在未来计划融资方式上,股权融资成为首选。在所有未来有融资计划的医院里,54%的医院选择了股权融资,同时公开上市融资排到了第三位,仅次于股权融资和银行贷款。在股权融资的性质上,大部分受调查医院还是倾向于财务性投资和战略性投资,而非控股性投资,说明大部分医院在寻求融资的同时,不愿失去对医院的控制决策权。而寻求融资的目的还是以医院扩建或者建造分院为主。

(二) 民营医院应寻求多元化融资渠道

1. PPP模式

PPP模式作为创新型融资模式,非常适用于医院,尤其是公立医院与民营企业合办医院。公立医院提供技术、人员以及资质等专业资源,民营企业或医疗集团提供资金和先进的企业管理模式。从一些其他经济比较发达的国家的PPP模式来看,有超过20种可供借鉴的PPP模式,我国比较常见的4种模式见表5。

表5 我国公立医院与民营企业合办医院常见PPP模式

PPP模式	优势	劣势
私人-融资-计划(PFI模式)	激活社会闲散资金,服务于民。在项目管理方式上有较大的灵活性	资金回报期望高
重构-运营-移交(ROT模式)	解决了政府缺乏扩建医院资金的问题,同时又与原有设施的运营管理结合起来	经营风险、人员流失风险高
设计-采购-施工(EPC模式)	是擅长于建筑工程的社会资本进入医疗市场的较好方式,"交钥匙"给公立医疗团队进行经营和管理	投资者和经营者之间容易由于利益界定不清产生矛盾和冲突
运营和管理外包(O&M模式)	政府或医院通过外包给专业公司,专业的人做专业的事	外包不容易产生主人翁精神,管理难度大

资料来源:中国投资咨询网,德勤研究。

近年,我国已经有不少医院使用PPP模式进行新建、融资或转型。例如2009年凤凰医疗集团与北京门头沟医院、京煤集团达成合作意向,共同发展门头沟地区的直属公立医院。凤凰医疗集团对医院进行固定投资,并执行运营和管理相关医院的权利,截至2015年,凤凰医疗集团管理了10家综合性医院、1家中医院和28家社区诊所,它们全部为非营利性的医保定点医疗机构,每年均保持赢利。而这几家医院在凤凰医疗集团管理前全部处于亏损状态。另外,北大国际医院也是PPP模式的产物,北京大学与方正集团共同投资创建了北大医疗产业集团,进而于2004年启动兴建了北大国际医院,其已于2014年正式开业。树兰医疗集团也于2013年与浙江大学进行战略合作,兴建了浙江大学国际医院。浙江大学国际医院从筹备到开业只用了两年时间,这也说明PPP模式不断成熟,以及社会资本办医的政策环境开始不断宽松。此外,完成了PPP模式转型或新建的医院还有新世纪医疗与北京儿童医院合办的新世纪儿童医院、中信医疗与汕尾市三家医院合作的

PPP 项目等。在国家削减公立医院数量，鼓励公立医院社会化的大环境下，预计未来 PPP 项目会越来越多，相关政策会越来越完善。

2. ABS（资产证券化）融资

ABS 融资是指某一资产或资产组合采取证券资产这一价值形态的资产运营方式。医院可将诊疗的各项收费、政府投资、社保资金或其他贷款进行资产证券化运作，这是一种成本低、易操作而且效率较高的融资工具。口碑较好的民营医院品牌更加能够吸引资产证券化融资，例如国内四大医疗集团中的北大医疗产业集团就计划未来将通过资产证券化的方式来盘活资本。北大医疗产业集团 CEO 曾公开表示，未来会适时将适当的轻资产医院管理公司资源打包进旗下的上市公司；还有一部分医院物业等重资产将通过 REITs 平台（房地产信托投资基金），以租金收益上市的方式获得稳定的现金流收入，以成为其赢利方式之一。该形式是新加坡、中国香港等市场比较成熟的房地产信托形式。据了解，目前国内的万科、万达等企业也在试水。

3. 公开上市

民营医院公开上市虽然难度较大，但是规模较大、运营效率较高的民营医疗集团（医院）也应该积极尝试，目前已经有不少民营医院集团完成了公开上市（见表6）。可以看出，由于门槛较低，港股和新三板未来仍应是大部分民营医院公开上市融资的首选。

表6 截至 2017 年公开上市的中国民营医院

股市	公开上市的民营医院
A 股	通策医疗、爱尔眼科、国际医学、美年健康
美股	泰和诚医疗
港股	凤凰医疗、美医医疗、和美医疗、康宁医院、康华医疗、新世纪医疗、弘和仁爱
新三板	御康医疗、华美牙科、大乘医疗、慈惠健康、利美康、合一康、大众口腔、福华股份、喜之家、中康国际、莲池医院、国龙医疗、可恩口腔、华韩整形、永瀚星港等

资料来源：公开信息，德勤研究。

4. 产投基金与私募股权基金

在政府鼓励民营资本参与医院投资建设的大背景下，产投基金、私募股权基金都开始加大投资医院的力度。

产投基金的策略是瞄准单体医院以及平台化。产投基金的发起者大多是行业内的上市公司，尤其是医药公司。如2014年10月，三诺生物斥资2900万元收购北京健恒糖尿病医院80%的股份，正式进入医院产业。产投基金看中的并不是投资医院带来的短期投资回报，而是和自身产业及衍生服务联动带来的收益。因此，产投基金更加看重的是做服务平台，以为产品和衍生服务市场化铺路。产投基金另一个特点是专科化，目前的趋势主要集中在肿瘤专科、精神科、康复治疗以及与慢性病相关的专业门诊，这种方式可以避免和公立医院直接竞争。所以专科民营医院，尤其是上述公立医院非主流科室的专科民营医院将来有机会吸引越来越多私募基金的关注。

私募股权基金和产投基金相比，并不会有太多产业整体布局的联动性，更加注重投资回报以及资本退出的时间，所以虽然私募股权基金对医疗健康企业的投资热情非常高，但是对医院的投资一直比较谨慎，而且主要针对营利性民营医院。最近的投资案例包括挚信资本联手哥伦比亚大学基金会在香港注册成立的嘉会医疗控股有限公司投资上海嘉会医院，以及鼎晖对医院的布局，投资包括新世纪儿童医院、安琪儿妇产医院等。2016年3月成立的重庆金浦医疗基金是一家专注于医院投资的私募基金，截至2016年底，募集金额已经超过10亿元，并已经成为至少5家民营医院的大股东。

5. 保险融资

保险融资具有长期性和稳定性优势，符合医院融资的需求。大型保险公司更可以通过投资医院，使其与本身的商业健康保险产品有机结合。在"保险+医疗"的趋势下，阳光保险、中国人寿以及东方资产旗下保险公司都通过直接投资医院来探索"保险+医疗"的创新合作模式，并探索控费途径，以试图绕开商业健康保险发展的障碍。

6. 融资担保公司融资

融资担保公司融资也是民营医院融资的一个选择。由于国家规定医院资产无法直接抵押来进行融资，所以融资担保公司的介入可以帮助医院间接完成抵押贷款。目前各省份都有一些专门为民营医院和医疗机构提供融资担保服务的公司。

（三）不同发展期的民营医院融资策略

1. 初建期的民营医院

初建期的民营医院盈利能力不确定，且需要集中决策权，所以不太适合进行股权融资。对于初建期的民营医院来说，如果自筹资金不能满足需求，则较适合通过银行贷款来完成初建，待正常运营后再寻求其他融资方式进行科室扩建和新学科开展。

2. 扩张期的民营医院

由于单体医院长期有成长壁垒，在初建期完成后可选择进入扩张期，通过收购整合其他医院的方式建立分院或向连锁医院发展，以吸引更多投资。从这几年医院投资并购情况看，连锁专科医院更容易得到大资金的青睐。

扩张期的民营医院应尽早与资本力量结合，吸引产业投资资金或者通过VC/PE来进行股权融资，这样不仅可以解决资金的问题，还能吸收优质资本既有的先进管理理念，提高医院运营和管理效率。这一阶段医院还应该尽早建立标准化、规范化的医疗服务流程、内控体系，增强异地连锁拓展的可复制性以吸引投资。

处于扩张初期的连锁医院在新建医院时比较容易出现亏损。因此资本在投入处于扩张期的连锁专科医院时也会有所顾虑。所以医院在扩张时一定要保持冷静，只有在将运营效率提高、管理模式标准化后再尝试扩张，才能更好地吸引资本投入。

（四）不同类型民营医院的融资策略

1. 小型综合性民营医院

对大部分二级以下小型综合性民营医院来说，办医宗旨是为患者提供质量合格的基本医疗保障。由于学科发展和医院扩张的压力较小，这类医院对

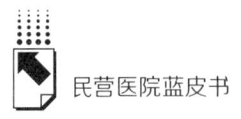

于融资的需求相对较少，所以大部分情况下建议以自筹资金为主。当需要进行设备采购、新科室构建时，可适当地采用银行贷款或者融资租赁的方式进行融资以缓解资金压力。

2. 公立医院改革或大型综合性民营医院

与大部分普通综合性民营医院不同，这类模式医院的融资通常是由资本主导的，例如作为中国最大的股份制医院投资管理集团的凤凰医疗集团通过"托管+供应链"的模式入股多家公立医院，助力公立医院改革。凤凰医疗集团通过管理服务和供应链获取利润，医院也获得了充分的资金保障和先进的管理支持。所以有意进行改革的公立医院可以积极寻求与大型民营医疗集团合作从而进行股权融资。

PPP 模式是一个非常适合大型综合性民营医院新建医院时使用的模式，通常此类医院都需要资本（医疗集团或各类基金）与技术（公立医院或研究所）的结合。所以大型民营医院在初建时，可使用 PPP 模式，之后再结合一些债务性融资、资产证券化或者公开上市等方式进行融资扩张。

3. 专科民营医院

初建专科医院时，要明确医院定位，应选择市场潜力大、供给失衡的细分专科领域，如儿科、妇产科、精神科、运动康复科等公立医院相对薄弱的科室，提供有差异化的医疗服务或高端医疗服务，这样可以增加医院利润，以提高对资本的吸引力。由于专科单体医院的横向扩展性较差，待资本力量介入并稳定运营后，应根据情况进行连锁扩张。

连锁扩张时地区选择非常重要，要关注公立医院"溢出"效应，寻找供不应求的并有足够需求的地区。以爱尔眼科为例，其成功扩张很大程度上取决于在渠道下沉的过程中对标的选择的准确性。而优秀的"体外孵化+管理输出+择时纳入"策略也来源于前期与资本力量的配合，爱尔眼科先后与前海东方创业和安星眼科成立了两只产业投资基金，专门布局眼科医院的并购，尤其是在基层市场。所以，专科医院在连锁扩张期，对投资方的要求不应仅局限于资金，还应考虑投资方在医院扩张期能否提供战略上的帮助，以具有"1+1>2"的效果。

（五）民营医院应积极建立现代企业管理团队

除了上述融资策略外，民营医院还应积极建立现代企业管理团队，打破传统医院的既有模式，改由职业经理人担任院长，而非资深医生通过企业管理降低成本提高效率及盈利能力，从而吸引投资者及投资机构的注意。在目前已有的案例中也可发现，由民营资本管理和运营的医院在管理水平和运营效率上明显优于传统由资深医生管理的医院。

总而言之，通过抽样调查我们发现，虽然融资需求是巨大的，但是由于政府扶植力度不够以及融资成本较高等原因，目前中国大部分民营医院在融资能力和融资形式多样化上仍然处于相对初级的阶段。因此，我们认为未来民营医院应根据自身的业务规模及特点制定相应的发展战略，再根据不同的发展战略制定不同的融资策略。在融资方式上应大胆尝试各种新型融资方式，在获得资金支持的同时引入资本方先进的管理理念，以提升运营效率和盈利能力从而吸引更多资本的关注，实现良性循环。

参考文献

[1] 国家卫生和计划生育委员会编《2016中国卫生和计划生育统计年鉴》，中国协和医科大学出版社，2016。

[2] 《2017年我国卫生和计划生育事业发展统计公报》，中华人民共和国国家卫生和计划生育委员会网站，http://www.nhfpc.gov.cn/guihuaxxs/s10748/201708/d82fa714 1696407abb4ef 764f3edf095.shtml。

[3] 王广英：《医疗投融资年度案例及评析（民营机构篇）》，健康界网站，http://www.cn-heal thcare.com/article/20150320/content-471649-all.html。

[4] 智信研究：《医疗健康产业投资机会及策略详解》，http://baijiahao.baidu.com/s?id=1561497195581838&wfr=spider&for=pc。

[5] 《高投入长周期：医院融资模式如何选择?》，财经搜索网站，http://www.21so.com/content/42-282326.html。

[6] 《民营医院融资难，这3大对策帮你降低难度!》，搜狐网，http://www.sohu.com/a/144483142_184259。

[7]《民营医院的 N 种融资方式》，华夏医界网，http：//www.hxyjw.com/guanli/jyts/show－121739。

[8]《民营医院进入快速发展和洗牌期　格局重构至少需三五年》，新浪网，http：//finance.sina.com.cn/roll/2016－10－30/doc－ifxxfuff7196613.shtml？cre=financepagepc&mod=f&loc=1&r=9&doct=0&rfunc=100。

[9]《医院投资的 2016：控费改变投资策略》，健康界网站，http：//www.cn-healthcare.com/articlewm/20151226/content－1000396.html。

[10] 杨凯、张勇：《民营医院融资模式和策略分析》，《华北金融》2015 年第 2 期。

[11] 郭琳：《民营医院的融资渠道、问题与对策研究》，《中国医院管理》2015 年第 6 期。

[12] 吴周洲、袁伟：《我国民营医院运营现状及融资问题分析》，《管理学家》2012 年第 4 期。

[13] 杜乐勋：《中国特色公立医院融资路在何方？路在脚下！》，《中国医疗卫生发展报告 No.4》，社会科学文献出版社，2008。

[14]《北大医疗步步为营　利用资产证券化盘活资本》，和讯网，http：//stock.hexun.com/2016－07－13/184899721.html。

[15]《医药生物行业深度报告：医院资产证券化大潮下的重资产企业转型机遇》，http：//doc.mbalib.com/view/246fabb5384d2d7e03c819609b1a929c.html。

[16]《上市公司如何涉足"非公医疗服务市场"？》，健客网，https：//www.jianke.com/xwpd/2182736.html。

[17] 李希才、郑锦荣：《医院资产证券化的初步研究》，《现代医院》2004 年第 4 期。

[18] 高解春：《对公立医院 PPP 有认识误区》，《中国卫生》2016 年第 3 期。

B.9
2016~2017年社会办医投融资研究

孙笑悦 李敬雷*

摘 要： 国务院鼓励社会资本参与医院建设的一系列政策点燃社会办医热情，以上市公司为主体的社会投融资办医活动尤为活跃。从投资额和投资数量看，2016年国内迎来社会办医的高峰。2016~2017年，社会资本办医模式呈现多样化，当前运作最成熟的模式是专科连锁模式；公立医院改制成为当前民营资本办医的一大热点，但改制后社会资本的逐利性和公立医院的公益性存在矛盾；PPP模式继公立医院改制后成为社会投融资办医热点。中国社会投融资办医方兴未艾，商业健康保险主导的医院投资模式有可能是下一个浪潮。

关键词： 社会办医 投融资 连锁专科医院 公立医院改制 PPP模式 商业健康险主导医院投资模式

2013年9月，国务院发布《关于促进健康服务业发展的若干意见》，其中提出"到2020年，基本建立覆盖全生命周期、内涵丰富、结构合理的健康服务业体系"，"健康服务业总规模达到8万亿元以上"，之后促进社会办医政策陆续出台，点燃了社会资本办医热情。以上市公司为主体的社会投融资办医活动尤为活跃，从投资额和投资数量看，2016年国内迎来社会办医的高峰，社会资本办医模式呈现多样化。本报告对2016~2017年社会资本办医投融资进行研究总结。

---

* 孙笑悦，任职于国金证券医药健康研究中心，研究方向为医疗服务行业政策与投资趋势；李敬雷，国金证券医药健康中心董事总经理，研究方向为医药产业政策与投资趋势。

一 国家政策点燃社会资本办医热情

（一）社会资本办医成为国家卫生工作重点

医改启动至今，中央逐渐把推动公立医院改革和鼓励社会资本办医放在更加突出的地位，提出了更加具体的措施以及发展目标。2009年3月17日中共中央、国务院发布《关于深化医药卫生体制改革的意见》，我国开始了新一轮医疗体系改革，改革以覆盖城乡居民的基本医疗卫生制度为主要推行着力点。随后，国务院于2013年9月28日发布《关于促进健康服务业发展的若干意见》，从中可看出，医改目标已不停留在建立基本医疗卫生制度上，而是覆盖全生命周期、结构合理的，包括医疗卫生服务、健康管理与促进、健康保险以及健康服务相关支撑产业在内的健康服务业体系。2015年3月30日，国务院办公厅出台的《关于印发全国医疗卫生服务体系规划纲要（2015—2020年）的通知》中将深化医疗体制改革的目标表述为："优化医疗卫生资源配置，构建与国民经济和社会发展水平相适应、与居民健康需求相匹配、体系完整、分工明确、功能互补、密切协作的整合型医疗卫生服务体系。"改革将分别在医疗卫生筹资、医疗卫生服务、医疗卫生监督管理、药品生产流通、医疗卫生人才培养五个主要的子体系上推进。

医疗卫生体系供给侧结构性调整成为医改关注的焦点。其中，完善初级卫生保健服务系统、构建能够合理分流患者的有序就医格局，通过公立医院改革提高优质医疗资源服务质效，引入社会办医力量发展健康服务业，丰富医疗服务供给主体，形成良性竞争，是医疗服务体系供给侧改革的主要策略。

从上述政策可见，推动公立医院改革、促进社会资本办医逐渐成为国家医改卫生工作重点（见表1）。

表1 2014~2016年我国医改卫生工作重点

2014年	2015年	2016年
加快推动公立医院改革	全面深化公立医院改革	全面深化公立医院改革
建立科学补偿机制,破除以药补医	破除以药补医,推动建立科学补偿机制	健全科学补偿机制
理顺医疗服务价格	进一步理顺医疗服务价格	—
建立适应医疗行业特点的人事薪酬制度	建立符合医疗卫生行业特点的薪酬制度	加快建立符合医疗卫生行业特点的薪酬制度
推进公立医院规划布局调整	优化医疗卫生资源结构布局	—
建立和完善现代医院管理制度	加快建立和完善现代医院管理制度	完善公立医院管理体制
完善中医药事业发展政策和机制	—	同步推进公立中医医院综合改革
—	—	扩大城市公立医院综合改革试点
—	—	巩固完善县级公立医院综合改革
—	深化编制人事制度改革	深化编制人事制度改革
完善县级公立医院药品采购机制	落实公立医院药品集中采购办法	全面推进公立医院药品集中采购
—	—	落实政府责任
—	—	严格控制医疗费用不合理增长
—	—	大力改善医疗服务
—	—	为公立医院医务人员就近提供公租房保障
健全分级诊疗体系	完善分级诊疗体系	加快推进分级诊疗制度建设
—	提升基层服务能力	提升基层服务能力
—	加快建立基层首诊、双向转诊制度	加快开展分级诊疗试点
—	—	扩大家庭医生签约服务
—	—	完善配套政策

（二）我国社会资本办医政策演变

回顾历史，我国社会资本办医的政策演变经历了四个阶段（见表2）。

表2 我国社会资本办医的政策演变

发布时间	文件名称	主要内容
1980年9月2日	《关于允许个体开业行医问题的请示报告》	执行允许个体开业行医的政策。对个体开业行医既要放宽政策,允许合法存在,又要严格进行管理
1985年4月25日	《国务院批转卫生部关于卫生工作改革若干政策问题的报告的通知》	再次放宽了对社会资本办医、个体开业甚至医生多点执业的限制
1992年9月23日	《卫生部关于深化卫生改革的几点意见》	拓宽卫生筹资渠道
1994年2月26日	《医疗机构管理条例》(中华人民共和国国务院令第149号)	鼓励多种形式兴办医疗机构,将医疗机构的所有制形式分为5类,即全民、集体、私营、中外合资合作和其他。首次以执业许可的形式确立了"私营"和"中外合资合作"医疗机构在医疗服务领域中的位置
1997年1月15日	《中共中央 国务院关于卫生改革与发展的决定》	举办医疗机构要以国家、集体为主,其他社会力量和个人为补充
2000年2月16日	《关于城镇医药卫生体制改革的指导意见》	打破医疗机构的行政隶属关系和所有制界限
2001年7月23日	《关于城镇医疗机构分类管理若干问题的意见》	进一步明确医疗机构分类管理的有关问题
2009年3月17日	《中共中央 国务院关于深化医药卫生体制改革的意见》	注重发挥市场机制作用,动员社会力量参与,促进有序竞争机制的形成,作为我国新医改的纲领,明确提出完善医疗卫生服务体系,推进公立医院改革试点,加快形成多元化办医格局,鼓励民营资本举办非营利性医院
2010年11月26日	《关于进一步鼓励和引导社会资本举办医疗机构意见的通知》	以期完善和落实优惠政策,消除阻碍非公立医疗机构发展的政策障碍,确保非公立医疗机构在准入、执业等方面与公立医疗机构享受同等待遇,形成以公立医疗机构为主导、非公立医疗机构共同发展、多元化办医的格局
2010年5月1日	《关于鼓励和引导民间投资健康发展的若干意见》	鼓励民间资本参与发展医疗事业。支持民间资本兴办各类医院、社区卫生服务机构、疗养院、门诊部、诊所、卫生所(室)等医疗机构,参与公立医院转制改组
2013年9月28日	《关于促进健康服务业发展的若干意见》	充分调动社会力量的积极性和创造性,着力扩大供给、创新发展模式、提高消费能力,促进基本和非基本健康服务协调发展。力争到2020年,基本建立覆盖全生命周期、内涵丰富、结构合理的健康服务业体系,健康服务业总规模达到8万亿元以上

续表

发布时间	文件名称	主要内容
2015年6月15日	《关于促进社会办医加快发展的若干政策措施》	为进一步破除社会资本办医的体制机制障碍和政策束缚，激发促进社会办医发展政策效应的持续显现，形成多元办医格局
2014年3月25日	《关于非公立医疗机构医疗服务实行市场调节价有关问题的通知》	医疗服务价格市场化的起步，价格政策具体化
2014年1月9日	《关于加快发展社会办医的若干意见》	要求优先支持社会资本举办非营利性医疗机构，加快形成以非营利性医疗机构为主体、营利性医疗机构为补充的社会办医体系
2015年6月11日	《关于促进社会办医加快发展的若干政策措施》	从进一步放宽准入，拓宽投融资渠道，促进资源流动和共享，优化发展环境4个方面提出了16点具体措施，并鼓励地方开展差别化、多样化探索
2015年12月2日	《关于完善基本医疗保险定点医药机构协议管理的指导意见》	取消"基本医疗保险定点零售药店资格审查"和"基本医保定点医疗机构资格审查"，改为直接由医保经办机构与定点医药机构签订服务协议。社会办医机构在符合标准的前提下有更大机会取得基本医疗保险覆盖
2017年3月2日	《医师执业注册管理办法》	允许在职医生多点执业，开办诊所
2017年5月23日	《关于支持社会力量提供多层次多样化医疗服务的意见》	到2020年，社会力量办医能力明显增强，医疗技术、服务品质、品牌美誉度显著提高，专业人才、健康保险、医药技术等支撑进一步充实，行业发展环境全面优化。打造一大批有较强服务竞争力的社会办医机构，形成若干具有影响力的特色健康服务产业集聚区，服务供给基本满足国内需求，逐步形成多层次多样化医疗服务新格局

资料来源：各政府官网，国金证券研究所。

第一阶段（新中国成立到1976年）：社会资本办医逐步消失。新中国成立后，随着教会医院以及其他境内外各种形式资本建立的医院均被公私合营或收为国有，加之1966年国家停止公私合营支付定息政策之后，我国医疗体系逐渐出现了以国有医院为主的转变，社会资本办医逐步消失。

第二阶段（改革开放到20世纪末）：再度激活社会资本办医。1980年原卫生部印发的《关于允许个体开业行医问题的请示报告》标志着以个体行医为开端的民营医疗服务重新出现在我国医疗服务体系中。1980年后，社会资本办医的政策多以完善、补充和配套文件的形式出台。

第三阶段（"十五"和"十一五"期间）：政策利好加速。自2000年《关于城镇医药卫生体制改革的指导意见》发布之后，国家有关部委联合下发了多个配套文件，明确鼓励发展非公有医疗卫生机构的总体方向，政策利好不断加速，为民营资本及外资进入医疗市场创造了政策条件。2010年11月26日发布的《关于进一步鼓励和引导社会资本举办医疗机构意见的通知》成为我国首个社会资本办医的国家层面的规范。

第四阶段（"十二五"至今）：社会资本办医成为医改重点工作。自2013年9月国务院发布《关于促进健康服务业发展的若干意见》以来，政府持续发布相关政策及配套措施鼓励社会办医。此次政策分别从审批流程、资源配置、融资渠道、税收政策、医保政策等方面强化了政府对社会办医的鼓励。2015年6月，国务院办公厅印发《关于促进社会办医加快发展的若干政策措施》，继续鼓励社会办医发展。一系列密集扶持政策的出台加速了社会资本参与办医的步伐，鼓励社会资本办医已成为医改的重点工作和突破性工作，成为医疗卫生事业发展的趋势。

二 2016年迎来社会办医高峰

政策的扶持使民营医院快速发展，截至2016年底，民营医院达到1.64万家，占全国医疗机构总数的56.39%。社会办医的政策环境日趋完善，为民营医疗机构提供了较好的发展机遇，从投资额和投资数量来看，2016年后迎来社会办医高峰，上市公司成为此轮社会办医的重要推动力量和活跃群体。

（一）社会办医投融资的参与主体

目前国内社会办医投融资的主体主要包括医疗服务企业、药品生产商、医药流通公司等。从产业链上下游来说，医院是最终服务端，但整条产业链各个环节参与者都参与过医院的投资活动，甚至有些不属于医疗行业参与者的其他行业公司，如地产、保险等公司，也对医院投融资有所参与或感兴趣，社会办医投融资产业链示意见图1。

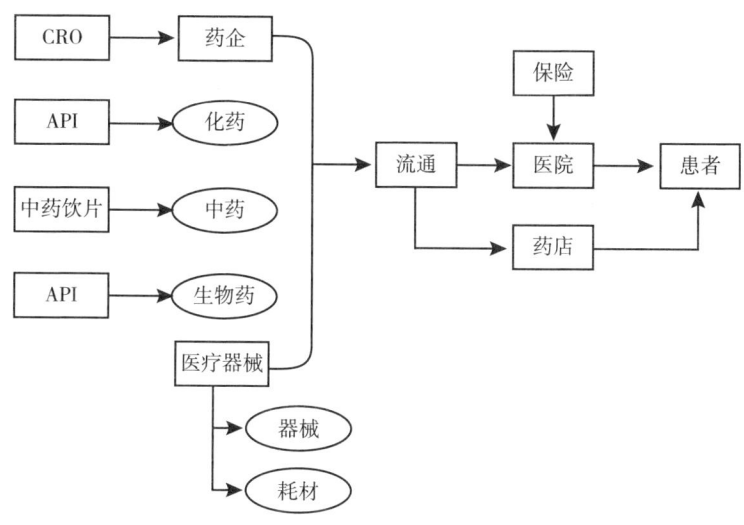

图1 社会办医投融资产业链示意

资料来源：各政府官网，国金证券研究所。

（二）上市公司参与社会办医尤为活跃

据不完全统计，从2012年开始，参与民营医院收购、公立医院改制、医院合作方面的上市公司近70家（包括跨界整合参与者）（见图2），投资标的合计超过300个。从投资数量上来看，历年参与社会资本办医的医药型企业（包括医疗服务型企业和药企）超过40家，其他跨界并购参与者还有20家以上。在社会办医投资标的数量上，连锁医疗服务公司最多，其以轻资产、标准化模式迅速复制，如美年健康、爱尔眼科、迪安诊断等（见图3）；为医院提供辅助建设的项目也较多，例如和佳股份和尚荣医疗的医院工程建设；在单体医院、综合医院的投资上，资金充裕、实力雄厚的上市公司为主要参与者,如复星医药做到全国布局;信邦制药、金陵药业等深耕个别省份;还有多达40家的企业处于试水阶段,投资项目为1~3家。

爱尔眼科	马应龙	华润三九	上海医药	宜华地产
安科生物	同仁堂	济民制药	尚荣医疗	益佰制药
宝莱特	维力医疗	金陵药业	神州长城	永泰能源
北大医药	武汉健民	九安医疗	双鹭药业	誉衡药业
常宝股份	香雪制药	九洲通	苏宁环球	长春高新
诚志股份	新华医疗	康美药业	太安堂	中国生物
达安基因	信邦制药	康芝药业	太龙药业	恒康医疗
迪安诊断	星河生物	昆药集团	天士力	三诺生物
福瑞股份	亚宝药业	朗姿股份	通策医疗	普洛药业
复星医药	中源协和	乐普医疗	奇正藏药	阳普医疗
白云山	中珠医疗	力生制药	千红制药	阳光金控
贵州百灵	紫恩控股	丽珠集团	人福医药	
国药一致	佐力药业	联想控股	和佳股份	
哈药股份	华邦颖泰	柳州医药		
海南海药	华润凤凰	人民同泰		

图2 2012~2017年中国参与社会办医的上市公司概览

资料来源:各政府官网,国金证券研究所。

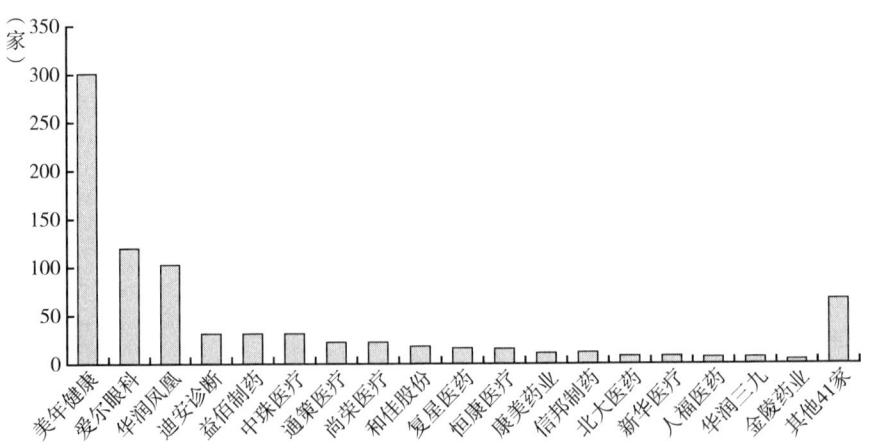

图3 社会办医投资连锁医疗服务公司概览

资料来源:各政府官网,国金证券研究所。

（三）上市公司参与社会办医投融资趋势变化

2013年9月，国务院发布《关于促进健康服务业发展的若干意见》，明确了社会资本办医的政策指向，但行业已先于政策进行民营医疗服务的布局。就投资额、投资数量而言，自2010年开始，国内上市公司参与社会资本办医事业的活跃度明显增加。自2013年开始，上市公司并购民营医疗机构的数量大幅增加。2013年、2014年社会办医投融资的参与方式倾向于投资大型综合医院、单体医院。2015年投资数量下降明显，但投资金额持续增长，投资方式多元化。2016年无论从金额还是从数量来看都有大幅提升，其中2016年华润与凤凰的合并创造了民营医疗服务投资中最大一单整合交易。上市公司参与社会办医投融资额度和数量的趋势变化分别见图4、图5。

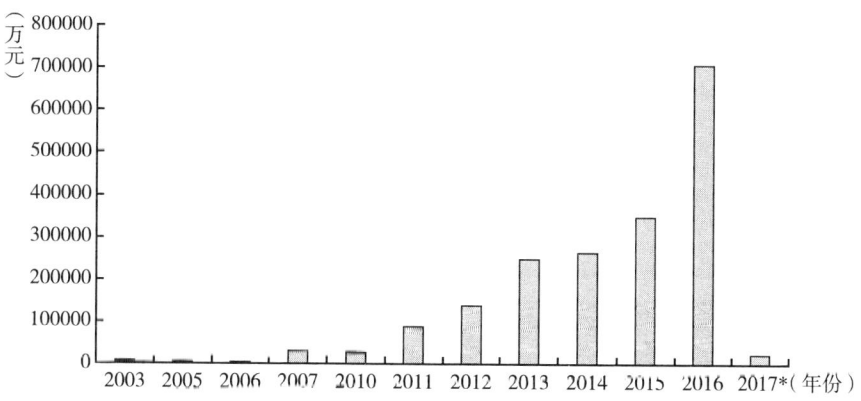

图4　2003年至2017年3月上市公司参与社会办医投融资额度

* 2017年数据截止到2017年3月。

资料来源：各政府官网，国金证券研究所。

（四）社会办医投融资标的估值趋势

社会办医投融资在标的估值的选择上不一而同，视医院发展阶段而定。对于成熟的营利性医院，采取P/E估值方法较多；对于发展中的营利性医院，采取P/S估值方法较多；对于非营利性医院，采取P/B估值方法较多；

其他估值方法还包括 DCF、P/床位估值等。从估值趋势看，近几年社会办医的估值与前几年持平或略有上升（见表3）。

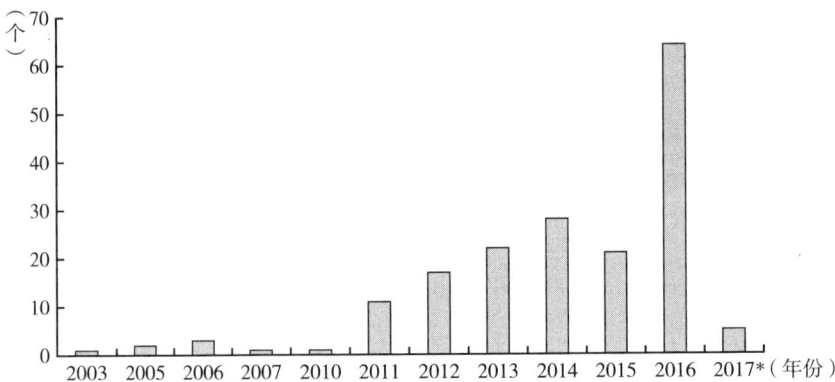

图5 2003年至2017年3月上市公司参与社会办医投融资数量

*2017年数据截止到2017年3月。
资料来源：各政府官网，国金证券研究所。

三 社会资本办医之连锁专科模式

（一）连锁专科模式的优点

社会资本办医倾向民营专科连锁模式。例如爱尔眼科（眼科连锁）、美年健康（体检连锁）、通策医疗（口腔连锁）、迪安诊断（检验连锁）、万东医疗（影像连锁）、威高股份（血透连锁）等连锁医疗服务业态公司，以其专业度、可复制化模式每年保持较高增长，在二级市场享受高估值，资本助力它们实现超过竞争对手数倍的扩张速度。与此同时，资本也得到了分红与资本利得，实现了双赢局面。同时，品牌打造、管理能力和扩展半径受限等问题也是连锁专科模式提升市场竞争力、获得市场认可的关键。连锁专科模式可谓我国社会化办医当前运作最成功的商业模式。

连锁专科模式具有轻资产运营的特点，特点是技术壁垒低，风险小，多

表 3　近年社会办医投资估值

名称	医院等级	建筑面积（万平方米）	床位数（张）	医职员工（人）	年门诊人次（万人次）	年住院人次（万人次）	手术例次（万例次）	总资产（百万元）	净资产（百万元）	收入（百万元）FY2014	收入（百万元）FY2015	利润（百万元）FY2014	利润（百万元）FY2015	增速（%）1H2014	增速（%）1H2015	净利率（%）1H2015	收购时间	估值	P/E	P/S	P/床（万）
禅城区中心医院	三甲	7.8	1200	1600	230	4.0	—	1385	935	—	—	—	—	29.0	29.1	12.7	2013年10月	1155	11.2x	2.1x	96
宿迁市人民医院	三乙	10.3	1195	1640	109	4.9	2.2	906	732	772	—	88	—	12.8	11.1	13.1	—	—	—	—	—
鼓楼医院集团仪征医院	二甲	5.0	610	800	40	1.6	—	325	174	238	—	13	—	16.1	13.1	4.9	2012年7月	180	72.3x	2.3x	29
安庆市石化医院	二甲	3.0	649	726	20	2.0	0.5	186	105	200	—	10	—	—	—	6.7	2014年12月	156	15.6x	0.8x	24
洛阳市六人民医院	二甲	2.5	511	410	26	1.3	—	159	12	107	128	—	—	—	—	—	2016年2月	93	—	0.7x	18
齐齐哈尔建华医院	三乙	4.9	1200	1600	41	4.0	—	658	117	302	382	46	79	—	—	—	2015年7月	930	11.8x	2.4x	78

续表

名称	医院等级	建筑面积（万平方米）	床位数（张）	医职员工（人）	最近诊疗数据			最近一期资产			收入（百万元）FY2014	收入（百万元）FY2015	利润（百万元）FY2014	利润（百万元）FY2015	增速（%）1H2014	增速（%）1H2015	净利率（%）1H2015	收购时间	估值	P/E	P/S	P/床（万）
					年门诊人次（万人次）	年住院人次（万人次）	手术例次（万例次）	总资产（百万元）	净资产（百万元）													
海宁康华医院	二甲	5.0	550	—	24	1.6	—	285	108		201	257	18	36	—	—	—	2015年7月	480	13.3x	1.9x	87
西安高新医院	三甲	5.2	760	1400	80	3.5	1.5	790	445		524	—	98	—	21.3	-1.5	15.0	2011年12月	297	7.9x	0.8x	39
苏州永鼎医院	二甲	—	480	610	—	—	—	257	88		—	—	—	—	—	—	—	—	—	—	—	—
淮南朝阳医院	三乙	3.4	780	1124	44	2.3	0.6	237	74		324	326	20	28	—	—	—	2016年1月	800	28.4x	2.5x	103
常州第二人民医院	三甲	26.0	1800	2500	178	6.8	—	—	—		—	—	—	—	—	—	—	—	—	—	—	—

注：P/E、P/S值中的"x"表示估值的倍数。

资料来源：各政府官网，国金证券研究所。

采用标准化的治疗流程，可复制性高，易于市场扩张。通常针对公立医院不太重视或对医保依赖度低的科室。私立专科医院引入先进的管理理念，通过提供更优质的服务或更低的价格与公立医院竞争。相比综合医院，连锁专科医院还具备初始投资小、回报期较短以及成熟期净利润率高的优点。同时，该模式受资本市场青睐，二级市场给予估值溢价。民营资本青睐的连锁服务模式投资金额等要素分析见表4。

表4 民营资本青睐的连锁服务模式投资金额等要素分析

指标	美年健康	爱尔眼科	综合三甲医院
共同点	医疗属性、受国家卫计委监管		
专业领域	体检	眼科	全科
占地面积（平方米）	2000	3000	66000
初始投资额（万元）	1500	3000	63000
成本回收期（年）	2	5	10
成熟期净利率（%）	25	30	15
关键因素	可复制、规模效应		品牌、技术
政策监管	较松	严格	严格
产业链中的话语权	较强	较强	强势
风险点	管理水平、扩张能力		回报期长

资料来源：各政府官网，国金证券研究所。

（二）连锁专科模式的要点

1. 初期品牌树立

医院品牌具有排他性、专有性、独创性、领先性和持续性等特征，这是在公众中影响力、知名度、信任度、美誉度和忠诚度的体现。成功的医院品牌代表了高质量的医疗服务及良好的医疗信誉，多数患者认定公立医院具备的品牌核心常包括优秀的医疗技术、安全的医疗质量、良好的医疗行风和可信赖的行医法规制度。公立医院品牌的成形主要得益于其长期的、数十年的医疗实践的累积。而对于缺少历史沉淀的民营连锁专科医疗机构来说，初期品牌的树立是影响患者对民营医疗机构价值取向的关键因素之一，是提升市场竞争力与赢得消费者的关键。若成立初期品牌战略失策，如采用经典反面案例的"重广告，轻疗效"的营销策略，则会引起品牌危机，形成负面影响。

2. 后进入者的竞争

连锁专科模式虽然具备技术壁垒低、风险小、较易标准化和迅速复制的优点，但也相对降低了竞争者进入行业的壁垒。民营连锁专科医疗机构需持续提升医疗服务质量，加强品牌效应，通过前瞻性布局扩张，注重人才培养以及强化内部管理来巩固核心竞争力。

3. 管理能力

优质高效的运营可以帮助改善人员冗余现状，提升医疗机构的医疗服务质量，为患者提供更优质、更具竞争力的医疗服务，增强医院的竞争力。连锁专科模式通过快速复制实现对市场份额的扩张。在扩张过程中，通过审慎的战略布局以实现"跑马圈地"和"夯实内功"的平衡，将成为民营连锁专科医疗机构的新课题。

4. 扩展半径受限

由于市场覆盖半径有限，连锁专科模式医疗机构面临如何高质量增长扩张的发展诉求，选择能支撑专科医院群体和需求的地区对品牌的影响力以及市场份额的提升有关键作用。

5. 新开门店亏损拖累现金流

以爱尔眼科为例，我们统计了长沙、武汉、成都、重庆、沈阳、广州等8个体量较大的爱尔医院2006年的收入，共计1.5亿元，占公司总收入的比重达到79%，贡献利润2147万元，占公司总利润的比重为162%，说明其他医院正经历亏损期。大约2013年，公司前8大医院利润合计占到公司总利润的100%，说明其他医院整体实现了盈亏平衡，新建医院不再拖累上市公司业绩。2015年前8大医院实现收入13.5亿元，占公司总收入的43%，净利润3亿多元，占公司总利润的70%（见图6）。

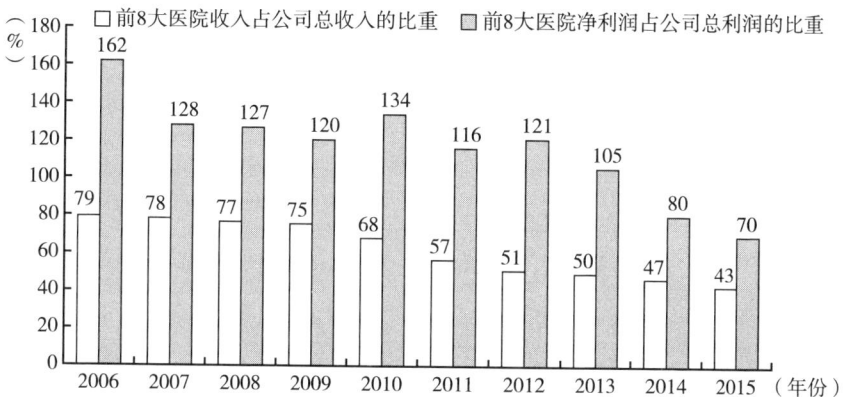

图6 爱尔眼科主要医院2006~2015年总收入与总利润占比

资料来源：各政府官网，国金证券研究所。

四 社会办医投融资之大型综合医院投资

大型综合医院投资额大，投资回收期长，鲜有资本涉足单体医院的投资，目前在国内众多上市公司里，只有复星医药和华润医疗做到了全国范围内的布局。复星医药做到单体医院全国布局（除和睦家为连锁妇产科医院外）的背后是强大的资金支持（见表5）。高额的资金门槛、较长的投资回收期使得大部分投资者望而却步，其原因有如下几方面。

（一）现金流是单体医院全国布局的壁垒

现金流是单体医院全国布局的壁垒，国内可参与者凤毛麟角。据不完全统计，复星医药2011年至今对医院的投入已达到30亿元人民币，这是其他医疗服务和医药公司无法做到的一点。上市公司面临"造血能力"壁垒，截至2016年12月31日，复星医药财务报表上还有45亿元现金流，其中经营活动现金流有20亿元，这得益于复星医药成立20年来多元化的业务布局，对其现金流的支撑（见表6）。

表5 复星医药全国布局医疗机构一览（部分）

地区	医疗机构名称	医疗机构定位	项目重点综述
北京市	和睦家医院	高端医疗服务	2014年2月，复星医药以其持有的3157163股美中互利股份和现金128400327美元作为支付对价，启动对美中互利的私有化，现交易已完成
江苏省宿迁市	宿迁钟吾医院	综合性医院	2012年12月，复星医药与宿迁钟吾医院签署战略合作协议，投资1.1亿元，获取宿迁钟吾医院55%的股权
安徽省合肥市	安徽济民肿瘤医院	三级肿瘤专科医院	2011年5月，复星医药与安徽济民肿瘤医院签署战略合作协议，投资8800万元，获取安徽济民肿瘤医院70%的股权
湖南省岳阳市	岳阳广济医院	综合性医院	2011年11月，复星医药与岳阳广济医院签署战略合作协议，投资1.2亿元，获取岳阳广济医院55%的股权
广东省广州市	南洋肿瘤医院	中西医结合肿瘤专科医院	2013年9月，复星医药与广州南洋肿瘤医院签署战略合作协议，投资1亿元，获取南洋肿瘤医院50%的股权
广东省佛山市	佛山禅城医院	大型综合性医院	2013年10月，复星旗下上海医诚出资6.9亿元人民币，收购佛山禅城医院60%的股权。
黑龙江省	台州市立医院医养结合项目、齐齐哈尔一院南院、温州中医院老年病分院、玉林市医疗集团	—	与公立医院合作新建医院

资料来源：公司公告，国金证券研究所。

表6 复星医药投资/扩建医院情况汇总（部分）

单位：%，万元

医院名称	投资时间	股权	投资金额	医院地点
和睦家医院（收购而来）	2009年	48.65	—	北京市、上海市
安徽济民肿瘤医院	2011年10月	70	800	安徽省合肥市
岳阳广济医院	2011年12月	55	3000	湖南省岳阳市

续表

医院名称	投资时间	股权	投资金额	医院地点
宿迁钟吾医院	2012年12月	55	6000	江苏省宿迁市
佛山禅城医院	2013年10月	60	69300	广东省佛山市
广州南洋肿瘤医院	2013年10月	50	—	广东省广州市
上海万科儿童医院	2017年6月	—	44000	上海市
上海和睦家新城医院	2014年11月	—	39780	上海市
上海和睦家医院	2015年8月	—	—	上海市
青岛和睦家医院	2013年1月	—	14400	山东省青岛市
北京和睦家医院	2015年8月	—	2890	北京市
岳阳广济医院新建综合楼	2016年1月	—	24996	湖南省岳阳市
山大齐鲁医院二期	2013年10月	—	25000	山东省青岛市
台州浙东康养医院	2014年9月	—	15000	浙江省台州市
新星康复体检医院	2014年上半年	—	24651	江苏省宿迁市
温州老年病医院	2015年1月	—	25000	浙江省温州市

资料来源：公司公告，国金证券研究所。

（二）投资回收期长导致投资门槛高

无论新建还是收购单体医院，尤其是三级综合性医院、二级综合性医院，其资金投入门槛高、投资回收期长、运营能力要求高，这使大部分上市公司无法参与其中。一所三甲综合性医院的初始投入为数亿元，其中医院建设和医疗设备投入占到73%（见图7）。

投资每所医院的回报情况不同。按照三甲综合性医院数亿元的投资，假设一所三甲综合性医院的净利率在10%左右（由于公立医院不分红，利润无法体现，假设模拟值），那么一所三甲综合性医院的投资回收期在10年左右。虽然医院有良好稳定的现金流吸引投资，但较长的投资回报期使得很多资金望而却步。因而自建综合医院尤其是规模较大的综合医院难度较大，资本还是更倾向于连锁专科民营医疗服务业态。

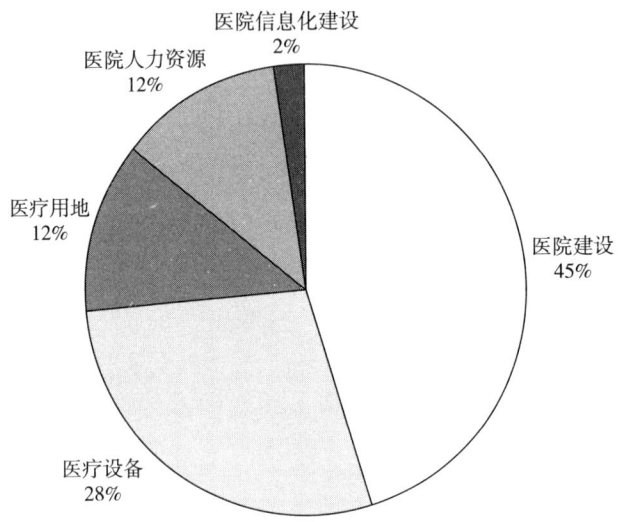

图7 三甲综合性医院初始投资构成占比

资料来源：各政府官网，国金证券研究所。

（三）华润凤凰重组成就国内第一大医疗集团

尽管有诸多壁垒和较高的门槛，但社会资本从未停止过对收购、改制综合医院的探索。2016年上半年，华润凤凰医疗集团重组，2016年11月改组董事会后，国内第一大医疗集团华润凤凰诞生，成为2016年社会资本办医的大事件。华润凤凰将有类似海外大型医院集团HCA、凯撒集团的潜质，但重组也考验管理层未来的运营管理能力。重组后，华润凤凰拥有约1.4万张床位，100多个医疗机构，以非营利性、大型三甲医院为主。重组完成后，华润凤凰旗下医院成为一个医联体，从上游采购将获得议价权、体系内分级转诊也成为可能。未来将重点发展区域协作医疗体系（Regional Integrated Delivery System，RIDS）。它通过初级诊疗、重症诊疗和康护医疗三大服务网路协同发展，实现分级诊疗体系的医改目标，探索优化医疗资源配置的产业模式并在此基础上进一步向保险、养老等产业链领域拓展，探索医保结合和医养结合的产业发展模式。华润凤凰医疗集团医疗机构布局见表7。

表7　华润凤凰医疗集团医疗机构布局

项目	凤凰医院	华润医院	中心医院	总计			
三级医院(家)	3	3	2	8			
二级医院(家)	6	6	0	12			
一级医院及社区医院(家)	51	37	0	88			
医疗机构总数(家)	60	46+3家养老院	2	108+3家养老院	复星系	中信系	北大系
床位数(张)	5780	6200	700	12680	4500	6000	8000
收入(亿元)	13.7	23.3	—	37	13.8	—	—

资料来源：各政府官网，国金证券研究所。

五　社会办医投融资之公立医院改制

社会资本投融资参与公立医院改制成为近年新热点。公立医院在我国医疗服务体系中起着核心、先导作用。自20世纪90年代初期的医院承包责任制开始，我国进行了各种形式的公立医院改制探索，例如医院集团、股份制医院等。根据公立医院改制的内容，可以将其分为所有权变更型、经营权变更型、经营自主权下放型。

2009年医改提出稳步推进公立医院改制的试点，形成公立医院与非公立医院相互促进、共同发展的格局，公立医院改制成为医改中的重要环节之一。2010年11月国务院发布的《关于进一步鼓励和引导社会资本举办医疗机构意见的通知》提出，鼓励社会资本参与公立医院改制，通过借助社会资本来盘活医疗资源，提高医疗服务水平和质量。之后，一系列政策的出台掀起了社会资本对公立医院的投资热情，公立医院改制再次成为各方关注的焦点。

信邦制药收购科开医疗可视为公立医院改制的代表事件。2014年，信邦制药通过收购科开医药进入民营医院，2015～2016年继续整合资产、扩建医院。信邦制药原是中药生产企业，2015年通过二级市场融资方式收购科开医药，进入民营医疗服务领域，目前有7家医院，见图8。

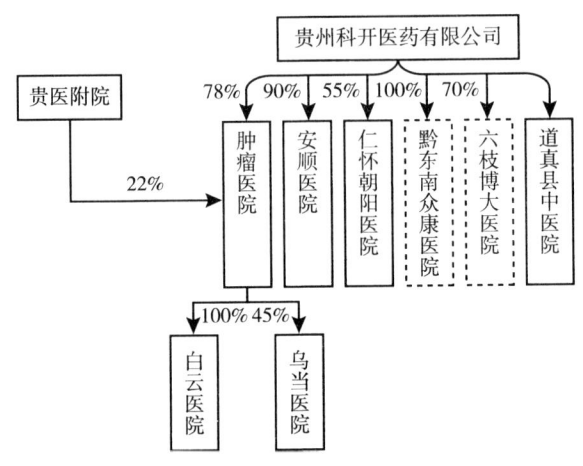

图8 信邦制药医院布局情况

资料来源：公司公告，国金证券研究所。

信邦制药收购科开医药改制公立医院的经典案例涉及贵州省肿瘤医院的改制。贵州省肿瘤医院（贵阳医学院附属肿瘤医院）是科开医药控股子公司，前身是中铁五局中心医院（公立医院），2005年由贵医附院、科开医药进行改制（股份制非营利）并组建肿瘤专科医院，2013年6月转为营利性三甲医院。该院是贵州省目前唯一的三级甲等肿瘤专科医院，医院占地面积35013平方米，医用建筑面积42000平方米。医院设有32个临床科室，开设尖端肿瘤治疗室5个、重点学科3个，开放床位755张，实际使用床位900多张。

由于医院开放床位难以满足日益增长的住院病人需求，民营资本介入进行医院扩建。信邦制药2013年11月收购中国水利水电第九工程局有限公司中心医院（二期项目），其拥有300张床位，已投入运营，是一家综合性医院。社会资本介入的三期项目为在建的外科大楼（主体楼高18层，建筑面积28200平方米），医院建筑面积将达68330平方米，预计将新增床位600张。

改制后，贵州省肿瘤医院2014年实现收入5.2亿元，净利润3214万元，2012~2014年收入和净利润的年复合增长速度分别达到16%、107%。

民营资本改制公立医院后，由于社会资本有逐利性，希望获得医院投资收益，而公立医院的公益性要求非营利性医院不得分红，这已成为社会资本改制公立医院的一大难点。表现在如下两方面。

第一，营利转非营利的难点。要想获得税收优惠，民营医院可以选择转制为非营利性医院。但民营医院转为非营利性医院，一方面需要当地部门的批准；另一方面根据规定，转变为非营利性医院后，股东不能分红，利润要全部投入再生产，这在一定程度上限制了投资者转型的积极性。

第二，非营利转营利的代价。医院属于重资产产业，建设和运营成本高、培育周期长（见表8），无论哪种参与形式，都存在一定的投资风险。医院价值的增长取决于管理体制（医院管理团队能力）、人才（医生）、成本控制、集团化的运营模式。

表8　社会资本参与公立医院改制的成本

公立医院改制成本项	具体内容
追缴企业所得税	补缴以前年度免税的企业所得税
资产负债表重新评估入账	评估增值部分需补缴的企业所得税
事业编制职工安置补偿	买断工龄安置补偿；改制后按照普通企业员工缴纳社保，人工成本上升
土地性质转换	划拨土地转为出让土地，补缴土地出让金和契税等
归还以前年度捐赠款	历史年度收到社会捐赠款需全部归还

资料来源：各政府官网，国金证券研究所。

六　社会资本投融资之PPP模式

民营医院规模较小，综合医院改制困难，使得近年来社会资本办医摸索出一种新模式——公私合伙人资格（Public Private Partnerships，PPP）商业模式，以进一步分享医改的红利。

(一) PPP模式的兴起与探索

国内最早的PPP模式实践来自公共设施合作共建，比如高速公路的建设经营转让（Build Operate Transfer，BOT）。政府将公共设施投资额放给社会，允许投资者在建成公共设施后一定年份拥有经营权。如果社会资本投资兴办营利性医院，则收益可以通过经营利润体现。但公立医院的投资者不能通过直接收费的方式收回投资，因为公立医院的非营利性质规定利润不得用于股东分配，只能进行医院建设再投资。当前社会资本办医PPP模式大致包括PFI、ROT/IOT、EPC、O&M模式，它们都是民营医院和公立医院或当地政府摸索的各种合作共建方式。民营资本和政府共建医院后，最终的盈利模式可以通过供应链管理或管理费的形式收回（见图9、表9）。

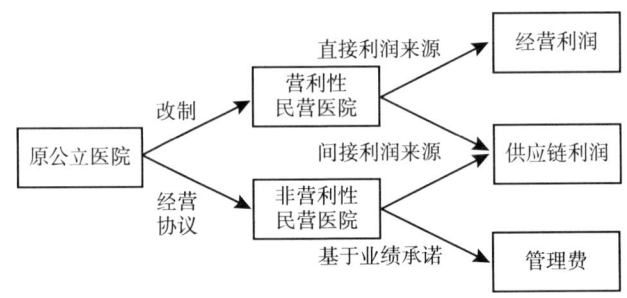

图9 社会资本办医PPP模式最终盈利点

资料来源：各政府官网，国金证券研究所。

表9 社会资本办医PPP模式摸索

PPP模式	内涵	实例	细节	特点
PFI模式（Private Finance Initiative）	政府部门或公立医院提出新建医院的项目，通过招投标，获得特许权的民营机构进行医院的建设和运营，从政府或公立医院收取费用以回收成本	广州广和医院、徐州北区股份制医院	广州市第一人民医院提供品牌和业务用房，并在技术力量上给予支持，广济医疗器械有限公司提供资金和进行业务管理，双方根据合作协议进行利润分成	民营资本所需投资额较大，达到盈亏平衡所需的培育期比较长。一般情况下，新建综合医院达到盈亏平衡需要5~10年的培育期

续表

PPP 模式	内涵	实例	细节	特点
ROT/IOT 模式（Renovate/Invest Operate Transfer）	政府部门或公立医院将既有的医院改造项目移交给民营机构，由后者负责既有设施的运营管理以及扩建/改建项目的资金筹措、建设及其运营管理，当约定期限届满后，将全部设施无偿移交给政府部门	北京门头沟区医院	门头沟区医院与凤凰医疗集团合作办医，取消院长行政级别，建立理事会领导下的院长负责制，该理事会实行委任制，举办单位和政府各委任3名人员，年度计划、预算和人事任免等重大决策全部由理事会完成。医院组建监事会，由政府部门、合作方、医院职工代表共9人组成。凤凰医疗集团组成管理团队，门头沟政府每年支付其200万元管理费	凤凰医疗集团通过对医院进行投资，改善医院的医疗设施和诊疗服务水平，以换取在19~48年的期限内管理和运营医院，收取医院管理费以及为医院供应药品、器械及耗材的权利
EPC 模式（Engineer Procurement Construction）	民营机构受公立医院委托，按照协议对医院建设项目设计、采购、施工、试运行等实行全过程或若干阶段的承包	汕头潮南民生医院、湘雅博爱康复医院	民营机构只参与运行前环节，医院的管理和人员全部来自托管方公立医院，资方不参与医院的运营和管理	汕头潮南民生医院由香港企业家吴镇明先生投资兴建，委托汕头大学医学院第一附属医院全面经营管理，投资方不参与医院的运营和管理
O&M 模式（Operation and Management Contracts）	政府出资兴建医院，政府和成熟的私立医院成立董事会，医院的具体运营工作由私立医院的管理团队负责，但医院所有权归政府	深圳滨海医院	医院运行初期由政府进行财政补贴，运行后期往往由医院管理团队自负盈亏	产权归市政府，员工由港人招聘、不享受公立待遇，参照香港的考核和薪酬机制，采购由港大负责
使用权合作新建	共享双方场区、病房、医疗设备、专家的医疗合作模式	昆明市西山区人民医院与北京三博脑科医院合作新建	形成医疗联合体，各取所需	—

资料来源：各政府官网，国金证券研究所。

(二)公立医院托管(IOT)模式

华润凤凰重组前的凤凰医疗是国内公立医院改革的先锋,其开创了 IOT 模式,由公立医院托管。2015 年总运营床位数达到 5780 张,2015 年病人就诊达到 558 万人次,运营或托管 16 家综合医院、2 家专科医院、42 家社区诊所(见图 10)。

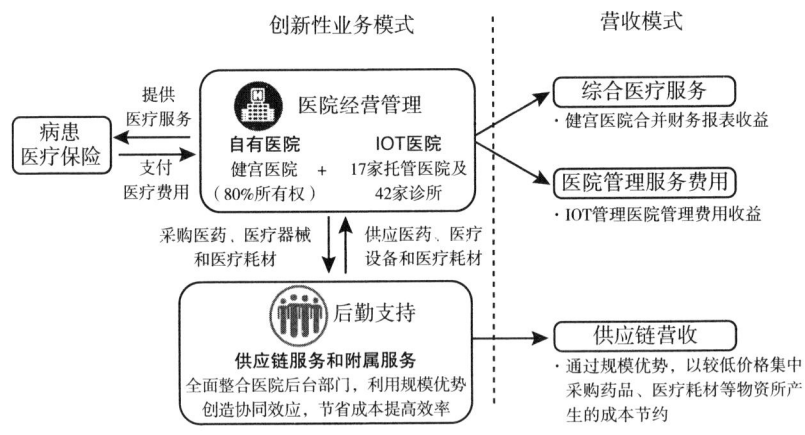

图 10 凤凰医疗开创 IOT 模式并进行公立医院托管

资料来源:各政府官网,国金证券研究所。

凤凰医疗的业务主要如下。①综合医院业务:通过投资控股的北京市健宫医院向患者提供综合医疗服务及 VIP 服务,并获得医疗服务收益。②医院管理业务:通过 IOT 模式管理北京燕化医院(总院及下属机构)、门头沟医院、北京京煤集团总医院(总院及其分院)和门头沟中医医院,并获得管理费收入。该管理费一般按照年度医院收益和(或)收支结余的百分比计算。③供应链业务:这是凤凰医疗 IOT 模式中最重要的环节。整合所有医院及诊所网络的采购功能,在集团层面协调和管理药品、医疗器械、医用耗材及设备的采购与物流,通过规模化采购、规范采购流程来降低采购成本、提升服务效率,并创造供应链收益。凤凰医疗 IOT 模式中的供应链管理见图 11。

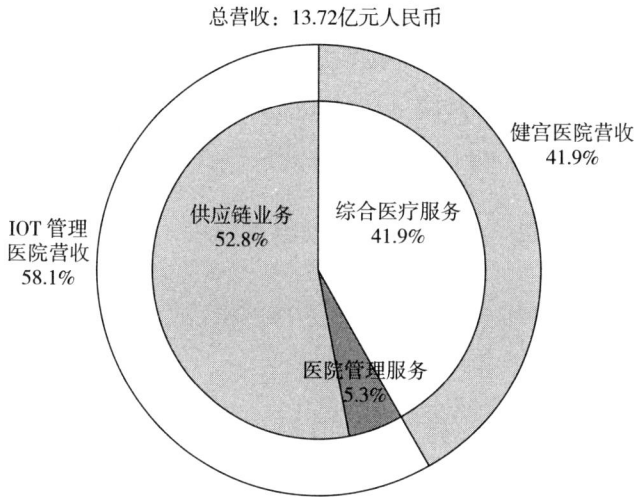

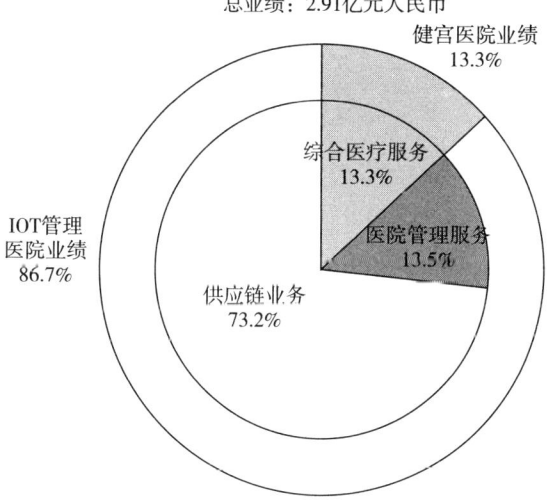

图 11　凤凰医疗 IOT 模式中供应链管理

注：本集团营业收入及业绩主要由健宫医院合并财务报表收益（综合医疗服务），IOT 管理医院管理费用收益（医院管理服务费用），以及通过规模优势，以较低价格集中采购药品、医疗耗材等物资所产生的成本节约（供应链营收）三部分组成。

资料来源：各政府官网，国金证券研究所。

七 以健康保险为主体的医院投资模式

当前国内民营资本办医的主导是医疗服务主体企业或者药企，我们认为未来引领社会资本办医的主体可能是商业保险机构。其理论依据如下。

（一）老龄化社会引发医疗需求爆发增长

中国人口老龄化在2000年后呈现加速趋势，到2014年，65岁以上老年人口占全国总人口比例达到10.1%（见图2），类似于美国20世纪70年代的社会人口老龄化程度。中国步入老龄化社会，引发医疗健康需求爆发式增长。

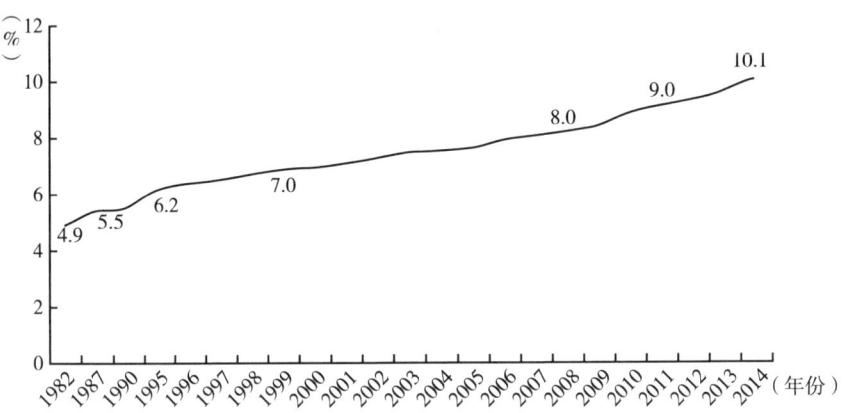

图12 中国65岁以上老年人口占比变化趋势

资料来源：各政府官网，国金证券研究所。

（二）商业医保发展空间巨大

虽然当前我国医疗卫生支出费用达到4万亿元，但和海外相比最为明显的差异在于商业健康保险规模占比非常小。中国2015年4万亿元卫生总费用中，政府卫生支出、社会卫生支出、个人现金卫生支出比为3:4:3。2015年中国商业健康险的规模在4000亿元左右，考虑到国内商业健康险基本不赚钱的因素，我们推测商业健康险约占我国医疗卫生支出的10%（见图13）。而在美国，商业健康险占医疗卫生支出的比例达到35%。

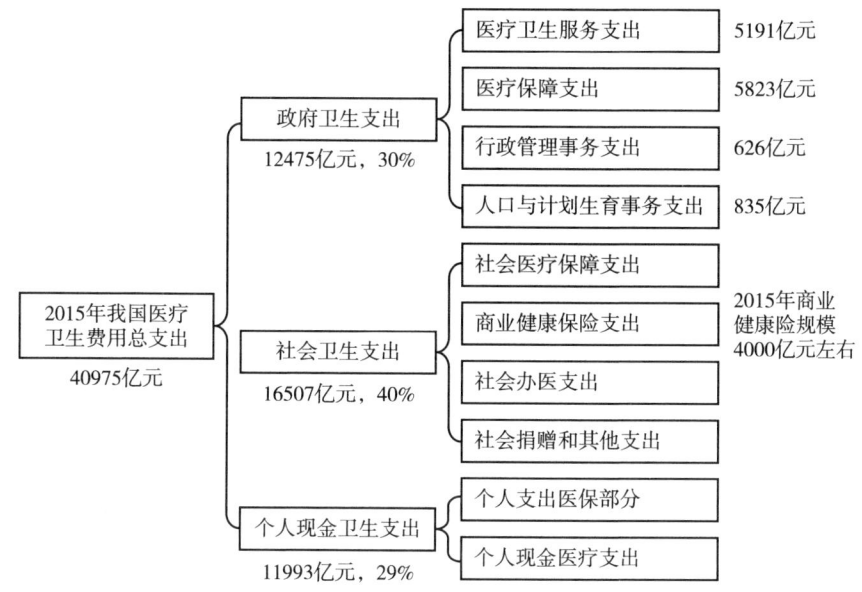

图13 中国医疗卫生总费用各类资金占比

资料来源：《中国卫生和计划生育统计年鉴》，国金证券研究所。

在美国，医疗卫生支出主要来自政府主导的医疗保险（Medicare，Medicaid等）、商业保险公司主导的雇主-雇员医疗保险以及患者自费等。2015年，美国医疗卫生支出总费用达到3.2万亿美元，其中商业保险支出占33%，国家保险支出（Medicare，Medicaid）占37%，其他形式支出占29%（见图14）。过去的50年里，商业健康险在美国医疗支出所占的比重逐渐提升，从1960年的20%，至21世纪初，提高到35%（见图15）。

中国每户平均医疗卫生支出约9000元，美国约4万美元（包括医疗保险支出）。中美家庭医疗费用支出差距巨大。中国家庭医疗卫生支出在过去20年里的复合增速达到14%，美国达到5%，所以，中国公民医疗卫生支出需求旺盛，且发展空间巨大（见图16、图17）。

在美国，除了HCA这样的大型医疗集团以外，最有特色的民营医疗集

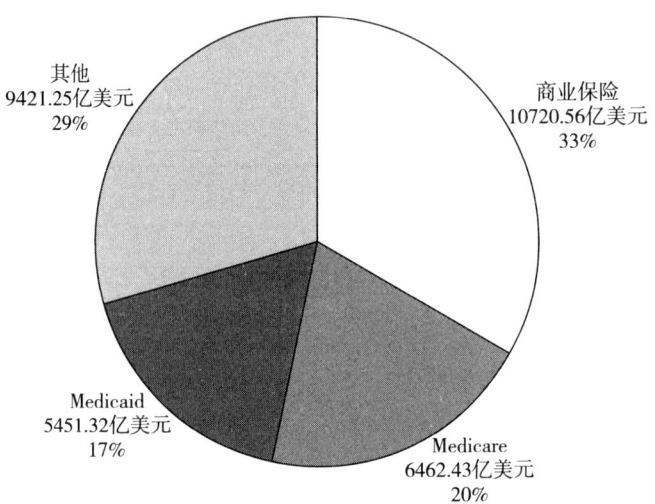

图 14　2015 年美国医疗卫生支出的构成情况

资料来源：Centers for Medicare and Medicaid Services，国金证券研究所。

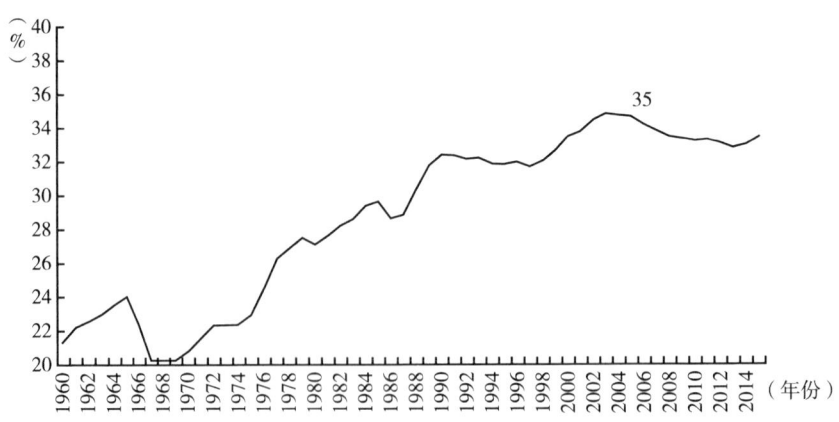

图 15　美国商业健康险在医疗卫生支出中的比重

资料来源：Centers for Medicare and Medicaid Services，国金证券研究所。

团是凯撒集团这样的从商业保险公司做到"商保+医生+患者"的医疗服务闭环模式的集团。美国凯撒医疗（KP）不仅仅是一家商业保险公司，还

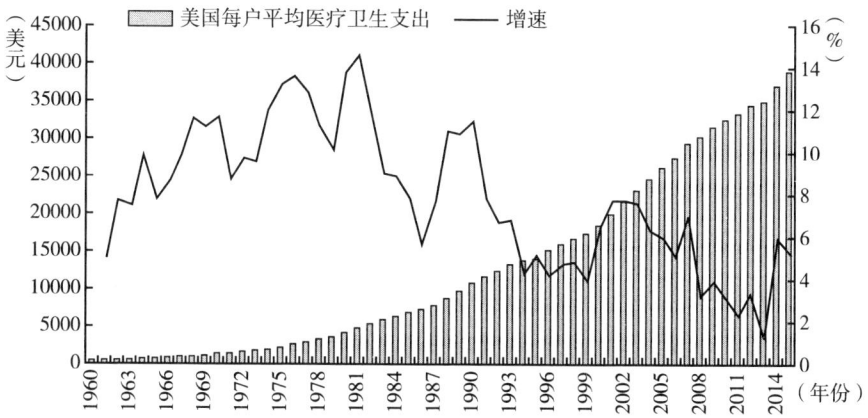

图 16　美国家庭医疗卫生支出及增速情况

资料来源：Centers for Medicare and Medicaid Services，国金证券研究所。

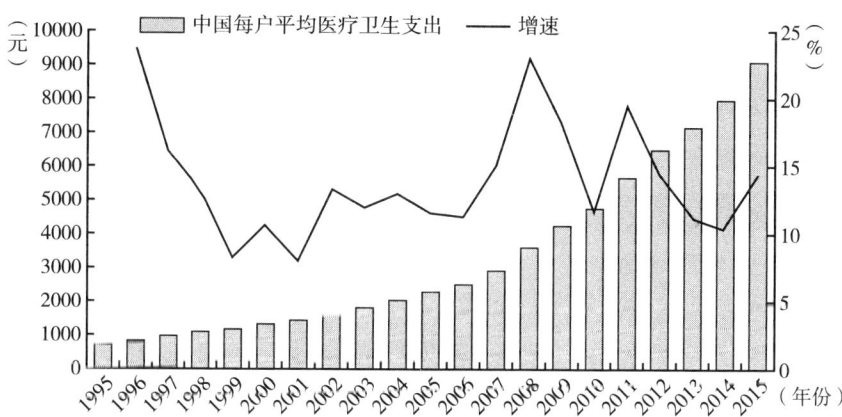

图 17　中国家庭医疗卫生支出及增速情况

资料来源：《中国卫生和计划生育统计年鉴》，国金证券研究所。

是拥有后端服务提供者（医院、医生）的大型医疗服务集团，做到了医疗服务提供者和买单者于一体的闭环模式。凯撒医疗所采取的商业模式，可以称为"管理医疗模式"（Managed Care），是把医疗服务的提供与提供医疗服务所需的资金的供给结合起来的保险系统，通过保险机构与医疗服务提供者达成的协议向投保者提供医疗服务（见图 18）。

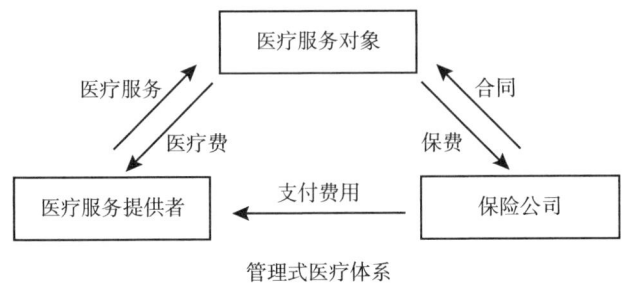

图 18　凯撒医疗管理医疗模式

资料来源：公司网站，国金证券研究所。

凯撒集团集保险公司、医院、诊所、药房、坐诊医生于一体。旗下有 3 个组织机构：凯撒健康保险计划（非营利性）、凯撒医院集团（非营利性）、凯撒医生集团（营利性）。凯撒医疗集团运营模式为 HMO 中的"全职雇员模式"+"医生集团模式"。医生端：团体内医生只可在凯撒医院执业，不允许多点执业，退休后提供终身养老金。患者端：医生只能为购买凯撒保险的会员提供服务；除急诊患者外，凯撒医院只收治会员。经营端：凯撒保险公司仅向凯撒医院和凯撒医生团体付费；凯撒医院设施使用权仅向凯撒医生团体内医生开放；凯撒集团结余利润由医生与集团共享。

截至 2016 年 12 月 31 日，凯撒旗下共有 38 家医院，668 个医生办公室及其他门诊设施；21275 名医生，54072 名护士；共服务于 1000 多万位会员。2010~2016 年，凯撒医疗集团的年营业收入从 442 亿美元上升至 646 亿美元，年复合增长率为 6.53%；2008~2012 年，凯撒医疗集团的年净利润从 8 亿美元上升至 31 亿美元，年复合增长率为 40.3%，2015 年下降至 19 亿美元，2016 年恢复至 31 亿美元；净利润率持续维持在 5% 左右。

（三）商业保险公司投资社会办医条件日趋成熟

美国的商业保险公司投资办医的实践，可为中国未来的社会办医提供一定参考。我们认为中国目前已具备了诞生以商业保险为主体的社会投资办医闭环模式所需的社会条件，表现为社会老龄化比例超过 10%，基本医疗保险承压，政府鼓励商业保险发展，政府鼓励民营资本办医，医院收购、公立医院改制、PPP模式等参与路径日益清晰。这些都给商业保险主导社会投融资办医提供了成长的土壤，目前国内也有商业保险公司参与社会办医，如平安保险试水平安好医生轻问诊模式、泰康保险收购仙林鼓楼医院，但参与者和其他主体类型相比仍为少数。

我们认为，随着政策、社会相关条件日益成熟，商业保险公司投资医院将是社会投融资办医的下一个"风口"。

综上所述，自医改以来，社会投融资办医主体多元化、模式多样化。当前运作最成熟的模式是专科连锁模式；公立医院改制成为当前民营资本办医的一大热点，但改制后社会资本的逐利性和公立医院的公益性存在矛盾；PPP模式在公立医院改制后成为社会投融资办医热点。中国社会投融资办医方兴未艾，商业健康保险主导的医院投资模式有可能引领下一个浪潮。

参考文献

[1] Centers for Medicare and Medicaid Services, https://www.cms.gov/.
[2] 蔡江南：《民营医疗行业政策特点及影响分析》，《卫生经济研究》2014年第10期。
[3] 常璇、郭庆英、梁志强等：《中国社会办医现状利益相关者分析》，《中国公共卫生》2014年第9期。
[4] 方鹏骞、白雪：《我国公立医院改制的内涵及其类型解析》，《医学与社会》2014年第5期。
[5] 封欣蔚、杨小丽、杨咪等：《PPP模式在我国医疗领域的应用现状》，《卫生经济研究》2017年第2期。
[6] 国家卫生和计划生育委员会编《2016中国卫生和计划生育统计年鉴》，中国协和医科大学出版社，2016。
[7] 《关于城镇医药卫生体制改革的指导意见》，国务院办公厅，2000年2月16日。
[8] 《关于促进健康服务业发展的若干意见》，国务院办公厅，2013年9月28日。
[9] 《关于促进社会办医加快发展的若干政策措施》，国务院办公厅，2015年6月

15日。

[10] 《关于进一步鼓励和引导社会资本举办医疗机构意见的通知》,国务院办公厅,2010年11月26日。

[11] 《关于印发全国医疗卫生服务体系规划纲要(2015—2020年)的通知》,国务院办公厅,2015年3月30日。

[12] 《中共中央 国务院关于深化医药卫生体制改革的意见》,国务院办公厅,2009年3月17日。

[13] 李卡、刘雨薇、张伟:《供给侧改革视角下的中国医改探索》,《解放军医院管理杂志》2017年第6期。

[14] 李文敏、王长青:《中国民营医疗机构:现状、困境与反思》,《中国卫生政策研究》2016第9期。

[15] 李妍:《华润中信凤凰医疗三合一》,《财新周刊》2016年第20期。

[16] 刘嫣、齐璐璐、朱骞:《我国社会资本办医的历史和相关政策的发展》,《中国医院管理》2014年第5期。

[17] 刘瑛洲:《公立医院改制过程中有关问题的探讨》,《企业改革与管理》2015年第9X期。

[18] 曲堂清:《百年老店的品牌锻造——谈医院文化品质与精神内涵》,首届全国中医院文化建设与传播研讨会,2007。

[19] 孙录宝:《民营医院发展模式研究》,《中国社会组织》2010年第11期。

[20] 孙笑悦、李敬雷:《爱尔眼科:民营连锁,复制经典》,载《国金医药公司深度报告》,国金证券研究所,2016年8月16日。

[21] 孙笑悦、彭婷、李敬雷:《信邦制药:民营医院集团龙头,布局医药医疗全产业链》,载《国金医药公司深度报告》,国金证券研究所,2015年12月2日。

[22] 谭慧妍:《凤凰医疗势成国际医疗集团》,《证券市场周刊》2016年第17期。

[23] 《卫生部关于允许个体开业行医问题的请示报告》,《中华人民共和国国务院公报》1980年第16期。

[24] 吴淳、田瑀、黄培杰等:《中国医疗服务行业的商机》,《销售与市场》(管理版)2013年第28期。

[25] 尤丹婷:《华润入主凤凰医疗 打造港股医疗第一股》,《21世纪经济报道》2016年9月2日。

[26] 张曼婕、黄海、王嘉雯等:《凤凰医疗托管公立医院改革实践的探讨》,《中国医药导报》2016年第21期。

[27] 张英涛:《新医改形势下公立医院品牌建设的几点思考》,《中国医院管理》2010年第11期。

[28] 张远妮、姜虹:《社会资本参与公立医院改制的模式及其比较》,《卫生经济研究》2016年第9期。

数据篇

Data Reports

B.10
2016年民营二级综合医院数据分析报告

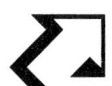

北京中卫云医疗数据分析与应用技术研究院民营医院数据评价课题组*

摘　要： 本报告以上报2016年医疗卫生机构年报表（卫计统1-1表）和住院病案首页（卫计统4-1表）的二级医院数据为数据源，按照ICD-10、ICD-9-CM 3对疾病、手术及操作进行分类，从医疗服务能力、质量、效率三个维度进行对比分析，用数据衡量医院各方面的真实水平，帮助民营二级医院找准自身定位。数据结果显示，多数民营二级综合医院规模较小，卫生技术人员不足，门诊诊疗人次少，住院病人少，床位使用率不高，其医疗质量和医疗服务能力稍逊于公立医

---

* 北京中卫云医疗数据分析与应用技术研究院民营医院数据评价课题组成员（排名不分先后）：陈晓红、戴志强、丁滨、赵淳、张国忠、乔梓倩、滕春霞、魏凌、王竞、薛峰、杜云霄、杜昱蕾、李聚超、贾惊雷、魏聪、周璇、李巍巍、陈雪、白媛媛、王韶卿、苏青贤、赵军。

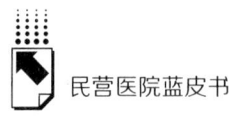

院,但其医疗效率指标明显优于公立医院,这与民营医院注重控制成本,重视经济效益有关。与公立医院相比,民营医院具有机制灵活、应变能力强、创新动力足的优势,数据结果显示的差距也提示民营医院在医疗服务能力及医疗服务质量方面有很大提升空间。

关键词: 民营医院　公立医院　医疗能力　医疗质量　医疗效率

民营医院作为公立医院的有力补充,近年来发展迅速,已经成为我国医疗服务体系中的重要组成部分。2015年民营医院的数量首次超过公立医院后,《2016年我国卫生和计划生育事业发展统计公报》结果显示,2016年民营医院数量增加了13.18%,而公立医院数量减少了2.76%,民营医院的床位数及门诊诊疗人次增加的速度均超过公立医院。在各级医院中,二级医院占27.26%,门诊诊疗人次占37.31%,是我国医疗服务体系中非常重要的组成部分。本报告以上报2016年医疗卫生机构年报表(卫计统1-1表)和住院病案首页(卫计统4-1表)的二级医院数据为数据源,从医疗服务能力、质量、效率三个维度进行对比分析,用数据衡量医院各方面的真实水平,帮助民营二级医院找准自身定位。

一　研究目的

2015年9月国务院办公厅印发了《关于推进分级诊疗制度建设的指导意见》,提出要逐步建立符合国情的分级诊疗制度,明确了各级各类医疗机构诊疗服务功能定位,要求城市三级医院主要提供急危重症和疑难复杂疾病的诊疗服务,城市二级医院主要接收三级医院转诊的急性病恢复期患者、术后恢复期患者及危重症稳定期患者;县级医院主要提供县域内常见病、多发病诊疗,以及急危重症患者抢救和疑难复杂疾病向上转诊服务。所以,二级医院在分级诊疗中起着承上启下的重要作用。

一直以来对医院诊疗数据的分析多集中在三级医院，对二级医院关注较少。在2017年民营医院评价网络直报中收集的2016年数据以二级医院居多，故本报告选择二级医院进行分析，用数据衡量医院各方面的真实水平，以期对二级综合医院特别是民营二级综合医院有更多了解，帮助二级医院找准自身定位，促进民营医院健康发展。

二 研究方法

1. 数据来源

受中国医院协会民营医院管理分会委托，北京中卫云医疗数据分析与应用技术研究院负责民营医院质量评价体系的构建和用数据评价年度诚信民营医院，为此研究院搭建了独立的数据网络直报平台供民营医院上报数据，本报告所用数据均来自该平台。上报的2016年医疗卫生机构年报表（卫计统1-1表）、住院病案首页（卫计统4-1表）数据为数据源，上报医疗卫生机构年报表的民营医院共446家，其中二级综合医院121家，上报住院病案首页的民营医院共182家，其中二级综合医院68家。与民营二级综合医院对比的住院病案首页数据为70家公立二级综合医院，因公立医院床位及规模等与民营医院相差较大，比较的数据均为相对数或平均值。由于民营医院上报的数据质量存在一定缺陷，在分析比较中难免出现一些偏差，但本研究团队选取上报相对完整的数据资料，经过整理、清洗、筛选、异常值检测等处理后，纳入统计分析，尽可能使数据结果反映真实情况。

2. 数据分析方法

数据分析由基于住院病案首页的网络直报系统和检测分析系统（国家版权局计算机软件著作权登记证书0744125号）完成。

按照《疾病和有关健康问题的国际统计分类（第十次修订本)》（ICD-10）和《国际疾病分类第九版临床修订本手术与操作》（ICD-9-CM-3）

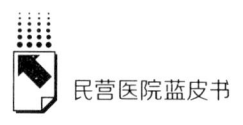

编码对疾病、手术及操作进行分类，从医疗服务能力、质量、效率三个维度进行对比分析。

医疗服务能力指标主要包括病种数量、疾病谱覆盖率、手术谱覆盖率、出院人次和手术及操作人次等；医疗质量指标主要为患者病死率；医疗效率指标主要包括平均住院日、平均住院费用、药占比。

三 医疗卫生机构年报表数据分析

国家卫计委2014年颁发的《二级医院医疗服务能力标准（综合医院）》（以下简称《服务能力标准》）涵盖了二级综合医院基本设置、运行绩效、疾病/手术覆盖、临床科室及医技科室服务能力，同时明确了二级医院的功能定位，医疗卫生机构年报表主要与《服务能力标准》对照比较。

1. 卫生技术人员

《服务能力标准》要求二级综合医院卫生技术人员与实际开放床位数之比≥1.050∶1，医师与实际开放床位数之比≥0.5∶1，护理人员与实际开放床位数之比≥0.5∶1，医护比≤1∶1。本次上报的121家民营二级综合医院平均床位为287张，卫生技术人员总体情况见表1。

表1 2016年民营二级综合医院卫生技术人员情况

单位：人

人员情况	平均人数	人员情况	平均人数
在岗职工数	315	技师（士）	13
卫生技术人员	250	其他卫生技术人员	26
执业（助理）医师	79	其他技术人员	11
注册护士	122	管理人员	19
药师（士）	9	工勤技能人员	35

上报数据结果显示，民营二级综合医院卫生技术人员与实际开放床位数之比为0.87∶1，医师与实际开放床位数之比为0.28∶1，护理人员与实际开放床位数之比为0.43∶1，医护比为0.64∶1。卫生技术人员与实际开放床位

数之比、医师与实际开放床位数之比及护理人员与实际开放床位数之比三项指标均未能达到二级综合医院医疗服务能力标准,其中医师与实际开放床位数之比与要求相差较大,仅有医护比符合要求。

进一步分析发现,尽管有近90%的医院医护比达标,但是近95%的医院医师配比不足,70%左右的医院卫生技术人员及护理人员配比不足,2016年民营二级综合医院卫生技术人员配比情况见表2。

表2 2016年民营二级综合医院卫生技术人员配比情况

单位:%

卫生技术人员与实际开放床位数之比	医院占比	医师与实际开放床位数之比	医院占比	护理人员与实际开放床位数之比	医院占比	医护比	医院占比
≥1.050:1	28.33	≥0.5:1	5.83	≥0.5:1	33.33	≤1:1	89.17
<1.050:1	71.67	<0.5:1	94.17	<0.5:1	66.67	>1:1	10.83

2. 工作效率

《服务能力标准》中要求二级综合医院平均住院日≤10天,病床工作日≥310天,床位使用率为85%~90%,床位周转次数≥34次。上报数据显示,民营二级综合医院平均住院日为8.52天,病床工作日为281天,床位使用率为76.75%,床位周转次数为30.39次,除平均住院日符合要求外,其他三项指标均低于标准,达标的医院占比均在35%以下,可见民营二级综合医院床位使用效率尚有较大挖掘空间,2016年民营二级综合医院床位工作效率见表3。

表3 2016年民营二级综合医院床位工作效率

单位:%

病床工作日	医院占比	床位周转次数	医院占比	床位使用率	医院占比	平均住院日	医院占比
≥310天	26.05	≥34次	35.00	<85	73.95	≤10天	80.87
<310天	73.95	<34次	65.00	>85	26.05	>10天	19.13

3. 床位数

《医疗机构基本标准（试行）》中规定二级综合医院床位设置为100～499张。民营二级综合医院按2016年医疗卫生机构年报表填报的实有床位计算，平均床位为287张。床位数为100～199张的医院的占比为38.84%，床位数为200～299张的医院的占比为17.36%，床位数为300～399张的医院的占比为18.18%，床位数为400～499的医院的占比为6.61%，不足100张和高于500张床位数的医院占比为19.01%（见表4）。

表4 2016年民营二级综合医院床位数

单位：%

床位数	医院占比	床位数	医院占比
<100张	4.13	300～399张	18.18
100～199张	38.84	400～499张	6.61
200～299张	17.36	≥500张	14.88

4. 门诊服务

上报数据显示，民营二级综合医院2016年平均总门诊诊疗人次为122082人次，平均急诊人次为12577人次，平均急诊死亡率为0.14%，平均医生日均负担门诊诊疗人次为5.28人次，平均门诊费用为225.16元（见表5）。

表5 2016年民营二级综合医院门诊服务情况

指标名称	民营医院
平均总门诊诊疗人次（人次）	122082
平均门诊人次（人次）	103617
平均急诊人次（人次）	12577
平均急诊死亡率（%）	0.14
平均观察室留观病例（例）	779
平均健康检查人次（人次）	9247
平均医生日均负担门诊诊疗人次（人次）	5.28
平均门诊费用（元）	225.16
平均门诊药占比（%）	32.30

四 住院病案首页数据分析

1. 整体医疗数据

上报数据显示，2016年民营二级综合医院平均收治病种数为608种，平均出院人次为9534人次，平均床位数为324张，平均病死率为0.42%，平均住院日为8.68天，平均住院费用为5888.28元，平均手术及操作患者出院人次为2382人，平均手术患者出院人次为1952人次，手术及操作患者出院人次占总出院人次比为20.47%。

为客观比较民营与公立二级综合医院的整体状况，我们选取了床位数量相当的医院各10家进行比较，10家民营医院平均床位数为394张，10家公立医院平均床位数为393张。数据对比结果显示，平均收治病种数民营医院高于公立医院，平均病死率、平均住院日、平均住院费用及平均药占比民营医院均低于公立医院，平均出院人次、平均手术及操作患者出院人次、平均手术患者出院人次民营医院亦低于公立医院（见表6）。

表6 2016年10家民营与公立二级综合医院整体医疗数据对比

指标名称	民营医院	公立医院
平均收治病种数（种）	884	784
平均出院人次（人次）	15380	17207
平均病死率（%）	0.24	0.72
平均住院日（天）	8.93	9.33
平均住院费用（元）	5371	7052
平均药占比（%）	32.00	36.37
平均手术及操作患者出院人次（人次）	4032	5254
平均手术患者出院人次（人次）	3746	4524
手术及操作患者出院人次占出院人次比（%）	30.44	23.51

2. 疾病谱覆盖达标率

《服务能力标准》要求二级综合医院收治病种数量应为1500~2000种，以主要诊断的ICD-10亚目编码对医院收治病种进行统计分析。民营二级综合医院住院病案首页疾病覆盖结果显示，收治病种数量小于1000种的医院的占比为78.79%，超过1500种的医院的占比为1.52%。公立医院中收治病种超过1500种的医院的占比也只有8.57%。由此可见，二级综合医院收治的病种数量，无论是民营医院还是公立医院，与《服务能力标准》均有一定差距。2016年二级综合医院疾病覆盖达标率见表7。

表7　2016年二级综合医院疾病覆盖达标率

单位：%

病种数量	民营医院	公立医院
<1000种	78.79	38.57
1000~1499种	19.70	52.86
≥1500种	1.52	8.57

总体来看，民营医院收治疾病的能力不及公立医院。2016年二级综合医院疾病构成及收治医院数量占比统计结果显示，从收治疾病系统的能力看，95%以上的民营二级综合医院可收治泌尿生殖系统疾病（占98.48%），但无一所医院病种覆盖20个系统，而可收治起源于围生期的某些情况的医院不到50%（占48.48%）；出院人次构成比前三位的疾病系统分别是循环系统疾病（占16.67%），呼吸系统疾病（占14.36%）和妊娠、分娩和产褥期（占14.05%）。公立二级综合医院的数据显示，有12个系统疾病所有公立二级综合医院均可收治，起源于围生期的某些情况有90.00%的医院可以收治，其医院占比在公立二级综合医院中同样是最少的，与民营医院数据情况相似；出院人次构成比前三位的疾病系统与民营医院一致（见表8）。

表8　2016年二级综合医院出院人次构成比及收治医院数量占比

单位：%

ICD-10名称	民营医院		公立医院	
	出院人次构成比	医院占比	出院人次构成比	医院占比
某些传染病和寄生虫病	1.73	95.45	3.57	100.00
肿瘤	3.83	95.45	4.00	100.00
血液及造血器官疾病和涉及免疫机制的某些疾患	0.41	93.94	0.57	100.00

续表

ICD-10 名称	民营医院		公立医院	
	出院人次构成比	医院占比	出院人次构成比	医院占比
内分泌、营养和代谢疾病	2.39	96.97	2.82	100.00
精神和行为障碍	0.51	86.36	0.51	98.57
神经系统疾病	3.64	96.97	3.07	100.00
眼和附器疾病	1.01	75.76	2.01	98.57
耳和乳突疾病	0.91	87.88	0.92	98.57
循环系统疾病	16.67	96.97	17.58	100.00
呼吸系统疾病	14.36	96.97	15.78	100.00
消化系统疾病	10.41	96.97	9.63	100.00
皮肤和皮下组织疾病	0.68	93.94	0.61	98.57
肌肉骨骼系统和结缔组织疾病	4.93	95.45	2.78	98.57
泌尿生殖系统疾病	6.80	98.48	5.97	98.57
妊娠、分娩和产褥期	14.05	90.91	12.31	98.57
起源于围生期的某些情况	2.15	48.48	2.14	90.00
先天性畸形、变形和染色体异常	0.28	86.36	0.25	97.14
症状、体征和临床与实验室异常所见,不可归类在他处者	1.60	96.97	2.31	100.00
损伤、中毒和外因的某些其他后果	10.49	93.94	9.53	100.00
影响健康状态和与保健机构接触的因素	3.14	93.94	3.65	98.57

3. 出院人次排前20位疾病

分别按照民营二级综合医院与公立二级综合医院出院人次由高到低排序，取前20位疾病，其中重合的疾病有16种，对比《2015年国家医疗服务与质量安全报告》中2013年和2014年三级综合医院住院诊疗疾病前20位的病种，发现民营医院与其重合的疾病有12种，分别为未特指的脑梗死、动脉硬化性心脏病、未特指的支气管肺炎、未特指的肺炎、非胰岛素依赖型糖尿病不伴有并发症、未特指的慢性阻塞性肺病伴有急性加重、椎基底动脉综合征、肺的其他疾患、特发性（原发性）高血压、未特指的急性支气管炎、头位顺产、未特指的非感染性胃肠炎和结肠炎，即民营二级综合医院与公立二级综合医院收治疾病范围更近似，与三级综合医院略有区别。2016年出院人次排前20位疾病对比见表9。

表9 2016年出院人次排前20位疾病对比

单位：%

疾病名称	民营医院 出院人次构成比	民营医院 医院占比	公立医院 出院人次构成比	公立医院 医院占比
未特指的脑梗死*	4.51	95.45	4.44	98.57
动脉硬化性心脏病*	3.93	92.42	3.38	98.57
未特指的慢性阻塞性肺病伴有急性加重*	2.65	89.39	2.17	98.57
未特指的单胎顺产*	2.64	57.58	1.60	71.43
头位顺产*	2.10	56.06	1.81	61.43
未特指的支气管肺炎*	1.91	69.70	2.97	94.29
特发性(原发性)高血压*	1.78	95.45	1.09	100
椎基底动脉综合征*	1.64	71.21	1.29	91.43
肺的其他疾患*	1.61	90.91	1.22	98.57
未特指的急性支气管炎*	1.43	93.94	1.34	98.57
经选择性剖宫产术的分娩	1.39	56.06	—	—
其他特指的椎间盘移位	1.32	87.88	—	—
未特指的肺炎*	1.11	89.39	1.33	97.14
非胰岛素依赖型糖尿病不伴有并发症*	1.04	86.36	1.31	92.86
未特指的非感染性胃肠炎和结肠炎*	0.94	89.39	0.84	98.57
输尿管结石	0.88	80.30	—	—
未特指的慢性胃炎	0.85	89.39	—	—
未特指的急性阑尾炎*	0.80	86.36	0.74	97.14
未特指的急性扁桃体炎*	0.75	86.36	0.74	97.14
为肿瘤化学治疗疗程*	0.73	31.82	1.11	70
未特指的急性上呼吸道感染	—	—	1.38	97.14
其他特指的脑血管疾病	—	—	1.24	90.00
为以前的子宫手术瘢痕给予的孕产妇医疗	—	—	0.98	64.29
肠病毒性水疱性口炎伴有疹病	—	—	0.78	71.43

注：*表示民营二级综合医院与公立二级综合医院相同的疾病。

进一步从民营二级综合医院与公立二级综合医院重合的疾病中筛选前10个病种进行医疗质量指标与医疗效率指标对比分析。

从医疗质量指标病死率对比可见，除肺的其他疾患、未特指的急性支气管炎两个病种民营医院较公立医院低，头位顺产民营医院和公立医院无死亡病例外，其余7个病种民营医院病死率均高于公立医院（见表10）。

表10 2016年二级综合医院10个病种病死率对比

单位：%

疾病名称	民营医院	公立医院
未特指的脑梗死	0.43	0.32
动脉硬化性心脏病	0.66	0.52
未特指的慢性阻塞性肺病伴有急性加重	0.54	0.32
未特指的单胎顺产	0.01	0.00
头位顺产	0.00	0.00
未特指的支气管肺炎	0.06	0.03
特发性(原发性)高血压	0.06	0.04
椎基底动脉综合征	0.02	0.01
肺的其他疾患	0.70	1.45
未特指的急性支气管炎	0.01	0.03

进一步分析医疗效率指标，比较民营医院与公立医院平均住院日及住院费用，结果显示，平均住院日除头位顺产、未特指的支气管肺炎、肺的其他疾患、未特指的急性支气管炎4个病种民营医院低于公立医院，其余6个病种民营医院均高于公立医院（见表11）。

民营医院10个病种平均住院费用总体低于公立医院，仅未特指的单胎顺产、未特指的支气管肺炎、特发性（原发性）高血压3个病种平均住院费用略高于公立医院（见表11）。

表11 2016年二级综合医院10个病种平均住院日及住院费用对比

单位：天，元

疾病名称	民营医院		公立医院	
	平均住院日	平均住院费用	平均住院日	平均住院费用
未特指的脑梗死	10.90	6914.83	10.17	7521.90
动脉硬化性心脏病	9.00	6865.67	8.52	7329.35
未特指的慢性阻塞性肺病伴有急性加重	9.92	6773.26	9.18	7196.43
未特指的单胎顺产	3.98	2877.64	3.60	2833.69
头位顺产	3.09	2218.74	3.43	2982.50
未特指的支气管肺炎	6.28	2497.11	6.35	2430.89
特发性(原发性)高血压	9.01	4988.09	8.26	4716.11
椎基底动脉综合征	7.80	4504.18	7.33	4876.46
肺的其他疾患	9.88	6133.81	10.57	8275.19
未特指的急性支气管炎	6.05	2620.09	6.10	2890.24

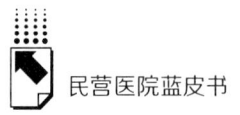

二级综合医院10个病种费用结构对比结果显示,除未特指的单胎顺产、肺的其他疾患两个病种的药占比民营医院较公立医院高,其余8个病种民营医院均低于公立医院。耗材占比仅动脉硬化性心脏病民营医院高于公立医院,其余病种民营医院均低于公立医院。而抗菌药物使用率除了未特指的支气管肺炎、特发性(原发性)高血压两个病种民营医院略高外,其余8个病种民营医院均低于公立医院(见表12)。

表12 2016年二级综合医院10个病种费用结构对比

单位:%

疾病名称	民营医院			公立医院		
	药占比	耗材占比	抗菌药物使用率	药占比	耗材占比	抗菌药物使用率
未特指的脑梗死	43.46	1.43	6.14	44.38	3.59	7.34
动脉硬化性心脏病	31.69	14.12	8.40	36.81	11.57	13.90
未特指的慢性阻塞性肺病伴有急性加重	38.10	1.82	30.28	42.05	2.98	42.41
未特指的单胎顺产	12.38	4.28	5.71	9.63	6.11	14.14
头位顺产	10.34	5.58	2.59	11.44	7.93	13.27
未特指的支气管肺炎	37.09	2.81	34.14	37.17	4.86	34.12
特发性(原发性)高血压	38.28	2.02	7.15	40.69	3.13	6.32
椎基底动脉综合征	35.41	0.72	2.84	41.90	2.86	3.11
肺的其他疾患	40.04	2.16	37.58	37.22	5.38	42.51
未特指的急性支气管炎	36.70	2.13	21.56	38.10	5.11	45.44

4.手术及操作覆盖率

《服务能力标准》建议二级综合医院手术及操作人次占出院人次比例≥20%。数据结果显示,民营二级综合医院2016年达到此标准的医院的占比为51.46%,虽然低于公立医院60%的达标率,但就手术及操作人次占出院人次比例≥30%的医院的占比比较,民营医院明显高于公立医院(见表13)。不过,无论公立医院还是民营医院,手术与操作人次占出院人次比例较《服务能力标准》的建议均有很大差距。

表 13 2016 年二级综合医院手术及操作人次占出院人次比例达标率

单位：%

手术及操作人次占出院人次比例	民营医院	公立医院
<20%	48.53	40.00
20%~30%	20.58	41.43
≥30%	30.88	18.57

进一步分析各系统手术及操作构成的医院占比，数据显示，所有民营医院和公立医院均100%覆盖各系统手术及操作构成，其中民营医院中产科操作占比最高（22.20%），接着是女性生殖器手术（17.89%）、肌肉骨骼系统手术（14.81%）；公立医院中各种诊断性和治疗性操作占比最高（23.23%），接着是产科操作（18.29%）和消化系统手术（13.04%）。2016年二级综合医院手术及操作构成和医院占比见表14。

表 14 2016 年二级综合医院手术及操作构成和医院占比

单位：%

ICD-9-CM-3 名称	民营医院		公立医院	
	手术及操作构成	医院占比	手术及操作构成	医院占比
操作和介入	0.03	100	0.52	100
神经系统手术	2.97	100	1.52	100
内分泌系统手术	0.51	100	0.56	100
眼的手术	3.10	100	5.88	100
其他各类诊断性和治疗性操作	0.06	100	0.07	100
耳部手术	0.38	100	0.36	100
鼻、口、咽手术	4.23	100	3.01	100
呼吸系统疾病	2.29	100	1.77	100
心血管系统手术	2.69	100	2.07	100
血液和淋巴系统手术	0.56	100	0.30	100
消化系统手术	13.63	100	13.04	100
泌尿系统手术	4.11	100	2.58	100
男性生殖器手术	1.54	100	1.64	100
女性生殖器手术	17.89	100	12.05	100
产科操作	22.20	100	18.29	100
肌肉骨骼系统手术	14.81	100	8.60	100
体被系统手术	5.67	100	4.50	100
各种诊断性和治疗性操作	3.32	100	23.23	100

5. 出院人次排前20位手术及操作

分别按照民营二级综合医院与公立二级综合医院手术及操作人次由高到低排序，取前20种手术及操作，其中重合的有10种。进一步分析这10种手术及操作发现，公立医院可实施手术的医院占比总体超过民营医院（见表15）。

表15　2016年出院人次排前20位手术及操作对比

单位：%

手术及操作名称	民营医院		公立医院	
	手术及操作构成	医院占比	手术及操作构成	医院占比
低位子宫下段剖宫产*	14.06	76.92	11.62	92.54
外阴切开术*	5.29	67.31	2.65	68.66
外阴或会阴裂伤缝合术*	2.86	67.31	1.86	68.66
分娩或流产后的扩张和刮宫术*	1.53	57.69	0.87	64.18
其他阴道切开术	1.44	26.92	—	—
其他近期产科裂伤修补术*	1.30	40.38	1.38	41.79
痔结扎术	1.15	55.77	—	—
阴道裂伤缝合术	1.11	36.54	—	—
其他扩张和刮宫术*	1.11	71.15	0.96	79.10
胆囊切除术	1.04	78.85	—	—
经尿道输尿管和肾盂梗阻去除	1.02	57.69	—	—
眼内人工晶状体置入伴白内障摘出术,一期*	1.01	40.38	1.82	67.16
肌、腱、筋膜和黏液囊的其他诊断性操作	1.01	23.08	—	—
扩张和刮宫术,用于终止妊娠	1.00	61.54	—	—
腹腔镜下胆囊切除术*	1.00	59.62	0.81	70.15
伤口、感染或烧伤的切除性清创术	0.99	65.38	—	—
痔切除术*	0.96	78.85	0.79	89.55
其他阑尾切除术*	0.88	55.77	0.99	70.15
子宫镜检查	0.86	46.15	—	—
脊髓放液	0.81	28.85	—	—
腹部和腹膜后的诊断性超声	—	—	3.31	5.97
其他胃镜检查	—	—	0.82	35.82
其他和开放性腹股沟斜疝修补术	—	—	0.80	94.03
大脑和脑干的磁共振成像	—	—	1.20	2.99
白内障晶状体乳化和抽吸	—	—	1.21	62.69
单根导管的冠状动脉造影术	—	—	1.19	47.76
头部计算机轴向断层照相术	—	—	1.83	5.97
心脏诊断性超声	—	—	3.41	2.99
胸计算机轴向断层照相术	—	—	1.50	5.97
周围血管的诊断性超声	—	—	4.24	2.99

注：*表示民营二级综合医院与公立二级综合医院相同的手术。

五 讨论

本报告以 2016 年医疗卫生机构年报表和住院病案首页数据为基础，展示了民营二级综合医院的基本状况。民营二级综合医院与公立二级综合医院在医疗服务能力、质量及效率指标上虽各有高低，但总体来看，多数民营二级综合医院规模较小，卫生技术人员不足，门诊诊疗人次少，住院病人少，床位使用率不高，其医疗质量和医疗服务能力稍逊于公立医院，尤其在对 10 个病种进行深入分析时发现，公立医院病死率明显低于民营医院，民营二级综合医院应将提高医疗质量作为当前工作的重中之重。

当然，由于数据质量参差不齐，本报告中医疗服务质量指标仅对病死率进行比较，可能存在一定局限性。尽管民营医院医疗服务能力、质量不及公立医院，但其医疗效率指标明显优于公立医院，这可能与民营医院注重控制成本，重视经济效益有关。此结果与本研究团队于"民营医院蓝皮书"《中国民营医院发展报告（2016）》中所完成的《民营与公立三级综合医院综合竞争力对比分析》结论一致。

与公立医院相比，民营医院具有机制灵活、应变能力强、创新动力足的优势，本报告结果显示的差距也提示民营医院在医疗服务能力及质量方面有很大提升空间。2014 年国家发展改革委员会等部门文件《关于非公立医疗机构医疗服务实行市场调节价有关问题的通知》鼓励非公立医疗机构提供形式多样的医疗服务，依据自身特点，提供特色服务，满足群众多元化、个性化的医疗服务需求。诸多政府文件为民营医院的发展提供了利好政策。随着新医改不断深入，只要民营二级综合医院找准定位，以医疗服务质量为核心，加强内涵建设，发挥自身长处，与公立二级综合医院实现优势互补，可以预见，其在医疗卫生服务体系中的地位和价值会逐渐提升。

参考文献

[1]《2016年我国卫生和计划生育事业发展统计公报》,中华人民共和国国家卫生和计划生育委员会,2017。
[2]国家卫生和计划生育委员会主编《2016中国卫生和计划生育统计年鉴》,中国协和医科大学出版社,2016。
[3]《国务院办公厅关于推进分级诊疗制度建设的指导意见》,国办发〔2015〕70号。
[4]薛晓林主编《中国民营医院发展报告(2016)》,社会科学文献出版社,2017。
[5]《关于非公立医疗机构医疗服务实行市场调节价有关问题的通知》,发改价格〔2014〕503号。
[6]《关于下发〈医疗机构基本标准(试行)〉的通知》,卫医发(1994)第30号。

B.11
2016年民营医院上报医疗数据质量状况及解决对策

北京中卫云医疗数据分析与应用技术研究院民营医院数据评价课题组*

摘　要： 为促进我国民营医院持续、健康、稳步发展，提升民营医院服务质量及整体形象，提高行业的社会公信力，中国医院协会民营医院管理分会拟构建大数据基础上的中国民营医院质量评价体系和质量认证体系，通过数据分析客观公正地评价民营医院综合实力。住院病案首页质量将成为评价体系中的重要组成部分，对民营医院2016年住院病案首页（卫计统4-1表）数据进行逐项、多维度、全方位检测，结果显示民营医院住院病案首页填写质量存在内容不完整、不规范、缺乏逻辑性等诸多问题，无法满足统计需要。因此，为适应新形势下病案质量管理的需求，保障医院切实能够通过数据挖掘来改进医疗质量和医疗服务能力，民营医院应对住院病案首页填写加大管理力度，提高住院病案首页填写质量，以便最大限度地挖掘民营医院住院病案首页数据应用价值。

关键词： 民营医院　住院病案首页　数据质量　解决对策

---

* 北京中卫云医疗数据分析与应用技术研究院民营医院数据评价课题组成员（排名不分先后）：陈晓红、戴志强、丁滨、赵淳、张国忠、乔梓倩、滕春霞、魏凌、王竞、薛峰、杜云霄、杜昱蕾、李聚超、贾惊雷、魏聪、周璇、李巍巍、陈雪、白媛媛、王韶卿、苏青贤、赵军。

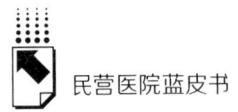

2017年8月21日,国家卫计委发布了《2016年我国卫生和计划生育事业发展统计公报》,公报公布了"十三五"开局以来各级卫生计生部门各项工作成效。公报提示,我国2016年有公立医院12708家,民营医院16432家。在医疗服务能力中,2016年公立医院门诊诊疗人次为28.48亿人次(占医院总数的87.09%),民营医院门诊诊疗人次为4.22亿人次(占医院总数的12.91%)。民营医院的出现打破了公立医院一统天下的格局,使患者选择医疗机构时有了新的选择,是对我国以公有制为主体的医疗体制的一种积极的补充。但长期以来,由于种种原因,人们对民营医院缺乏信任和了解,如要改变这种看法,民营医院应该在加强自身管理的同时,不再将广告宣传作为医院生存和发展的主要战略手段,而是逐渐转变为以客观的医疗数据结果展示其实力。中国医院协会民营医院管理分会自2014年开始启用"全国民营医院评价网络直报系统",很多民营医院积极参与卫计统1-1表、卫计统4-1表数据上报,为大数据评价民营医院打下了基础。民营医院2016年上报数据质量分析如下。

一 民营医院数据上报情况

2015年"全国民营医院评价网络直报系统"共收集了281家民营医院的数据,其中273家上报了卫计统1-1表数据,77家上报了卫计统4-1表数据,即住院病案首页数据。2016年则有490家民营医院参与上报数据,其中上报卫计统1-1表数据的医院达到446家,上报住院病案首页数据的医院增加到201家。与2015年相比,上报医院增加了74.37%,上报卫计统1-1表数据的医院增加了63.37%,最为明显的是上报住院病案首页数据的医院增加了1.6倍。2016年上报医院分布在全国26个省份,与2015年相比,增加了江西和陕西两个省。

目前,住院病案首页数据在医院评价、专科评价、医生评价以及医疗改革中的作用凸显,医疗质量和患者安全、医院感染控制、合理用药监测、临床医疗服务能力、疾病诊断相关分组(DRGs)付费等均与住院病案首页数据质量息息相关，故本报告仅对住院病案首页数据填报质量进行分析。加强住院病案首页质量管理是保证上述工作顺利开展的必然要求，但遗憾的是，很多民营医院住院病案首页填写质量较差，存在内容不完整、填写不规范、缺乏逻辑性等诸多问题，无法满足统计需要。由此提示，民营医院若想做好数据评价工作，同样必须重视住院病案首页填写质量，以提高住院病案首页数据利用率。

二 民营医院住院病案首页数据质量

为提升住院病案首页信息的利用价值，我们借助现代化信息技术手段，控制和管理住院病案首页信息填写过程中存在的质量缺陷。对住院病案首页（卫计统4-1表）232个字段（去除涉及患者隐私字段）进行逐项、多维度、全方位检测，内容包括完整性、标准性和规范性三方面。由于数据质量的监控与评价建立在数据完整性的基础之上，因此完整性是最低要求。本报告以2016年201家民营医院近176万份住院病案首页填写质量检测结果为例，探讨民营医院住院病案首页填写存在的共性问题。

1. 完整性检测

（1）数据时间完整性：在上报2016年住院病案首页数据的民营医院中，全年数据完整的医院仅占86.07%。

（2）必填字段完整性：住院病案首页填报完整率是衡量住院病案首页数据质量的基础指标，也是客观评价医疗服务能力和医疗质量的工作基础。《住院病案首页数据质量管理与控制指标（2016版）》将其定义为首页必填项目完整填报的病案份数占同期出院病案总数的比例，以此反映医院填报住院病案首页的总体情况。本次检测结果，从医院填报情况看，29个必填字段全部完整的民营医院占比为42.14%；从176万份住院病案首页数据看，29个必填字段填写完整的病案数据占比为70.75%。2016年民营医院住院病案首页必填字段完整性检测见表1。

表1 2016年民营医院住院病案首页必填字段完整性检测

单位：%

序号	项目名称	数据占比	医院占比
1	机构名称	95.46	89.10
2	医疗付款方式	98.41	85.07
3	住院次数	97.78	89.55
4	病案号	99.68	91.54
5	姓名	99.95	90.55
6	性别	99.17	89.05
7	出生日期	96.83	75.12
8	年龄	99.74	86.07
9	国籍	98.07	74.62
10	职业	97.66	78.11
11	婚姻	95.85	75.12
12	入院途径	94.49	73.63
13	入院时间	99.99	94.03
14	入院时间_时	75.53	66.17
15	入院科别	91.75	67.66
16	入院病房	81.85	43.78
17	出院时间	99.91	91.54
18	出院时间_时	75.11	62.19
19	出院科别	91.37	68.16
20	出院病房	80.50	40.30
21	实际住院(天)	98.68	84.58
22	门(急)诊诊断	92.62	55.22
23	门(急)诊诊断编码	91.48	46.77
24	主要诊断	99.06	77.61
25	主要诊断编码	98.75	72.64
26	主要诊断入院病情	91.67	52.74
27	离院方式	96.31	69.65
28	是否有出院31天内再住院计划	83.53	55.72
29	住院费用(元):总费用	97.43	82.58

（3）非必填字段填写率：非必填字段中较为重要的是其他诊断和手术的填写。有关研究显示，住院病案首页信息中并发症漏填、重症转入转出情

况不符、诊断书写不规范等情况，直接影响数据的分析质量，甚至导致数据无法使用。本次检测结果与其相符，其他诊断1的疾病名称、疾病编码、入院病情平均填写率分别为62.12%、59.91%、59.06%，其他诊断15的疾病名称、疾病编码、入院病情平均填写率分别为5.03%、5.03%、3.64%。还有一种情况是，临床医师只重视与主要诊断有关的手术操作，而忽略其他手术操作的填写。

（4）组合字段完整性：组合字段完整性检测结果显示，完整率最低的是手术1~7三项（手术及操作名称、编码、日期）完整率，接着较低的是年龄不足1周岁的年龄填写完整率。而主要诊断作为必填项目，疾病名称与ICD-10编码、入院病情三项同时填写者的占比却只有92.06%，主要诊断三项全部填报的医院仅占51.24%（见表2）。主要诊断三项不完整的医院中，缺少疾病名称的占22.80%，缺少ICD-10编码的占28.50%，缺少入院病情的占47.67%。影响多数医院疾病诊断完整率的原因在于未重视入院病情的正确填写，部分医院填写入院病情不准确，如胸腰椎骨质增生、结节性甲状腺肿、肾结石、肾囊肿、脂肪肝等入院病情不可能为"无"。

另外，其他诊断完整率随诊断顺序依次下降（其他诊断1完整率为80.05%，其他诊断15完整率仅为28.76%），说明填报者对其他诊断的填报不够重视。检测发现35.74%的医院其他诊断1填写不完整或全部为空，这样的医院无法进行后续的质量评价和DRGs分组。

手术及操作三项同时填报完整的医院仅占15.81%，与疾病诊断相同，手术及操作完整率随手术顺序依次下降。

表2 2016年民营医院住院病案首页填报组合字段完整性检测

单位：%

序号	项目名称	数据占比	医院占比
1	门诊诊断名称及编码完整率	92.12	55.22
2	主要诊断三项(疾病名称、ICD-10编码、入院病情)完整率	92.06	51.24
3	其他诊断1~15三项(疾病名称、ICD-10编码、入院病情)完整率	67.52	44.67
4	手术1~7三项(手术及操作名称、编码、日期)完整率	57.43	53.14

续表

序号	项目名称	数据占比	医院占比
5	姓名、性别、出生年月、入院日期、出院日期、总费用同时完整率	94.27	65.17
6	姓名(或病案号)、性别、出生年月同时完整率	96.57	73.13
7	年龄不足1周岁的年龄填写完整率	57.53	12.77
8	新生儿出生体重的填写完整率	64.25	5.98
9	新生儿入院体重的填写完整率	61.09	18.63
10	手术费用与手术名称、编码同时完整率	77.94	17.29
11	第一手术填写完整率(有其他手术必须有第一手术)	99.97	89.02
12	医嘱转院或转社区/卫生院医疗机构名称填写完整率	69.26	40.97

2. 标准性检测

住院病案首页填写说明规定有代码的项目只能填写适当的阿拉伯数字，201家民营医院中住院病案首页字典标准性检测匹配率为93.85%；而出院科室代码虽未做特殊要求，但为便于统计应统一使用医疗机构诊疗科目名录中的科室代码。对于疾病和手术编码，虽然全国各家医院疾病和手术与操作编码使用版本尚不统一，但无论采用哪个版本，均应保证编码标准且规范。在现有条件下，通过对民营医院疾病类目、亚目，以及手术与操作类目、亚目、细目与标准编码进行匹配，以了解民营医院编码的标准化与规范化程度，帮助民营医院查找编码缺陷的源头。从表3可以看出，目前民营医院疾病编码类目、亚目以及手术编码类目、亚目、细目和国际通用的基本统计分类比较，尚不能完全匹配，甚至疾病编码亚目中无一家医院完全匹配，如此势必影响医院病种、术种覆盖率的统计，必然无法客观展现医院的技术水平等指标。

表3 2016年民营医院住院病案首页填报字典标准性检测

单位：%

序号	检测项目	数据占比	医院占比
1	首页字典匹配率	93.85	34.36
2	出院科室代码匹配率	57.48	53.85
3	疾病编码类目匹配率	95.29	16.92

续表

序号	检测项目	数据占比	医院占比
4	疾病编码亚目匹配率	84.10	0.00
5	手术编码类目匹配率	87.40	43.59
6	手术编码亚目匹配率	85.51	40.00
7	手术编码细目匹配率	81.43	10.77

3. 规范性检测

（1）单个字段规范性检测：单个字段填写不规范，主要为填写时未注意某些项目单位的准确性导致错误，如新生儿出生体重（克）（出生和入院）项把单位"g"误写为"kg"，或将双胞胎的体重填写于同一项下，这导致出现极大值，如"35003750"等，以致该项规范率仅为49.48%。病理诊断编码规范率较低，原因在于将疾病编码而非肿瘤形态学编码填写在该项下。2016年民营医院住院病案首页填报单个字段规范性检测见表4。

表4 2016年民营医院住院病案首页填报单个字段规范性检测

单位：%

序号	项目名称	数据占比	医院占比
1	机构名称	88.06	88.33
2	住院次数	100	100
3	姓名［患者、科主任、主任(副主任)医师、主治医师、住院医师、责任护士、进修医师、实习医师、编码员、质控医师、质控护士］	99.98	56.19
4	年龄	96.13	49.75
5	新生儿体重（克）（出生和入院）	49.48	30.41
6	日期类（出生日期、入院时间、出院时间、手术日期、质控日期）	100	100
7	时（入院时间、出院时间）	97.97	92.11
8	实际住院（天）	100	100
9	疾病名称［门(急)诊诊断、主要诊断、其他诊断1~15］	99.73	80.41
10	疾病编码［门(急)诊诊断、主要诊断、其他诊断1~15］	88.14	48.45
11	病理诊断编码	54.00	37.11
12	病理诊断名称	99.71	62.89
13	手术及操作名称1~7	99.90	90.21
14	手术及操作编码1~7	79.25	74.74
15	颅脑损伤患者昏迷时间	99.99	98.38
16	住院费用	99.99	99.31

(2)组合字段编码问题：组合字段编码问题规范性检测结果显示，规范率最低的是疾病诊断编码与病理诊断编码逻辑判断，主要诊断的类目编码为肿瘤 C00～D48 时，应有规范的肿瘤形态学附加编码，否则视为编码错误；接着是妊娠与分娩结局逻辑判断，以及主要诊断或主要手术编码选择正确性检测。临床医师对住院病案首页主要诊断的填写不规范，会直接降低 ICD－10 编码工作的准确率，使统计指标失去准确性、科学性及可信度，这势必影响医院医疗质量的整体水平。

主要诊断的选择总则是，在本次医疗事件中，选择对健康危害最严重、花费医疗精力最多、住院时间最长的诊断名称，除了总则尚有若干具体的原则外，其中明确规定冠心病与急性心肌梗死需把后者作为主要诊断，但对 2016 年 201 家民营医院数据进行检测发现，有 21 家民营医院 62 例死亡病历罹患急性心肌梗死却将冠心病作为主要诊断，导致低风险组死亡率虚高，且平均住院费用、平均住院日人为增高或延长。此外，也有 2 型糖尿病为主要诊断的死亡病历。而填写手术与操作时，临床医师习惯于按时间的先后顺序填写，这是主要手术选择错误的直接原因。2016 年民营医院住院病案首页填报组合字段编码问题规范性检测见表 5。

表 5　2016 年民营医院住院病案首页填报组合字段编码问题规范性检测

单位：%

序号	问题名称	数据占比	医院占比
1	主要诊断与其他诊断重复	95.32	33.83
2	性别与编码逻辑判断	100	100
3	年龄与疾病编码逻辑判断	99.99	80.10
4	妊娠与分娩结局逻辑判断	58.96	11.82
5	疾病诊断编码与病理诊断编码逻辑判断	38.63	7.23
6	疾病名称与编码对应检测1(一病多码)	100	100
7	疾病名称与编码对应检测2(一码多病)	100	100
8	手术名称与编码对应检测1(一术多码)	100	100
9	手术名称与编码对应检测2(一码多术)	100	100
10	疾病或手术编码矛盾或不完整检测	99.91	84.05
11	主要诊断或主要手术编码选择正确性检测	86.74	13.16

(3) 组合字段费用问题：组合字段费用检测全部规范的医院仅6家，所填数据平均规范率在90%以上的仅4项，血费与Rh（D）血型逻辑判断规范率最低，亦即血费有记录，却无Rh（D）血型记录，不规范率为44.55%；接着是血费与ABO血型逻辑判断，不规范率为35.69%。医院占比中同样是血费与ABO血型逻辑判断、血费与Rh（D）血型逻辑判断的规范率较低。2016年民营医院住院病案首页填报组合字段费用问题规范性检测见表6。

表6 2016年民营医院住院病案首页填报组合字段费用问题规范性检测

单位：%

序号	问题名称	数据占比	医院占比
1	总费用与分项费用逻辑判断	78.47	46.91
2	住院总费用与自付金额逻辑判断	99.57	79.90
3	非手术治疗项目费与临床物理治疗费逻辑判断	98.96	49.48
4	手术治疗费与麻醉费、手术费逻辑判断	99.55	63.40
5	西药费与抗菌药物费用逻辑判断	98.74	71.65
6	一般医疗服务费与住院天数逻辑判断	76.00	19.07
7	血费与ABO血型逻辑判断	64.31	8.76
8	血费与Rh（D）血型逻辑判断	55.45	9.79
9	医疗付款方式-城镇职工基本医疗保险总金额与自付金额逻辑判断	88.36	32.47

(4) 组合字段时间问题：组合字段时间填写总体规范率较好，但质控日期与出院日期、手术及操作日期与入院日期、手术及操作日期与出院日期均存在逻辑错误，尤以手术及操作日期与入院日期填写规范率最低，换言之，7.40%的患者入院日期或手术及操作日期填写错误，以至于出现患者尚未入院即行手术或操作的情况。对于质控日期与出院日期逻辑判断，将近75%的医院填写不规范。2016年民营医院住院病案首页填报组合字段时间问题规范性检测见表7。

表7 2016年民营医院住院病案首页填报组合字段时间问题规范性检测

单位：%

序号	问题名称	数据占比	医院占比
1	入院日期与当前日期逻辑判断	100	100
2	出院日期与当前日期逻辑判断	100	100
3	出院日期与入院日期逻辑判断	100	100
4	质控日期与出院日期逻辑判断	95.91	25.26
5	手术及操作日期与入院日期逻辑判断	92.60	79.38
6	手术及操作日期与出院日期逻辑判断	99.76	78.87

（5）组合字段其他问题：组合字段逻辑性检测中其他问题主要是31日内再住院目的填写不规范，即有再住院计划，再住院目的却填写"无"，规范率仅为42.69%。有损伤中毒编码但外部原因填写规范的医院仅占13.40%。此外还存在药物过敏与过敏药物逻辑判断错误、死亡患者尸检与离院方式逻辑判断错误等问题，2016年民营医院住院病案首页填报组合字段其他问题规范性检测见表8。

表8 2016年民营医院住院病案首页填报组合字段其他问题规范性检测

单位：%

序号	问题名称	数据占比	医院占比
1	同一人病案号唯一性	100	100
2	年龄与出生日期逻辑判断	96.35	40.80
4	年龄与婚姻逻辑判断	99.09	37.70
5	药物过敏与过敏药物逻辑判断	58.73	41.91
6	死亡患者尸检与离院方式逻辑判断	64.90	36.80
7	损伤中毒的外部原因填写规范性	45.46	13.40
8	31日内再住院目的填写规范性	42.69	22.68
9	住院次数判断	100	100
10	记录唯一性判断	99.95	68.04
11	离院方式5的填报	100	100

三 提高民营医院住院病案首页数据质量的对策

通过对民营医院住院病案首页数据填报质量的分析可见,其尚有很大改进提升的空间。由于数据质量改进周期较长,且以上检测均属于终末检测的范畴,民营医院数据评价中心下一步拟将检测工作前移,以加强对民营医院住院病案首页数据的环节质控。尽管很多公立医院已经尝试运用信息化手段在住院病案首页形成过程中进行质量控制,但缺乏统一标准。我们将采众家之长,吸纳各医院经验,结合相关规范标准对住院病案首页质量进行自动化核查、预警,以形成一套自动化管控系统,免费提供给民营医院使用。该系统将给民营医院住院病案首页管理带来的益处体现在四个方面。

第一是内容标准化。尽可能将住院病案首页数据数字化、标准化,这是首页字典起到的作用。对于需要手工录入的项目,如工作单位、地址、过敏药物、接收医疗机构名称、损伤与中毒外部原因、再住院目的等实现程序控制,嵌入标准化住院病案首页信息填写的规则是提高住院病案首页质量的一个保障。另外,鉴于目前各医院手术级别填写主观性强,不统一,本研究团队拟根据收集的大数据制定一个民营医院适用的手术级别标准。

第二是术语规范化。将国际疾病标准名称与临床常用非标准化国际疾病名称一并维护于 ICD-10 字典库中,借用计算机技术将别名与标准名称及其对应的 ICD-10 唯一编码统一,如输入急性喉支气管炎这一非标准诊断名称时,系统自动保存显示为急性喉气管炎这一标准化诊断名称,并标注规范的 ICD-10 编码 J04.201,使住院病案首页的疾病名称、代码标准化、统一化。

第三是报警自动化。通过技术手段对现有的关联字段进行逻辑关系重构,出现逻辑错误自动警示,并设置空值、异常值提醒。

第四是指导智能化。系统提供诊断填写指引、手术填写指引、医院感染诊断标准等知识库,当录入相关数据时,可提供相关的知识库,这有助于提高住院病案首页涉及专业性强的项目的填写质量。如录入"切口类别愈合等级"数据时,系统可提供《切口类别及愈合等级》;录入院内感染时,系统可提供"医院感染诊断标准";主诊选择困难时,可借助系统提供的"诊断填写指引"等。

综上可见,现阶段民营医院住院病案首页数据治疗填报存在较多问题。但我们亦可看到质量提升的希望,中国医院协会民营医院管理分会将依托第三方医疗数据研究机构,构建大数据基础上的中国民营医院质量评价体系和质量认证体系。因此,住院病案首页质量将成为影响医院可持续发展的重要环节之一,为适应新形势下病案质量管理的需求,保障医院在今后诚信民营医院建设和民营医院质量评价榜单中不缺席,切实能够通过数据挖掘来改进医疗质量和医疗服务能力,民营医院必须对住院病案首页填写加大检测力度,从根本上改善首页填写质量,以便最大限度地挖掘民营医院住院病案首页数据的应用价值。

参考文献

［1］谭坤、陈文、潘惊萍等:《四川省卫生统计直报系统病案首页数据质量分析》,《卫生软科学》2015年第10期。

［2］刘才华、夏拥军、邱杰:《病案首页填写对DRGs数据质量的影响》,《中国病案》2013年第12期。

［3］王平根、于华:《病案首页数据质量全方位逻辑分析探讨》,《中国卫生统计》2010年第8期。

［4］房芳、卢冠华、王辉:《运用信息技术提高病案首页填写质量》,《中国病案》2011年第4期。

［5］王玉贵、付萍、胡志芳等:《谈病案首页信息质量的逻辑监控》,《中国病案》2011年第3期。

［6］宋萍:《病案首页信息质量控制及应用》,《现代医院管理》2013年第3期。

B.12
2016年民营专科医院数据统计分析

北京中卫云医疗数据分析与应用技术研究院民营医院数据评价课题组 *

摘　要： 采用以住院病案首页数据评价医院的方法，通过对民营专科医院的数据解析，了解民营专科医院的发展现状。上报数据的民营专科医院共77家，骨科、妇产（科）、眼科医院最多，共涉及21个专科专业。横向对比相同专业的医院间医疗服务能力、效率和质量指标的结果显示相同专业专科医院治疗同一疾病其服务能力、效率、质量相去甚远，如同样收治先兆流产病例，有的医院病死率为1.32%，其他医院无死亡病例；医院中平均住院费用最高的为15119.93元，最低的仅为1063.47元。民营专科医院必须进行规范化运作，这不仅是解决民营专科医院诚信问题的出路，而且是民营专科医院在将来发展中所必须严格遵循的准则。

关键词： 民营医院　专科医院　数据分析

近年来，民营医院借利好政策得到了长足发展，但在综合实力和运营环境方面与公立医院相比均处于弱势，因此采取错位差异化经营，集中力量发展专科，以形成竞争优势，是民营医院战略定位的主调。故而在诸多的民营

---

* 北京中卫云医疗数据分析与应用技术研究院民营医院数据评价课题组成员（排名不分先后）：陈晓红、戴志强、丁滨、赵淳、张国忠、乔梓倩、滕春霞、魏凌、王竞、薛峰、杜云霄、杜昱蕾、李聚超、贾惊雷、魏聪、周璇、李巍巍、陈雪、白媛媛、王韶卿、苏青贤、赵军。

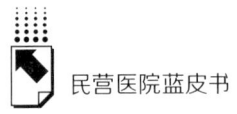

医院中,特色专科医院占了很大比重,如妇产(科)、口腔、康复、眼科、骨科以及儿童和心血管医院等。民营专科医院大多小而专,现阶段缺乏统一的评价体系,我们采用公立医院以住院病案首页数据评价医院的方法,通过对民营专科医院的数据解析,以期了解民营专科医院的发展现状,并横向对比相同专业的医院之间医疗服务能力、效率和质量指标,希望为民营专科医院纵深发展提供参考。

一 民营专科医院概况

1. 数据来源

受中国医院协会民营医院管理分会委托,北京中卫云医疗数据分析与应用技术研究院负责民营医院质量评价体系的构建和用数据评价年度诚信民营医院,为此研究院搭建了独立的数据网络直报平台供民营医院上报数据,本报告所用数据均来自该平台。上报2016年住院病案首页数据的民营医院中共有专科医院77家,分别来自23个省份,其中三级医院19家,二级医院43家,一级及未评级医院15家;骨科医院16家,妇产(科)医院14家,眼科医院13家,肾脏病医院、耳鼻咽喉医院和肿瘤医院各4家,康复医院3家,心血管病医院、儿童医院、美容医院各2家,其他专科医院13家。鉴于部分专科医院数量较少,故仅对10家以上相同专业的医院进行对比分析。

2. 医疗质量

本次上报数据的民营专科医院涉及21个专科专业,各类专科医院数量不等,规模不同,故其平均病种数量、平均出院人次和平均手术人次不具可比性;相同专科专业,三级专科医院前述3项指标均高于二级及未评级专科医院。三级专科医院中病死率最高的是肿瘤医院,接着是心血管病医院,这可能与医院收治患者病情危重、并发症较多有关。2016年民营专科医院医疗质量指标见表1。

表1 2016年民营专科医院医疗质量指标

专科专业	三级专科医院				二级及未评级专科医院			
	平均病种数量（种）	平均出院人次（人次）	平均手术人次（人次）	病死率（％）	平均病种数量（种）	平均出院人次（人次）	平均手术人次（人次）	病死率（％）
眼科医院	136	7526	49	0.00	71	2746	79	0.00
耳鼻咽喉医院	159	4628	48	0.00	87	1211	0	0.00
肿瘤医院	573	6939	2	0.94	284	2197	10	2.25
心血管病医院	370	18554	36	0.51	—	—	—	—
妇产（科）医院	—	—	—	—	92	2183	43	0.00
儿童医院	225	4453	7	0.36	56	740	0	0.00
骨科医院	339	14270	69	0.00	299	3687	30	0.11
康复医院	966	6997	41	0.23	43	510	0	0.00
美容医院	—	—	—	—	17	180	98	0.00
其他医院	197	3307	23.54	0.16	99	3687	10	1.55

注：专科专业排序参照《卫生机构（组织）类别代码表》，"—"代表无此项数据，耳鼻咽喉医院含五官科医院，余同。

3. 医疗效率

三级专科医院平均住院日最长的是康复医院，平均住院费用最高的是心血管病医院；二级及未评级专科医院平均住院日最长的同样是康复医院，平均住院费用最高的是美容医院（见表2）。

表2 2016年民营专科医院医疗效率指标

单位：天，元

专科专业	三级专科医院		二级及未评级专科医院	
	平均住院日	平均住院费用	平均住院日	平均住院费用
眼科医院	4.36	7217.28	4.20	6400.85
耳鼻咽喉医院	6.15	6599.23	9.45	4988.08
肿瘤医院	10.43	10248.25	12.92	9933.35
心血管病医院	8.06	29837.43	—	—
妇产（科）医院	—	—	4.42	14944.46
儿童医院	10.42	14048.54	5.72	10661.80
骨科医院	10.55	10811.26	14.71	9059.49
康复医院	17.78	21793.38	55.44	15409.26
美容医院	—	—	3.43	39201.05
其他医院	13.57	25822.50	12.20	9560.52

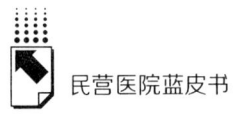

4. 卫生资源消耗

三级专科医院药占比最高的是儿童医院,耗材占比最高的是心血管病医院,抗菌药物使用率最高的是康复医院;二级及未评级专科医院药占比最高的是其他医院,耗材占比最高的是眼科医院,抗菌药物使用率相对较高的是其他医院(见表3)。

表3 2016年民营专科医院卫生资源消耗指标

单位:%

专科专业	三级专科医院			二级及未评级专科医院		
	药占比	耗材占比	抗菌药物使用率	药占比	耗材占比	抗菌药物使用率
眼科医院	7.68	37.27	4.02	1.78	16.75	1.13
耳鼻咽喉医院	10.24	27.76	0.00	15.32	3.91	0.00
肿瘤医院	0.04	0.00	0.01	12.45	0.86	2.53
心血管病医院	13.38	49.83	11.59	—	—	—
妇产(科)医院	—	—	—	3.97	0.28	2.10
儿童医院	42.95	9.86	0.00	25.96	0.27	0.00
骨科医院	0.00	0.00	0.00	31.41	13.60	2.91
康复医院	26.82	23.88	54.57	11.59	1.05	0.00
美容医院	—	—	—	1.98	0.21	6.65
其他医院	2.51	12.82	18.75	36.94	1.86	10.71

二 专科医院主要疾病的质量与效率数据

(一)骨科医院

1. 骨科医院总体情况

上报数据的民营专科医院中,骨科医院数量最多,共16家,其医疗质量及服务效率见表4。各医院由于规模不同出院人次悬殊,2家三级医院出院人次均在10000人次以上。病死率最高的是骨科医院3;而平均住院日最长的是骨科医院14,平均住院费用最多的是骨科医院3;药占比最高的是骨科医院3，达到48.38%；骨科医院13耗材占比及抗菌药物使用率均较其他医院高。药占比、耗材占比以及抗菌药物使用率的计算取决于住院病案首页数据填写质量，数据为0有两种情况：一是该项数据确实没有，二是有数据但医院未填写。

表4 2016年民营骨科医院总体情况

医院名称	平均出院人次（人次）	病死率（%）	平均住院日（天）	平均住院费用（元）	药占比（%）	耗材占比（%）	抗菌药物使用率（%）
骨科医院1	1382	0.00	15.09	9183.84	34.75	5.15	0.94
骨科医院2	7727	0.04	13.06	11366.68	29.86	29.66	0.00
骨科医院3	11725	0.41	16.96	14341.34	48.38	9.47	0.00
骨科医院4	1880	0.11	21.56	10590.79	10.53	0.00	0.00
骨科医院5	4179	0.00	8.91	6616.92	24.89	30.73	0.00
骨科医院6	3490	0.03	14.49	6945.14	38.08	8.20	9.14
骨科医院7	930	0.00	12.29	3578.07	27.20	3.99	14.09
骨科医院8	3732	0.00	11.84	9090.10	15.53	0.00	0.00
骨科医院9	883	0.00	9.09	4193.08	8.48	0.00	0.00
骨科医院10	3918	0.10	14.21	6883.67	0.00	0.00	0.00
骨科医院11	14270	0.00	10.55	10811.26	0.00	0.00	0.00
骨科医院12	1660	0.06	16.98	8735.58	19.90	0.00	0.00
骨科医院13	2935	0.00	10.15	10979.81	18.57	32.37	37.07
骨科医院14	3056	0.00	28.60	7009.24	28.27	1.85	0.00
骨科医院15	6138	0.00	11.79	575.98	19.77	23.92	0.98
骨科医院16	1682	0.06	16.42	12521.39	24.17	15.45	0.00

2. 骨科医院主要疾病

随着时代的变更，骨科医院收治的疾病谱有了明显变化，如骨关节结核、骨髓炎等疾病明显减少，交通事故引起的创伤明显增多。民营骨科医院排名前十的疾病中，绝大多数与创伤及骨折后随诊医疗有关，其中涉及骨折板和其他内固定装置的随诊医疗平均出院人次远远高于其他疾病（见表5）。胫骨骨干骨折、腰椎骨折平均住院日较长，相应的，平均住院费用较高，且药占比与耗材占比都较高，这可能是平均住院费用较高的原因。

表5 2016年民营骨科医院主要疾病总体情况（按出院人次排前十名疾病）

疾病名称	平均出院人次（人次）	病死率（%）	平均住院日（天）	平均住院费用(元)	药占比（%）	耗材占比（%）	抗菌药物使用率（%）
涉及骨折板和其他内固定装置的随诊医疗	4452	0.00	7.03	5350.47	11.86	6.39	2.18
其他特指的椎间盘移位	1871	0.00	14.60	7266.53	20.97	7.48	0.32
其他手指骨折	1757	0.00	10.82	7359.82	15.88	3.93	1.14
其他单个手指创伤性切断(完全)(部分)	1390	0.00	15.98	9025.42	4.88	1.06	2.88
腰椎骨折	1356	0.00	16.78	16305.81	16.39	23.37	0.81
胫骨骨干骨折	1346	0.00	18.51	15422.79	14.69	21.98	2.82
锁骨骨折	1211	0.00	14.90	8953.50	14.72	17.32	3.80
头部未特指的损伤	1207	0.00	5.59	2094.84	22.18	1.88	0.41
桡骨下端骨折	1045	0.00	10.97	6858.14	7.31	3.75	0.19
前臂其他部位的骨折	1033	0.00	10.04	7647.69	21.23	23.11	1.06

（1）涉及骨折板和其他内固定装置的随诊医疗（ICD－10编码为Z47.0）：涉及骨折板和其他内固定装置的随诊医疗有数据的医院为11家，其中骨科医院11出院人次最多，为1927人次，平均住院日最长的是骨科医院16，平均住院费用最多的是骨科医院3，药占比最高的是骨科医院6，耗材占比最高的是骨科医院3，抗菌药物使用率最高的是骨科医院13（见表6）。

表6 2016年民营骨科医院涉及骨折板和其他内固定装置的随诊医疗质量与效率指标对比

医院名称	平均出院人次(人次)	病死率（%）	平均住院日(天)	平均住院费用(元)	药占比（%）	耗材占比（%）	抗菌药物使用率（%）
骨科医院1	8	0.00	7.13	4741.69	27.18	13.78	0.00
骨科医院2	872	0.00	7.22	5402.29	27.38	19.52	0.00
骨科医院3	82	0.00	9.65	10969.23	17.01	29.25	0.00
骨科医院4	—						
骨科医院5	—						
骨科医院6	30	0.00	12.00	6695.94	28.34	6.34	3.33
骨科医院7	—						
骨科医院8	870	0.00	7.57	3371.42	17.67	0.00	0.00

续表

医院名称	平均出院人次(人次)	病死率(%)	平均住院日(天)	平均住院费用(元)	药占比(%)	耗材占比(%)	抗菌药物使用率(%)
骨科医院9	—	—	—	—	—	—	—
骨科医院10	78	0.00	10.35	3688.65	0.00	0.00	0.00
骨科医院11	1927	0.00	6.14	6045.95	0.00	0.00	0.00
骨科医院12	115	0.00	7.15	4343.79	20.90	0.00	0.00
骨科医院13	260	0.00	5.70	6095.75	27.80	14.09	36.92
骨科医院14	—	—	—	—	—	—	—
骨科医院15	76	0.00	6.84	—	—	—	0.00
骨科医院16	134	0.00	12.90	7577.59	24.74	9.58	0.00

（2）其他特指的椎间盘移位（ICD-10编码为M51.2）：15家医院提供的数据中有其他特指的椎间盘移位诊疗数据，其中骨科医院2平均出院人次最多，平均住院日最长的是骨科医院14，平均住院费用最多的是骨科医院3，药占比最高的同样是骨科医院3，耗材占比最高的是骨科医院16，抗菌药物使用率最高的是骨科医院13（见表7）。

表7 2016年民营骨科医院其他特指的椎间盘移位质量与效率指标对比

医院名称	平均出院人次(人次)	病死率(%)	平均住院日(天)	平均住院费用(元)	药占比(%)	耗材占比(%)	抗菌药物使用率(%)
骨科医院1	—	—	—	—	—	—	—
骨科医院2	410	0.00	12.05	7902.93	29.31	20.06	0.00
骨科医院3	126	0.00	16.29	15436.38	44.21	6.79	0.00
骨科医院4	206	0.00	12.59	7328.09	13.94	0.00	0.00
骨科医院5	84	0.00	7.92	5327.32	24.82	28.76	0.00
骨科医院6	141	0.00	19.25	6482.14	32.58	1.54	2.13
骨科医院7	5	0.00	14.00	4926.89	31.04	1.68	0.00
骨科医院8	6	0.00	11.17	8114.54	30.57	0.00	0.00
骨科医院9	9	0.00	10.67	1889.83	6.86	0.00	0.00
骨科医院10	217	0.00	11.61	6699.25	0.00	0.00	0.00
骨科医院11	299	0.00	8.19	7054.02	0.00	0.00	0.00
骨科医院12	67	0.00	8.45	5897.70	15.28	0.00	0.00
骨科医院13	16	0.00	10.25	10138.86	19.05	30.94	18.75

续表

医院名称	平均出院人次(人次)	病死率(%)	平均住院日(天)	平均住院费用(元)	药占比(%)	耗材占比(%)	抗菌药物使用率(%)
骨科医院14	264	0.00	30.97	4904.49	23.23	2.06	0.00
骨科医院15	18	0.00	12.22	—	—	—	—
骨科医院16	3	0.00	10.33	11354.00	16.62	43.78	0.00

（3）其他手指骨折（ICD-10 编码为 S62.6）：有其他手指骨折相关数据的骨科医院 15 家，其中骨科医院 11 平均出院人次最多，均无死亡病例，平均住院日最长的是骨科医院 14，平均住院费用最多的是骨科医院 16，药占比最高的是骨科医院 6，耗材占比最高的是骨科医院 5，仅骨科医院 13 有抗菌药物使用记录，其抗菌药物使用率为 28.57%（见表8）。

表8 2016 年民营骨科医院其他手指骨折质量与效率指标对比

医院名称	平均出院人次(人次)	病死率(%)	平均住院日(天)	平均住院费用(元)	药占比(%)	耗材占比(%)	抗菌药物使用率(%)
骨科医院1	2	0.00	6.00	3538.07	31.09	11.13	0.00
骨科医院2	91	0.00	9.70	9392.93	40.58	8.89	0.00
骨科医院3	18	0.00	7.00	6380.96	35.82	7.56	0.00
骨科医院4	1	0.00	12.00	5952.80	9.56	0.00	0.00
骨科医院5	86	0.00	6.94	3810.26	24.18	13.22	0.00
骨科医院6	5	0.00	28.40	5981.00	51.36	3.09	0.00
骨科医院7	—	—	—	—	—	—	—
骨科医院8	105	0.00	8.86	4961.42	16.29	0.00	0.00
骨科医院9	2	0.00	5.00	4150.13	0.96	0.00	0.00
骨科医院10	65	0.00	9.69	3736.29	0.00	0.00	0.00
骨科医院11	771	0.00	9.35	6710.91	0.00	0.00	0.00
骨科医院12	68	0.00	10.40	5546.35	28.72	0.00	0.00
骨科医院13	70	0.00	7.70	7923.43	19.56	10.12	28.57
骨科医院14	45	0.00	29.96	5635.23	26.88	1.41	0.00
骨科医院15	76	0.00	10.08	—	24.56	8.25	0.00
骨科医院16	352	0.00	14.51	12662.88	26.86	7.14	0.00

(4) 其他单个手指创伤性切断（完全）（部分）（ICD-10 编码为 S68.1）：其他单个手指创伤性切断（完全）（部分）有数据的医院为 12 家，其中骨科医院 11 平均出院人次最多，平均住院日最长、平均住院费用最多的均是骨科医院 16，药占比最高的是骨科医院 2，耗材占比最高的是骨科医院 15，抗菌药物使用率最高的是骨科医院 13（见表 9）。

表9　2016年民营骨科医院其他单个手指创伤性切断（完全）（部分）质量与效率指标对比

医院名称	平均出院人次（人次）	病死率（%）	平均住院日（天）	平均住院费用（元）	药占比（%）	耗材占比（%）	抗菌药物使用率（%）
骨科医院1	—	—	—	—	—	—	—
骨科医院2	9	0.00	7.33	10498.56	34.28	4.28	0.00
骨科医院3	7	0.00	9.71	8656.52	13.85	9.85	0.00
骨科医院4	—	—	—	—	—	—	—
骨科医院5	18	0.00	9.61	7282.24	21.68	7.59	0.00
骨科医院6	1	0.00	1.00	1225.06	26.88	2.10	0.00
骨科医院7	—	—	—	—	—	—	—
骨科医院8	103	0.00	9.09	5420.36	18.58	0.00	0.00
骨科医院9	6	0.00	9.67	4777.28	12.13	0.00	0.00
骨科医院10	22	0.00	11.23	6193.59	0.00	0.00	0.00
骨科医院11	845	0.00	13.07	11291.38	0.00	0.00	0.00
骨科医院12	56	0.00	14.27	10550.59	23.05	0.00	0.00
骨科医院13	114	0.00	6.61	7606.69	18.30	8.93	32.46
骨科医院14	—	—	—	—	—	—	—
骨科医院15	168	0.00	11.55	—	22.80	11.16	1.79
骨科医院16	41	0.00	15.93	12093.81	26.54	6.32	0.00

(5) 腰椎骨折（ICD-10 编码为 S32.0）：腰椎骨折有数据的医院为 14 家，其中骨科医院 2 平均出院人次最多，平均住院日最长的是骨科医院 14，平均住院费用最多的是骨科医院 1，药占比最高的是骨科医院 15，耗材占比最高的是骨科医院 6，抗菌药物使用率最高的是骨科医院 13（见表 10）。

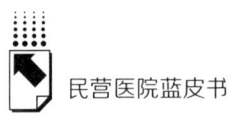

表10　2016年民营骨科医院腰椎骨折质量与效率指标对比

医院名称	平均出院人次(人次)	病死率(%)	平均住院日(天)	平均住院费用(元)	药占比(%)	耗材占比(%)	抗菌药物使用率(%)
骨科医院1	14	0.00	29.79	34309.58	20.53	5.41	0.00
骨科医院2	319	0.00	20.21	22577.64	25.19	42.87	0.00
骨科医院3	58	0.00	18.55	31687.42	23.99	44.32	0.00
骨科医院4	—	—	—	—	—	—	—
骨科医院5	172	0.00	11.86	10995.99	22.67	39.24	0.00
骨科医院6	12	0.00	18.00	21306.17	22.06	50.21	8.33
骨科医院7	—	—	—	—	—	—	—
骨科医院8	102	0.00	15.03	22936.55	11.82	0.00	0.00
骨科医院9	21	0.00	8.57	6089.07	12.78	0.00	0.00
骨科医院10	139	0.00	13.19	10671.99	0.00	0.00	0.00
骨科医院11	278	0.00	13.81	16390.66	0.00	0.00	0.00
骨科医院12	25	0.00	13.40	7932.91	21.52	0.00	0.00
骨科医院13	49	0.00	11.20	11641.97	14.04	50.01	18.37
骨科医院14	72	0.00	35.01	13816.74	32.44	2.08	0.00
骨科医院15	85	0.00	18.42	—	46.10	3.41	1.18
骨科医院16	10	0.00	19.80	13736.73	22.27	44.04	0.00

（6）胫骨骨干骨折（ICD-10编码为S82.2）：胫骨骨干骨折仅1家医院无数据，有数据的医院中骨科医院5平均出院人次最多，平均住院日最长的是骨科医院16，平均住院费用最多的是骨科医院3，药占比最高的是骨科医院1，耗材占比最高的是骨科医院3，抗菌药物使用率最高的是骨科医院13（见表11）。

表11　2016年民营骨科医院胫骨骨干骨折质量与效率指标对比

医院名称	平均出院人次(人次)	病死率(%)	平均住院日(天)	平均住院费用(元)	药占比(%)	耗材占比(%)	抗菌药物使用率(%)
骨科医院1	5	0.00	12.00	5011.44	34.73	11.81	0.00
骨科医院2	252	0.00	20.81	22362.33	26.26	42.65	0.00
骨科医院3	5	0.00	23.00	34588.01	21.58	48.96	0.00
骨科医院4	6	0.00	9.83	9623.01	20.50	0.00	0.00
骨科医院5	313	0.00	13.01	10086.53	19.63	42.18	0.00

续表

医院名称	平均出院人次(人次)	病死率(%)	平均住院日(天)	平均住院费用(元)	药占比(%)	耗材占比(%)	抗菌药物使用率(%)
骨科医院6	9	0.00	31.00	13794.44	30.78	34.76	11.11
骨科医院7	—	—	—	—	—	—	—
骨科医院8	69	0.00	19.39	17865.97	14.88	0.00	0.00
骨科医院9	21	0.00	25.57	14480.71	9.67	0.00	0.00
骨科医院10	141	0.00	18.94	12225.01	0.00	0.00	0.00
骨科医院11	204	0.00	17.08	26247.66	0.00	0.00	0.00
骨科医院12	25	0.00	22.88	24105.38	15.32	0.00	0.00
骨科医院13	75	0.00	16.37	16771.65	18.75	41.81	48.00
骨科医院14	77	0.00	31.47	9128.93	30.43	1.90	0.00
骨科医院15	128	0.00	17.44	—	27.31	44.15	0.78
骨科医院16	16	0.00	37.81	21703.35	23.54	37.46	0.00

（7）锁骨骨折（ICD-10编码为S42.0）：锁骨骨折有数据的医院为15家，其中骨科医院11平均出院人次最多，平均住院日最长的是骨科医院14，平均住院费用最多的是骨科医院3，药占比最高的是骨科医院6，耗材占比最高的是骨科医院3，抗菌药物使用率最高的是骨科医院13（见表12）。

表12　2016年民营骨科医院锁骨骨折质量与效率指标对比

医院名称	平均出院人次(人次)	病死率(%)	平均住院日(天)	平均住院费用(元)	药占比(%)	耗材占比(%)	抗菌药物使用率(%)
骨科医院1	2	0.00	12.00	20518.49	13.16	5.23	0.00
骨科医院2	154	0.00	11.34	10746.39	29.70	36.73	0.00
骨科医院3	18	0.00	12.44	27678.04	15.34	55.14	0.00
骨科医院4	11	0.00	5.18	4345.82	9.53	0.00	0.00
骨科医院5	219	0.00	7.47	5871.28	24.36	32.30	0.00
骨科医院6	5	0.00	15.40	15617.04	34.59	28.18	20.00
骨科医院7	—	—	—	—	—	—	—
骨科医院8	175	0.00	10.48	8008.25	15.88	0.00	0.00
骨科医院9	21	0.00	9.76	8141.31	6.04	0.00	0.00
骨科医院10	79	0.00	10.05	5408.19	0.00	0.00	0.00
骨科医院11	238	0.00	9.40	12423.46	0.00	0.00	0.00

续表

医院名称	平均出院人次(人次)	病死率(%)	平均住院日(天)	平均住院费用(元)	药占比(%)	耗材占比(%)	抗菌药物使用率(%)
骨科医院12	21	0.00	14.14	15131.59	12.95	0.00	0.00
骨科医院13	106	0.00	6.76	9137.43	17.80	43.29	41.51
骨科医院14	98	0.00	22.75	7489.42	24.62	1.35	0.00
骨科医院15	48	0.00	11.17	266.12	12.03	6.69	2.08
骨科医院16	16	0.00	11.38	15455.60	20.13	50.89	0.00

（8）头部未特指的损伤（ICD-10编码为S09.9）：头部未特指的损伤有数据的医院为9家，其中骨科医院15平均出院人次最多，平均住院日最长的是骨科医院10，平均住院费用最多的是骨科医院11，药占比最高的是骨科医院3，耗材占比和抗菌药物使用率最高的均是骨科医院6（见表13）。

表13　2016年民营骨科医院头部未特指的损伤质量与效率指标对比

医院名称	平均出院人次(人次)	病死率(%)	平均住院日(天)	平均住院费用(元)	药占比(%)	耗材占比(%)	抗菌药物使用率(%)
骨科医院1	—	—	—	—	—	—	—
骨科医院2	21	0.00	5.00	2741.23	44.03	3.32	0.00
骨科医院3	98	0.00	6.32	6183.53	55.98	4.53	0.00
骨科医院4	—	—	—	—	—	—	—
骨科医院5	93	0.00	6.73	3092.79	47.39	5.02	0.00
骨科医院6	2	0.00	12.50	3260.98	46.00	6.99	50.00
骨科医院7	—	—	—	—	—	—	—
骨科医院8	—	—	—	—	—	—	—
骨科医院9	—	—	—	—	—	—	—
骨科医院10	5	0.00	12.80	2138.20	0.00	0.00	0.00
骨科医院11	220	0.00	7.24	6318.30	0.00	0.00	0.00
骨科医院12	24	0.00	6.46	2527.48	24.63	0.00	0.00
骨科医院13	2	0.00	11.50	5426.40	11.35	6.77	0.00
骨科医院14	—	—	—	—	—	—	—
骨科医院15	742	0.00	4.77	—	41.28	2.64	0.54
骨科医院16	—	—	—	—	—	—	—

（9）桡骨下端骨折（ICD-10编码为S52.5）：桡骨下端骨折有数据的医院为13家，其中骨科医院11平均出院人次领先于其他医院，为701人次，平均住院日最长的是骨科医院14，平均住院费用最多的是骨科医院3，药占比最高的是骨科医院2，耗材占比最高的是骨科医院3，有抗菌药物使用记录的仅骨科医院13（见表14）。

表14　2016年民营骨科医院桡骨下端骨折质量与效率指标对比

医院名称	平均出院人次（人次）	病死率（%）	平均住院日（天）	平均住院费用（元）	药占比（%）	耗材占比（%）	抗菌药物使用率（%）
骨科医院1	—	—	—	—	—	—	—
骨科医院2	2	0.00	7.00	3603.88	44.03	5.71	0.00
骨科医院3	20	0.00	12.35	21201.28	27.69	39.22	0.00
骨科医院4	8	0.00	9.13	5624.24	16.21	0.00	0.00
骨科医院5	1	0.00	10.00	10951.31	35.57	36.34	0.00
骨科医院6	4	0.00	7.25	2127.84	39.87	6.83	0.00
骨科医院7	—	—	—	—	—	—	—
骨科医院8	84	0.00	9.86	6731.77	14.91	0.00	0.00
骨科医院9	—	—	—	—	—	—	—
骨科医院10	23	0.00	13.57	3267.48	0.00	0.00	0.00
骨科医院11	701	0.00	7.88	6714.55	0.00	0.00	0.00
骨科医院12	21	0.00	7.38	6030.89	16.76	0.00	0.00
骨科医院13	8	0.00	7.50	5548.34	18.04	28.49	25.00
骨科医院14	139	0.00	26.96	7054.28	24.81	1.76	0.00
骨科医院15	22	0.00	11.09	—	0.00	0.00	0.00
骨科医院16	12	0.00	17.92	14330.38	18.67	39.19	0.00

（10）前臂其他部位的骨折（ICD-10编码为S52.8）：前臂其他部位的骨折有数据的医院为13家，其中骨科医院2平均出院人次相对较多，而平均住院日最长的是骨科医院14，平均住院费用最多的是骨科医院16，药占比最高的是骨科医院3，耗材占比最高的是骨科医院16，抗菌药物使用率最高的是骨科医院13（见表15）。

表15 2016年民营骨科医院前臂其他部位的骨折质量与效率指标对比

医院名称	平均出院人次(人次)	病死率(％)	平均住院日(天)	平均住院费用(元)	药占比(％)	耗材占比(％)	抗菌药物使用率(％)
骨科医院1	—	—	—	—	—	—	—
骨科医院2	371	0.00	11.51	7882.06	34.09	28.63	0.00
骨科医院3	1	0.00	3.00	1882.72	60.86	7.94	0.00
骨科医院4	—	—	—	—	—	—	—
骨科医院5	322	0.00	7.21	5402.87	22.62	32.68	0.00
骨科医院6	4	0.00	4.50	2869.09	34.75	7.31	0.00
骨科医院7	—	—	—	—	—	—	—
骨科医院8	6	0.00	14.33	12037.70	14.43	0.00	0.00
骨科医院9	12	0.00	6.00	5586.71	11.96	0.00	0.00
骨科医院10	1	0.00	23.00	6961.00	0.00	0.00	0.00
骨科医院11	153	0.00	9.43	10166.57	0.00	0.00	0.00
骨科医院12	26	0.00	9.50	10784.48	14.24	0.00	0.00
骨科医院13	42	0.00	10.45	9999.65	15.75	38.78	26.19
骨科医院14	22	0.00	23.86	7340.75	24.52	1.74	0.00
骨科医院15	39	0.00	8.90	—	39.14	5.95	0.00
骨科医院16	34	0.00	17.15	19096.82	17.50	38.94	0.00

（二）妇产（科）医院

1. 妇产（科）医院总体情况

在整个中国医疗服务市场演变和发展过程中，妇产科有着独特而重要的作用，更是帮助很多民营医院完成了最初的资本和经验积累。民营妇产（科）医院之所以受到青睐，很大程度上是因为妇产科的特点契合了新消费群体的需求。上报数据的民营专科医院中，妇产（科）医院数量达到14家，民营妇产（科）医院总体情况见表16。所有上报数据的民营妇产（科）医院均为二级及以下和未评级医院，妇产（科）医院3和妇产（科）医院6平均出院人次超过5000人次，出院人次最少的是妇产（科）医院12。妇产（科）医院3病死率为0.02％，其他医院均无死亡病例；平均住院日最长的是妇产（科）医院12，平均住院费用最多的是妇产（科）医院13；药占比最高的是妇产（科）医院5，达到48.32%，查看原始数据发现该院所有出院患者住院费用均为10元，考虑填写有误；妇产（科）医院13抗菌药物使用率较其他医院高。平均住院费用、药占比、耗材占比以及抗菌药物使用率的计算取决于住院病案首页数据填写质量，妇产（科）医院12所有费用信息缺失，导致无法计算平均住院费用、药占比、耗材占比、抗菌药物使用率。其他医院药占比、耗材占比及抗菌药物使用率为0有两种情况（同骨科医院）。

对比14家民营妇产（科）医院总体情况可以看出，部分医院平均住院费用较其他医院高出许多，可能与这些医院服务中高端消费人群的定位有关。而与其他民营专科医院相比，妇产（科）医院确实体现出更明显的高端服务理念，因此能够提供更加人性化、个体化、品质化、精细化的医疗服务。

表16　2016年民营妇产（科）医院总体情况

医院名称	平均出院人次（人次）	病死率（%）	平均住院日（天）	平均住院费用（元）	药占比（%）	耗材占比（%）	抗菌药物使用率（%）
妇产(科)医院1	2839	0.00	5.21	40851.49	0.00	0.00	0.00
妇产(科)医院2	1790	0.00	4.92	35158.34	0.00	0.00	0.00
妇产(科)医院3	5519	0.02	4.18	3299.67	16.82	0.00	0.00
妇产(科)医院4	4003	0.00	3.99	2737.09	0.01	0.00	0.00
妇产(科)医院5	1213	0.00	4.09	10.00	48.32	0.00	0.00
妇产(科)医院6	5060	0.00	4.08	2710.32	11.09	0.00	0.00
妇产(科)医院7	691	0.00	4.93	21218.23	4.93	4.85	0.00
妇产(科)医院8	962	0.00	3.68	9778.17	1.62	0.00	1.04
妇产(科)医院9	1983	0.00	5.06	8159.42	5.58	0.15	0.00
妇产(科)医院10	1651	0.00	5.20	19170.85	0.00	0.00	0.00
妇产(科)医院11	771	0.00	4.84	11984.64	5.97	0.00	0.00
妇产(科)医院12	379	0.00	5.78	—	—	—	—
妇产(科)医院13	2487	0.00	3.47	57372.59	1.89	0.01	18.13
妇产(科)医院14	1215	0.00	5.39	9150.21	8.72	0.00	0.00

2. 妇产（科）医院主要疾病

随着对剖宫产认识的深入及国家二孩政策的开放，剖宫产率逐步下降。妇产（科）医院主要疾病为头位顺产，其平均出院人次远多于经选择性剖宫产术的分娩。先兆流产病死率为0.14%，其他疾病均无死亡病例。经未特指的剖宫产术分娩平均住院日最长，分娩时Ⅰ度会阴裂伤、为以前的子宫手术瘢痕给予的孕产妇医疗以及妊娠期发生的糖尿病平均住院费用均在4万元以上，是其他疾病的数倍（见表17）。

表17　2016年民营妇产（科）医院主要疾病总体情况（按出院人次排前十名疾病）

疾病名称	平均出院人次（人次）	病死率（%）	平均住院日（天）	平均住院费用（元）	药占比（%）	耗材占比（%）	抗菌药物使用率（%）
头位顺产	6034	0.00	3.19	5885.16	3.25	0.03	0.00
经选择性剖宫产术的分娩	1596	0.00	5.03	8058.67	5.59	0.08	0.50
医疗性流产，完全性或未特指，无并发症	1232	0.00	3.98	6129.01	4.56	0.11	0.41
未特指的单胎顺产	939	0.00	3.77	4053.13	1.24	0.33	0.00
为以前的子宫手术瘢痕给予的孕产妇医疗	863	0.00	5.95	47925.48	1.46	0.31	12.05
经未特指的剖宫产术分娩	802	0.00	6.15	9782.18	10.83	0.01	0.00
分娩时Ⅰ度会阴裂伤	769	0.00	3.35	48561.56	1.24	0.27	1.17
先兆流产	734	0.14	5.00	2881.76	4.86	0.06	0.27
其他特指原因所致的新生儿黄疸	672	0.00	3.39	3118.03	9.05	0.00	0.00
妊娠期发生的糖尿病	635	0.00	5.20	45239.96	0.56	0.00	2.20

（1）头位顺产（ICD－10编码为O80.0）：10家妇产（科）医院有头位顺产相关数据，其中妇产（科）医院3平均出院人次最多，平均住院日最长的是妇产（科）医院7，平均住院费用最多的是妇产（科）医院13，药占比最高的是妇产（科）医院5（见表18）。

表 18　2016 年民营妇产（科）医院头位顺产质量与效率指标对比

医院名称	平均出院人次（人次）	病死率（%）	平均住院日（天）	平均住院费用（元）	药占比（%）	耗材占比（%）	抗菌药物使用率（%）
妇产（科）医院1	301	0.00	4.27	38046.93	0.00	0.00	0.00
妇产（科）医院2	97	0.00	4.14	33610.33	0.00	0.00	0.00
妇产（科）医院3	2493	0.00	2.70	2402.15	10.55	0.00	0.00
妇产（科）医院4	42	0.00	3.55	6046.12	0.00	0.00	0.00
妇产（科）医院5	723	0.00	3.22	10.00	49.54	0.00	0.00
妇产（科）医院6	1394	0.00	3.40	2697.20	3.47	0.00	0.00
妇产（科）医院7	4	0.00	5.25	30557.56	0.20	5.38	0.00
妇产（科）医院8	—	—	—	—	—	—	—
妇产（科）医院9	137	0.00	3.58	6459.06	1.64	0.49	0.00
妇产（科）医院10	—	—	—	—	—	—	—
妇产（科）医院11	207	0.00	3.78	11926.78	4.69	0.00	0.00
妇产（科）医院12	—	—	—	—	—	—	—
妇产（科）医院13	62	0.00	3.11	55502.48	1.25	0.00	0.00
妇产（科）医院14	574	0.00	3.77	6745.63	5.54	0.00	0.00

（2）经选择性剖宫产术的分娩（ICD－10 编码为 O82.0）：有经选择性剖宫产术的分娩相关数据的医院12家，其中妇产（科）医院6平均出院人次最多，平均住院日最长的是妇产（科）医院14，平均住院费用最多的是妇产（科）医院13，药占比最高的是妇产（科）医院5，耗材占比相对较高的是妇产（科）医院7，抗菌药物使用率最高的是妇产（科）医院13（见表19）。

表 19　2016 年民营妇产（科）医院经选择性剖宫产术的分娩质量与效率指标对比

医院名称	平均出院人次（人次）	病死率（%）	平均住院日（天）	平均住院费用（元）	药占比（%）	耗材占比（%）	抗菌药物使用率（%）
妇产（科）医院1	76	0.00	6.07	53941.16	0.00	0.00	0.00
妇产（科）医院2	9	0.00	6.11	36792.60	0.00	0.00	0.00
妇产（科）医院3	122	0.00	5.97	6463.37	14.36	0.00	0.00
妇产（科）医院4	474	0.00	4.19	3287.76	0.00	0.00	0.00
妇产（科）医院5	6	0.00	5.67	10.00	40.00	0.00	0.00
妇产（科）医院6	804	0.00	5.06	5006.93	11.72	0.00	0.00
妇产（科）医院7	5	0.00	4.60	42755.41	7.61	4.64	0.00

续表

医院名称	平均出院人次(人次)	病死率(%)	平均住院日(天)	平均住院费用(元)	药占比(%)	耗材占比(%)	抗菌药物使用率(%)
妇产(科)医院8	—	—	—	—	—	—	—
妇产(科)医院9	2	0.00	5.00	11101.42	8.75	0.00	0.00
妇产(科)医院10	—	—	—	—	—	—	—
妇产(科)医院11	19	0.00	5.32	14796.03	6.51	0.00	0.00
妇产(科)医院12	5	0.00	5.40	0.00	0.00	0.00	0.00
妇产(科)医院13	9	0.00	5.00	78228.68	1.96	0.00	88.89
妇产(科)医院14	65	0.00	7.42	12880.86	9.97	0.00	0.00

(3)医疗性流产,完全性或未特指,无并发症(ICD-10编码为O04.9):10家妇产(科)医院有医疗性流产,完全性或未特指,无并发症相关数据,其中妇产(科)医院6平均出院人次最多,平均住院日最长的是妇产(科)医院9,平均住院费用最多的是妇产(科)医院13,药占比最高的是妇产(科)医院3,耗材占比均较低,仅妇产(科)医院13有抗菌药物使用率,为10.87%(见表20)。

表20 2016年民营妇产(科)医院医疗性流产,完全性或未特指,无并发症质量与效率指标对比

医院名称	平均出院人次(人次)	病死率(%)	平均住院日(天)	平均住院费用(元)	药占比(%)	耗材占比(%)	抗菌药物使用率(%)
妇产(科)医院1	104	0.00	4.16	17661.60	0.00	0.00	0.00
妇产(科)医院2	20	0.00	3.75	12806.66	0.00	0.00	0.00
妇产(科)医院3	13	0.00	3.38	2031.04	17.04	0.00	0.00
妇产(科)医院4	270	0.00	2.90	1278.62	0.00	0.00	0.00
妇产(科)医院5	—	—	—	—	—	—	—
妇产(科)医院6	442	0.00	3.18	2225.27	11.11	0.00	0.00
妇产(科)医院7	99	0.00	5.39	14261.30	6.81	0.36	0.00
妇产(科)医院8	—	—	—	—	—	—	—
妇产(科)医院9	176	0.00	7.31	7331.95	6.66	0.27	0.00
妇产(科)医院10	—	—	—	—	—	—	—
妇产(科)医院11	26	0.00	3.08	5393.42	7.37	0.00	0.00
妇产(科)医院12	—	—	—	—	—	—	—

续表

医院名称	平均出院人次(人次)	病死率(%)	平均住院日(天)	平均住院费用(元)	药占比(%)	耗材占比(%)	抗菌药物使用率(%)
妇产(科)医院13	46	0.00	2.07	23392.31	2.23	0.00	10.87
妇产(科)医院14	36	0.00	4.75	5117.61	7.59	0.00	0.00

（4）未特指的单胎顺产（ICD-10编码为O80.9）：有未特指的单胎顺产相关数据的医院为3家，其中妇产（科）医院4平均出院人次相对较多，平均住院日最长、平均住院费用最多的均是妇产（科）医院9（见表21）。

表21 2016年民营妇产（科）医院未特指的单胎顺产质量与效率指标对比

医院名称	平均出院人次(人次)	病死率(%)	平均住院日(天)	平均住院费用(元)	药占比(%)	耗材占比(%)	抗菌药物使用率(%)
妇产(科)医院1	—						
妇产(科)医院2	—						
妇产(科)医院3	—						
妇产(科)医院4	543	0.00	3.74	2500.85	0.00	0.00	0.00
妇产(科)医院5	—						
妇产(科)医院6	—						
妇产(科)医院7	—						
妇产(科)医院8	—						
妇产(科)医院9	388	0.00	3.85	6309.09	1.93	0.51	0.00
妇产(科)医院10	—						
妇产(科)医院11	—						
妇产(科)医院12	8	0.00	2.13	—			
妇产(科)医院13	—						
妇产(科)医院13	—						

（5）为以前的子宫手术瘢痕给予的孕产妇医疗（ICD-10编码为O34.2）：8家医院有本病相关数据，其中妇产（科）医院2平均出院人次相对较多，平均住院日最长的是妇产（科）医院14，平均住院费用最多的是妇产（科）医院13，药占比最高的是妇产（科）医院6，有耗材占比数据的是妇产（科）医院7，抗菌药物使用率最高的是妇产（科）医院13（见表22）。

表22 2016年民营妇产（科）医院为以前的子宫手术瘢痕给予的孕产妇医疗质量与效率指标对比

医院名称	平均出院人次(人次)	病死率(%)	平均住院日(天)	平均住院费用(元)	药占比(%)	耗材占比(%)	抗菌药物使用率(%)
妇产(科)医院1	131	0.00	6.07	58864.80	0.00	0.00	0.00
妇产(科)医院2	196	0.00	6.11	50401.76	0.00	0.00	0.00
妇产(科)医院3	—	—	—	—	—	—	—
妇产(科)医院4	30	0.00	3.80	—	—	—	—
妇产(科)医院5	—	—	—	—	—	—	—
妇产(科)医院6	3	0.00	5.67	1843.03	19.10	0.00	0.00
妇产(科)医院7	50	0.00	5.96	52678.29	6.75	4.83	0.00
妇产(科)医院8	—	—	—	—	—	—	—
妇产(科)医院9	—	—	—	—	—	—	—
妇产(科)医院10	137	0.00	5.92	30124.62	0.00	0.00	0.00
妇产(科)医院11	—	—	—	—	—	—	—
妇产(科)医院12	—	—	—	—	—	—	—
妇产(科)医院13	167	0.00	4.83	90386.51	1.48	0.00	62.28
妇产(科)医院14	149	0.00	7.38	12809.37	10.51	0.00	0.00

（6）经未特指的剖宫产术分娩（ICD-10编码为O82.9）：6家妇产（科）医院有此编码相关数据，其中妇产（科）医院3平均出院人次最多，平均住院日最长的是妇产（科）医院7，平均住院费用最多的是妇产（科）医院1，药占比最高的是妇产（科）医院3，仅妇产（科）医院7有耗材占比数据，6家医院均无抗菌药物使用率数据（见表23）。

表23 2016年民营妇产（科）医院经未特指的剖宫产术分娩质量与效率指标对比

医院名称	平均出院人次(人次)	病死率(%)	平均住院日(天)	平均住院费用(元)	药占比(%)	耗材占比(%)	抗菌药物使用率(%)
妇产(科)医院1	5	0.00	6.00	55605.16	0.00	0.00	0.00
妇产(科)医院2	27	0.00	6.11	50824.41	0.00	0.00	0.00
妇产(科)医院3	708	0.00	6.16	6005.87	19.97	0.00	0.00
妇产(科)医院4	—	—	—	—	—	—	—
妇产(科)医院5	—	—	—	—	—	—	—

续表

医院名称	平均出院人次(人次)	病死率(%)	平均住院日(天)	平均住院费用(元)	药占比(%)	耗材占比(%)	抗菌药物使用率(%)
妇产(科)医院6	—	—	—	—	—	—	—
妇产(科)医院7	2	0.00	9.50	26845.35	0.33	1.96	0.00
妇产(科)医院8	—	—	—	—	—	—	—
妇产(科)医院9	1	0.00	7.00	12167.13	6.87	0.00	0.00
妇产(科)医院10	59	0.00	5.93	31813.72	0.00	0.00	0.00
妇产(科)医院11	—	—	—	—	—	—	—
妇产(科)医院12	—	—	—	—	—	—	—
妇产(科)医院13	—	—	—	—	—	—	—
妇产(科)医院14	—	—	—	—	—	—	—

(7) 分娩时Ⅰ度会阴裂伤（ICD-10编码为O70.0）：4家医院有分娩时Ⅰ度会阴裂伤相关数据，其中妇产（科）医院13平均出院人次最多；平均住院日相差不多，妇产（科）医院13相对较短；平均住院费用最多的是妇产（科）医院13（见表24）。

表24 2016年民营妇产（科）医院分娩时Ⅰ度会阴裂伤质量与效率指标对比

医院名称	平均出院人次(人次)	病死率(%)	平均住院日(天)	平均住院费用(元)	药占比(%)	耗材占比(%)	抗菌药物使用率(%)
妇产(科)医院1	—	—	—	—	—	—	—
妇产(科)医院2	46	0.00	4.13	35379.44	0.00	0.00	0.00
妇产(科)医院3	—	—	—	—	—	—	—
妇产(科)医院4	78	0.00	3.65	1463.66	0.00	0.00	0.00
妇产(科)医院5	—	—	—	—	—	—	—
妇产(科)医院6	—	—	—	—	—	—	—
妇产(科)医院7	62	0.00	4.23	22543.59	0.48	7.27	0.00
妇产(科)医院8	—	—	—	—	—	—	—
妇产(科)医院9	—	—	—	—	—	—	—
妇产(科)医院10	—	—	—	—	—	—	—
妇产(科)医院11	—	—	—	—	—	—	—
妇产(科)医院12	—	—	—	—	—	—	—
妇产(科)医院13	583	0.00	3.16	58669.84	1.33	0.00	1.54
妇产(科)医院14	—	—	—	—	—	—	—

(8)先兆流产（ICD-10编码为O20.0）：12家妇产（科）医院有先兆流产相关数据，其中妇产（科）医院6平均出院人次最多，平均住院日最长的是妇产（科）医院10；唯一有死亡病例的是妇产（科）医院3，病死率为1.32%，建议注意查找孕妇死亡原因；平均住院费用最多的是妇产（科）医院13，药占比相对较高的是妇产（科）医院3，仅1家医院有耗材占比数据，仅1家医院有抗菌药物使用率数据（见表25）。

表25　2016年民营妇产（科）医院先兆流产质量与效率指标对比

医院名称	平均出院人次（人次）	病死率（%）	平均住院日（天）	平均住院费用（元）	药占比（%）	耗材占比（%）	抗菌药物使用率（%）
妇产（科）医院1	59	0.00	4.78	8379.28	0.00	0.00	0.00
妇产（科）医院2	17	0.00	3.53	5704.93	0.00	0.00	0.00
妇产（科）医院3	76	1.32	7.14	1450.72	33.24	0.00	0.00
妇产（科）医院4	178	0.00	3.38	1529.94	0.00	0.00	0.00
妇产（科）医院5	—	—	—	—	—	—	—
妇产（科）医院6	252	0.00	5.47	1063.47	13.47	0.00	0.00
妇产（科）医院7	17	0.00	4.47	5494.25	0.00	1.35	0.00
妇产（科）医院8	—	—	—	—	—	—	—
妇产（科）医院9	43	0.00	4.53	2099.57	11.51	0.00	0.00
妇产（科）医院10	39	0.00	7.95	6244.07	0.00	0.00	0.00
妇产（科）医院11	18	0.00	6.17	2598.16	9.59	0.00	0.00
妇产（科）医院12	6	0.00	6.00	—	—	—	—
妇产（科）医院13	26	0.00	2.77	15119.93	3.75	0.00	7.69
妇产（科）医院14	3	0.00	2.33	2062.10	5.62	0.00	0.00

（9）其他特指原因所致的新生儿黄疸（ICD-10编码为P59.8）：仅3家妇产（科）医院有此编码相关数据，其中妇产（科）医院3平均出院人次最多，平均住院日最长的是妇产（科）医院3，平均住院费用最多的是妇产（科）医院2，药占比最高的是妇产（科）医院3，3家医院均无耗材占比、抗菌药物使用率等数据（见表26）。

表26 2016年民营妇产（科）医院其他特指原因所致的新生儿黄疸质量与效率指标对比

医院名称	平均出院人次（人次）	病死率（％）	平均住院日（天）	平均住院费用（元）	药占比（％）	耗材占比（％）	抗菌药物使用率（％）
妇产（科）医院1	—	—	—	—	—	—	—
妇产（科）医院2	111	0.00	2.75	7738.97	0.00	0.00	0.00
妇产（科）医院3	378	0.00	3.56	2512.28	18.66	0.00	0.00
妇产（科）医院4	—	—	—	—	—	—	—
妇产（科）医院5	—	—	—	—	—	—	—
妇产（科）医院6	183	0.00	3.42	1566.38	4.36	0.00	0.00
妇产（科）医院7	—	—	—	—	—	—	—
妇产（科）医院8	—	—	—	—	—	—	—
妇产（科）医院9	—	—	—	—	—	—	—
妇产（科）医院10	—	—	—	—	—	—	—
妇产（科）医院11	—	—	—	—	—	—	—
妇产（科）医院12	—	—	—	—	—	—	—
妇产（科）医院13	—	—	—	—	—	—	—
妇产（科）医院14	—	—	—	—	—	—	—

（10）妊娠期发生的糖尿病（ICD-10编码为O24.4）：7家妇产（科）医院有妊娠期发生的糖尿病的相关数据，其中妇产（科）医院1平均出院人次最多，平均住院日最长的是妇产（科）医院14，平均住院费用最多的是妇产（科）医院13，药占比相对较高的是妇产（科）医院14，耗材占比最高的是妇产（科）医院7，抗菌药物使用率最高的是妇产（科）医院13（见表27）。

表27 2016年民营妇产（科）医院妊娠期发生的糖尿病质量与效率指标对比

医院名称	平均出院人次（人次）	病死率（％）	平均住院日（天）	平均住院费用（元）	药占比（％）	耗材占比（％）	抗菌药物使用率（％）
妇产（科）医院1	270	0.00	5.61	49257.29	0.00	0.00	0.00
妇产（科）医院2	210	0.00	5.42	41068.21	0.00	0.00	0.00
妇产（科）医院3	—	—	—	—	—	—	—
妇产（科）医院4	15	0.00	3.93	8931.45	0.00	0.00	0.00
妇产（科）医院5	—	—	—	—	—	—	—

续表

医院名称	平均出院人次(人次)	病死率(%)	平均住院日(天)	平均住院费用(元)	药占比(%)	耗材占比(%)	抗菌药物使用率(%)
妇产(科)医院6	—	—	—	—	—	—	—
妇产(科)医院7	7	0.00	1.57	3679.28	0.00	5.20	0.00
妇产(科)医院8	—	—	—	—	—	—	—
妇产(科)医院9	—	—	—	—	—	—	—
妇产(科)医院10	—	—	—	—	—	—	—
妇产(科)医院11	1	0.00	1.00	1444.00	0.00	0.00	0.00
妇产(科)医院12	—	—	—	—	—	—	—
妇产(科)医院13	100	0.00	3.42	62189.91	1.81	0.00	14.00
妇产(科)医院14	32	0.00	7.63	13231.92	11.54	0.00	0.00

(三)眼科医院

1. 眼科医院总体情况

2016年共有13家民营眼科医院上报数据,其总体情况见表28。各医院由于规模不同,平均出院人次悬殊,眼科医院10平均出院人次为12225人次,远多于其他眼科医院。平均住院日最长的是眼科医院2,其次是眼科医院3;平均住院费用最多的是眼科医院3;相较而言,药占比最高的是眼科医院2,耗材占比最高的是眼科医院13,抗菌药物使用率最高的是眼科医院12。药占比、耗材占比以及抗菌药物使用率的计算取决于住院病案首页数据填写质量,数据为0的意义同前。

表28 2016年民营眼科医院总体情况

医院名称	平均出院人次(人次)	病死率(%)	平均住院日(天)	平均住院费用(元)	药占比(%)	耗材占比(%)	抗菌药物使用率(%)
眼科医院1	8464	0.00	5.31	6329.10	0.00	6.29	0.00
眼科医院2	8007	0.00	6.06	7524.07	11.58	42.67	0.00
眼科医院3	3940	0.00	5.81	9792.03	0.00	0.00	0.00
眼科医院4	2072	0.00	2.87	4568.25	0.00	0.00	0.00
眼科医院5	1483	0.00	2.26	5045.36	4.78	41.01	0.00

续表

医院名称	平均出院人次(人次)	病死率(%)	平均住院日(天)	平均住院费用(元)	药占比(%)	耗材占比(%)	抗菌药物使用率(%)
眼科医院6	2611	0.00	2.65	8464.72	4.59	38.75	1.03
眼科医院7	562	0.00	3.76	5531.28	9.38	45.12	0.00
眼科医院8	1261	0.00	4.07	2799.90	4.31	6.24	0.00
眼科医院9	6187	0.00	1.54	5750.64	8.99	20.95	0.00
眼科医院10	12225	0.00	4.76	7862.48	5.61	38.86	8.20
眼科医院11	3688	0.00	4.08	6872.90	4.47	41.33	5.67
眼科医院12	2994	0.00	2.78	4142.21	4.69	42.68	8.42
眼科医院13	1328	0.00	3.20	5991.56	5.23	57.47	0.00

2. 眼科医院主要疾病

随着我国人口老龄化加剧，年龄相关疾病、代谢相关疾病的发病率迅猛增长，眼科疾病尤为突出。世界卫生组织（WHO）认定的三大致盲性眼病——白内障、青光眼和黄斑变性，在我国也是眼科常见病、多发病。本次纳入统计的13家民营眼科医院收治的主要疾病即以各类型白内障、青光眼为主，接着是翼状胬肉、视网膜脱离等，与世界卫生组织的认定基本相符。从表29可以看出，原发性闭角型青光眼平均住院日最长，平均住院费用最高的是视网膜脱离伴视网膜断裂，药占比相对较高的是散开性共同性斜视，耗材占比最高的是并发性白内障，抗菌药物使用率最高的是泪道慢性炎症。

表29 2016年民营眼科医院主要疾病总体情况（按平均出院人次排前十名疾病）

疾病名称	平均出院人次(人次)	病死率(%)	平均住院日(天)	平均住院费用(元)	药占比(%)	耗材占比(%)	抗菌药物使用率(%)
未特指的老年性白内障	16435	0.00	2.86	6844.78	2.20	39.87	0.09
翼状胬肉	7478	0.00	2.56	3039.73	3.32	14.24	0.11
并发性白内障	3107	0.00	3.01	10292.88	1.10	40.12	0.03
未特指的白内障	2563	0.00	2.87	5118.88	3.18	26.22	0.00
视网膜脱离伴视网膜断裂	1877	0.00	7.91	13310.19	1.94	23.86	0.85

续表

疾病名称	平均出院人次（人次）	病死率（%）	平均住院日（天）	平均住院费用（元）	药占比（%）	耗材占比（%）	抗菌药物使用率（%）
其他特指手术的随诊医疗	1379	0.00	6.82	8215.60	1.86	18.49	0.80
原发性闭角型青光眼	1201	0.00	8.10	7944.37	7.86	24.86	1.75
泪道慢性炎症	1143	0.00	6.01	6831.42	8.27	26.51	48.03
散开性共同性斜视	902	0.00	6.69	6247.84	9.30	8.83	1.55
睑内翻和倒睫	883	0.00	4.13	5075.54	6.53	17.35	1.47

（1）未特指的老年性白内障（ICD-10编码为H25.9）：13家眼科医院均有未特指的老年性白内障数据，其中眼科医院10平均出院人次最多，平均住院日最长的是眼科医院2，其住院天数约是其他医院的2倍，平均住院费用最多的同样是眼科医院2，药占比最高的是眼科医院8，耗材占比最高的是眼科医院13，抗菌药物使用率均较低（见表30）。

表30 2016年民营眼科医院未特指的老年性白内障质量与效率指标对比

医院名称	平均出院人次（人次）	病死率（%）	平均住院日（天）	平均住院费用（元）	药占比（%）	耗材占比（%）	抗菌药物使用率（%）
眼科医院1	2587	0.00	2.84	6115.93	0.00	10.65	0.00
眼科医院2	2331	0.00	5.95	9829.01	3.83	57.55	0.00
眼科医院3	628	0.00	2.91	6428.32	0.00	0.00	0.00
眼科医院4	1492	0.00	2.35	4937.80	0.00	0.00	0.00
眼科医院5	863	0.00	2.06	6234.10	3.86	47.79	0.00
眼科医院6	1580	0.00	2.12	9276.49	3.39	43.96	0.32
眼科医院7	15	0.00	2.73	5114.01	4.30	45.77	0.00
眼科医院8	119	0.00	3.91	3397.13	4.93	6.84	0.00
眼科医院9	907	0.00	1.03	9175.27	1.85	41.49	0.00
眼科医院10	2756	0.00	2.40	6169.00	1.67	50.66	0.07
眼科医院11	1147	0.00	2.15	6451.65	1.89	56.92	0.00
眼科医院12	1806	0.00	2.39	4254.02	3.30	47.90	0.39
眼科医院13	204	0.00	2.53	7020.12	3.07	66.32	0.00

（2）翼状胬肉（ICD-10编码为H11.0）：翼状胬肉是眼科常见病和多发病。13家眼科医院均有翼状胬肉相关数据，其中眼科医院10平均出院人

次最多，眼科医院7平均出院人次为1人次；平均住院日最长的是眼科医院8，平均住院费用最多的是眼科医院11，药占比最高的是眼科医院2，耗材占比最高的是眼科医院12，抗菌药物使用率均较低（见表31）。

表31　2016年民营眼科医院翼状胬肉质量与效率指标对比

医院名称	平均出院人次(人次)	病死率（%）	平均住院日(天)	平均住院费用(元)	药占比（%）	耗材占比（%）	抗菌药物使用率(%)
眼科医院1	1473	0.00	2.32	2310.41	0.00	3.54	0.00
眼科医院2	614	0.00	3.68	3570.28	7.85	18.48	0.00
眼科医院3	47	0.00	3.28	2844.16	0.00	0.00	0.00
眼科医院4	217	0.00	2.45	2235.27	0.00	0.00	0.00
眼科医院5	487	0.00	1.99	2668.69	4.14	14.82	0.00
眼科医院6	364	0.00	2.05	3050.59	4.69	9.79	0.00
眼科医院7	1	0.00	1.00	0.00	0.00	0.00	0.00
眼科医院8	420	0.00	3.92	1671.62	2.16	4.70	0.00
眼科医院9	548	0.00	2.94	3726.01	4.88	5.09	0.00
眼科医院10	1517	0.00	2.41	3472.28	3.18	15.90	0.13
眼科医院11	886	0.00	2.34	3745.93	2.21	22.20	0.00
眼科医院12	644	0.00	2.12	3301.00	5.13	25.24	0.93
眼科医院13	260	0.00	2.69	2503.10	2.00	24.89	0.00

（3）并发性白内障（ICD-10编码为H26.2）：仅眼科医院5无并发性白内障相关数据，有数据的医院中眼科医院10平均出院人次远多于其他医院，平均住院日最长的是眼科医院2，平均住院费用最多的是眼科医院9，药占比最高的是眼科医院7，耗材占比最高的是眼科医院11，抗菌药物使用率最高的是眼科医院12（见表32）。

表32　2016年民营眼科医院并发性白内障质量与效率指标对比

医院名称	平均出院人次(人次)	病死率（%）	平均住院日(天)	平均住院费用(元)	药占比（%）	耗材占比（%）	抗菌药物使用率(%)
眼科医院1	260	0.00	4.15	9382.12	0.00	11.03	0.00
眼科医院2	4	0.00	5.50	10186.15	3.62	56.81	0.00
眼科医院3	695	0.00	3.42	7474.92	0.00	0.00	0.00

续表

医院名称	平均出院人次(人次)	病死率(%)	平均住院日(天)	平均住院费用(元)	药占比(%)	耗材占比(%)	抗菌药物使用率(%)
眼科医院4	13	0.00	4.15	8525.32	0.00	0.00	0.00
眼科医院5	—	—	—	—	—	—	—
眼科医院6	78	0.00	2.74	10621.48	3.19	42.23	0.00
眼科医院7	3	0.00	3.67	5042.87	8.78	51.11	0.00
眼科医院8	1	0.00	4.00	2576.00	3.61	6.33	0.00
眼科医院9	5	0.00	2.20	12023.17	2.04	19.15	0.00
眼科医院10	1809	0.00	2.78	11930.97	1.32	51.58	0.00
眼科医院11	202	0.00	2.22	7634.06	1.93	62.13	0.00
眼科医院12	35	0.00	2.94	4230.62	3.36	47.35	2.86
眼科医院13	2	0.00	4.00	7202.95	5.32	57.21	0.00

（4）未特指的白内障（ICD-10编码为H26.9）：未特指的白内障有数据的医院为11家，其中眼科医院9平均出院人次最多，眼科医院10平均住院日最长，平均住院费用最多的是眼科医院1，药占比最高的是眼科医院8，耗材占比最高的是眼科医院13，11家医院抗菌药物使用率均为0（见表33）。

表33 2016年民营眼科医院未特指的白内障质量与效率指标对比

医院名称	平均出院人次(人次)	病死率(%)	平均住院日(天)	平均住院费用(元)	药占比(%)	耗材占比(%)	抗菌药物使用率(%)
眼科医院1	8	0.00	3.38	11984.19	0.00	0.00	0.00
眼科医院2	106	0.00	5.82	7928.59	3.76	54.90	0.00
眼科医院3	1	0.00	2.00	6613.80	0.00	0.00	0.00
眼科医院4	1	0.00	2.00	4426.90	0.00	0.00	0.00
眼科医院5	—	—	—	—	—	—	—
眼科医院6	2	0.00	1.50	5337.83	3.37	39.04	0.00
眼科医院7	—	—	—	—	—	—	—
眼科医院8	643	0.00	4.00	3442.94	4.96	6.88	0.00
眼科医院9	1124	0.00	2.09	4912.49	2.31	0.09	0.00
眼科医院10	2	0.00	7.00	9542.38	3.57	51.53	0.00
眼科医院11	12	0.00	2.08	9578.31	2.42	62.17	0.00

续表

医院名称	平均出院人次(人次)	病死率(%)	平均住院日(天)	平均住院费用(元)	药占比(%)	耗材占比(%)	抗菌药物使用率(%)
眼科医院12	28	0.00	2.14	3972.36	3.42	42.89	0.00
眼科医院13	636	0.00	2.64	6573.83	3.36	64.28	0.00

（5）视网膜脱离伴视网膜断裂（ICD-10编码为H33.0）：13家眼科医院均有视网膜脱离伴视网膜断裂相关数据，其中平均出院人次最多的是眼科医院3，平均住院日最长的是眼科医院8，平均住院费用最多的是眼科医院2，药占比最高的是眼科医院13，耗材占比最高的是眼科医院7，抗菌药物使用率最高的是眼科医院12（见表34）。

表34 2016年民营眼科医院视网膜脱离伴视网膜断裂质量与效率指标对比

医院名称	平均出院人次(人次)	病死率(%)	平均住院日(天)	平均住院费用(元)	药占比(%)	耗材占比(%)	抗菌药物使用率(%)
眼科医院1	347	0.00	8.41	12566.56	0.00	5.17	0.00
眼科医院2	82	0.00	11.45	19142.59	3.27	56.31	0.00
眼科医院3	712	0.00	7.76	11816.37	0.00	0.00	0.00
眼科医院4	28	0.00	6.11	9259.24	0.00	0.00	0.00
眼科医院5	6	0.00	6.33	13454.18	3.72	58.97	0.00
眼科医院6	28	0.00	6.18	16107.74	4.54	42.80	10.71
眼科医院7	43	0.00	4.42	7403.67	4.00	60.07	0.00
眼科医院8	1	0.00	12.00	2863.00	3.18	7.16	0.00
眼科医院9	14	0.00	2.29	12363.48	7.32	28.02	0.00
眼科医院10	491	0.00	8.07	15917.72	4.21	45.88	0.00
眼科医院11	90	0.00	7.11	14484.21	3.07	50.47	0.00
眼科医院12	31	0.00	6.90	6217.40	6.51	55.10	41.94
眼科医院13	4	0.00	7.25	10615.54	7.37	51.41	0.00

（6）其他特指手术的随诊医疗（ICD-10编码为Z48.8）：其他特指手术的随诊医疗有数据的医院仅6家，其中眼科医院3平均出院人次较多，平均住院日相对较长的是眼科医院10，平均住院费用最多的是眼科医院11，

药占比最高的是眼科医院7，耗材占比、抗菌药物使用率最高的均是眼科医院12（见表35）。

表35　2016年民营眼科医院其他特指手术的随诊医疗质量与效率指标对比

医院名称	平均出院人次(人次)	病死率(%)	平均住院日(天)	平均住院费用(元)	药占比(%)	耗材占比(%)	抗菌药物使用率(%)
眼科医院1	326	0.00	7.15	8084.01	0.00	5.43	0.00
眼科医院2	—						
眼科医院3	592	0.00	6.59	7114.21	0.00	0.00	0.00
眼科医院4	—						
眼科医院5	—						
眼科医院6	—						
眼科医院7	27	0.00	3.89	4457.54	8.56	37.88	0.00
眼科医院8	—						
眼科医院9	—						
眼科医院10	352	0.00	7.22	10102.01	4.63	42.65	0.00
眼科医院11	63	0.00	6.40	10689.42	3.80	47.76	0.00
眼科医院12	19	0.00	6.37	6980.11	8.10	51.45	57.89
眼科医院13	—						

（7）原发性闭角型青光眼（ICD-10编码为H40.2）：13家眼科医院均有原发性闭角型青光眼相关数据，其中平均出院人次相对较多的是眼科医院10，平均住院日最长的是眼科医院2，平均住院费用最多的是眼科医院6，药占比最高的是眼科医院2，耗材占比最高的是眼科医院13，抗菌药物使用率最高的是眼科医院12（见表36）。

表36　2016年民营眼科医院原发性闭角型青光眼质量与效率指标对比

医院名称	平均出院人次(人次)	病死率(%)	平均住院日(天)	平均住院费用(元)	药占比(%)	耗材占比(%)	抗菌药物使用率(%)
眼科医院1	280	0.00	9.38	7807.17	0.00	4.99	0.00
眼科医院2	245	0.00	11.10	9499.41	13.56	22.80	0.00
眼科医院3	12	0.00	5.67	5121.79	0.00	0.00	0.00
眼科医院4	34	0.00	7.24	6133.69	0.00	0.00	0.00

续表

医院名称	平均出院人次（人次）	病死率（%）	平均住院日（天）	平均住院费用（元）	药占比（%）	耗材占比（%）	抗菌药物使用率（%）
眼科医院5	22	0.00	5.18	4912.16	6.05	33.40	0.00
眼科医院6	18	0.00	6.17	10867.63	4.09	25.81	5.56
眼科医院7	45	0.00	5.18	4285.40	9.90	35.31	0.00
眼科医院8	5	0.00	6.80	2694.60	3.48	3.84	0.00
眼科医院9	13	0.00	2.38	6447.37	6.08	32.14	0.00
眼科医院10	400	0.00	6.81	8465.15	10.50	35.85	0.25
眼科医院11	59	0.00	6.88	7158.66	4.65	38.62	0.00
眼科医院12	41	0.00	6.59	4872.84	6.45	47.95	46.34
眼科医院13	27	0.00	5.37	5769.91	4.85	49.74	0.00

（8）泪道慢性炎症（ICD-10编码为H04.4）：13家眼科医院均有泪道慢性炎症相关数据，其中眼科医院10平均出院人次较多，平均住院日较长的也是眼科医院10，平均住院费用相对最多的是眼科医院11，药占比最高的是眼科医院9，耗材占比最高的是眼科医院12，抗菌药物使用率最高的是眼科医院10（见表37）。

表37 2016年民营眼科医院泪道慢性炎症质量与效率指标对比

医院名称	平均出院人次（人次）	病死率（%）	平均住院日（天）	平均住院费用（元）	药占比（%）	耗材占比（%）	抗菌药物使用率（%）
眼科医院1	254	0.00	4.14	5205.36	0.00	3.16	0.00
眼科医院2	67	0.00	6.67	4748.64	7.82	22.85	0.00
眼科医院3	17	0.00	5.12	5273.40	0.00	0.00	0.00
眼科医院4	32	0.00	2.97	2786.02	0.00	0.00	0.00
眼科医院5	3	0.00	2.67	2710.07	9.33	14.59	0.00
眼科医院6	25	0.00	2.84	5438.47	4.50	17.91	0.00
眼科医院7	39	0.00	1.67	3352.51	9.35	29.99	0.00
眼科医院8	6	0.00	3.50	2604.17	3.94	4.77	0.00
眼科医院9	14	0.00	1.71	6836.37	11.36	12.30	0.00
眼科医院10	470	0.00	7.89	8612.74	10.43	32.61	89.15
眼科医院11	138	0.00	7.09	8906.90	10.94	35.04	60.87

续表

医院名称	平均出院人次(人次)	病死率(%)	平均住院日(天)	平均住院费用(元)	药占比(%)	耗材占比(%)	抗菌药物使用率(%)
眼科医院12	76	0.00	4.00	4238.95	10.51	39.32	60.53
眼科医院13	2	0.00	5.50	1861.51	8.49	18.39	0.00

(9)散开性共同性斜视（ICD-10 编码为 H50.1）：有散开性共同性斜视相关数据的医院为12家，其中眼科医院10平均出院人次较多，平均住院日最长的是眼科医院1，平均住院费用最多的是眼科医院3，药占比最高的是眼科医院2，耗材占比最高的是眼科医院12，抗菌药物使用率最高的是眼科医院12（见表38）。

表38 2016年民营眼科医院散开性共同性斜视质量与效率指标对比

医院名称	平均出院人次(人次)	病死率(%)	平均住院日(天)	平均住院费用(元)	药占比(%)	耗材占比(%)	抗菌药物使用率(%)
眼科医院1	70	0.00	7.87	4607.97	0.00	1.21	0.00
眼科医院2	176	0.00	6.02	5886.49	11.39	17.95	0.00
眼科医院3	9	0.00	3.89	8659.15	0.00	0.00	0.00
眼科医院4	2	0.00	3.00	0.00	0.00	0.00	0.00
眼科医院5	3	0.00	2.67	3110.32	4.88	12.45	0.00
眼科医院6	2	0.00	4.50	7396.13	4.14	5.68	0.00
眼科医院7	31	0.00	2.77	2740.94	8.08	8.53	0.00
眼科医院8	—	—	—	—	—	—	—
眼科医院9	10	0.00	1.40	4796.91	6.32	10.60	0.00
眼科医院10	514	0.00	7.37	6915.79	10.10	6.81	0.19
眼科医院11	62	0.00	5.97	6375.18	7.04	8.14	0.00
眼科医院12	19	0.00	4.95	4244.78	9.78	21.59	68.42
眼科医院13	4	0.00	2.50	2837.54	4.47	15.81	0.00

(10)睑内翻和倒睫（ICD-10 编码为 H02.0）：有睑内翻和倒睫相关数据的医院为12家，其中眼科医院10平均出院人次最多，平均住院日相对较长的是眼科医院12，平均住院费用最多的是眼科医院1，药占比最高的是眼科医院7，耗材占比及抗菌药物使用率最高的均是眼科医院12（见表

39)。综观主要疾病的抗菌药物使用率情况,眼科医院 12 均处于较高的水平。

表39 2016年民营眼科医院睑内翻和倒睫质量与效率指标对比

医院名称	平均出院人次(人次)	病死率(%)	平均住院日(天)	平均住院费用(元)	药占比(%)	耗材占比(%)	抗菌药物使用率(%)
眼科医院1	58	0.00	5.17	6220.98	0.00	0.87	0.00
眼科医院2	63	0.00	3.32	3998.35	5.41	15.97	0.00
眼科医院3	14	0.00	3.07	2903.44	0.00	0.00	0.00
眼科医院4	3	0.00	1.67	4104.83	0.00	0.00	0.00
眼科医院5	8	0.00	2.13	2056.13	8.35	9.78	0.00
眼科医院6	29	0.00	2.34	3656.28	6.64	7.16	0.00
眼科医院7	9	0.00	2.67	1269.50	20.21	2.84	0.00
眼科医院8	—	—	—	—	—	—	—
眼科医院9	123	0.00	1.89	3587.63	4.20	13.30	0.00
眼科医院10	409	0.00	4.97	5614.10	7.96	20.48	1.71
眼科医院11	157	0.00	4.27	5862.60	6.87	20.67	0.64
眼科医院12	6	0.00	5.50	3310.22	18.38	24.65	83.33
眼科医院13	4	0.00	2.00	1096.08	3.53	15.61	0.00

三 讨论

医疗需求的快速增加使医疗服务机构数量增加,尤其是社会资本进入医疗行业的政策支持,为民营医院提供了政策红利。2014 年国家发改委等三部委联合发布《关于非公立医疗机构医疗服务实行市场调节价有关问题的通知》,鼓励非公立医疗机构提供形式多样的医疗服务,依据自身特点,提供特色服务,满足群众多元化、个性化的医疗服务需求。国家政策进一步支持民营医院发展的信号不断加强,民营医院已经步入黄金发展期。相对于民营综合医院注重综合实力的打造,专科医院更侧重对一些专科进行针对性布局,差异化经营使专科医院把有限的资源集中在某一领域,实现快速突破,因此不少民营专科医院的发展态势良好、利润率较高,发展势头超过综合医

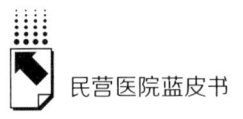

院,在新的市场行为下,民营专科医院针对患者多层次、多样化的需求,提供有个性和特色的服务,已成为医疗市场的有益补充。

通过对上报2016年住院病案首页数据的民营专科医院进行分析发现,由于相同专业专科医院规模大小及经营管理方式不同,治疗同一疾病其服务能力、效率、质量差距较大,因篇幅所限,本报告未能与公立专科医院进行对比分析。尽管目前民营专科医院数据尚不完善,上报数据的民营医院数量有限、数据填报质量也参差不齐,本次收集的医院样本数量不足以代表我国民营专科医院整体实际水平,本报告尝试以住院病案首页数据评价民营专科医院,不免管中窥豹。但以数据评价医院具有客观、真实的特点,避免了评价评审中的主观因素,这是国内首个针对民营专科医院客观数据进行的评价分析,对我国民营专科医院的发展和质量控制,是有一定参考价值的。本报告从另一方面提出,我国民营医院医疗数据质量亟待提升,数据价值有待进一步挖掘。无论是民营综合医院还是专科医院,均需进行规范化运作,找准定位,加强内涵建设,以增强医院核心竞争力。这不仅是解决民营医院诚信问题的出路,而且是民营医院在将来的发展中所必须严格遵循的准则。

实 践 篇

Practice Reports

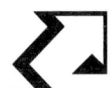

B.13 广西贺州广济康复医院医养结合模式的探索与实践

余小宝*

摘　要： 本报告通过对1000名老年人访谈及数据分析，明确了老年人六大核心诉求，确定在康复医院内设立养老院。2012年以来，广西贺州广济康复医院为患有各种慢性病，失能、半失能、失智的普通工薪阶层老年人提供医养结合服务，并按不同健康状况和不同生活能力进行分类管理和分类收费，收效良好。

关键词： 民营医院　广济康复医院　医养结合

---

* 余小宝，医学硕士，管理学博士，主任医师，教授，广西广济医院集团总院长，中国医院协会民营医院管理分会副会长，主要研究领域为医院运营管理、医养结合研究与实践、企业医院改制与实践、公立医院改制研究与实践等。

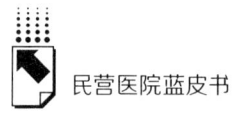

截至2016年底,我国65岁以上老年人口超过1.5亿人,2025年将突破3亿人。85%以上高龄老年人患有心脑血管、呼吸系统、消化系统疾病,糖尿病、慢性疼痛等多种慢性病,失能、半失能老年人数超过4000万人,医疗、康复、护理是老年病人急需解决的问题。持续30年的独生子女政策使我国成了以"1248"家庭结构为主的社会,即一对夫妇常常上有4个老年人、下有一两个孩子,极端情况下,一对中年夫妇需要照顾包括祖辈在内的12个老年人;有些失独家庭老年人无后代照顾,而患病老年人的养老生活更是困难。目前全国有4万家养老机构,380万张床位,约100万名养老服务人员,其中约30万人经过专业技能培训,约5万人有养老服务资质。距千人30张床位标准还差40%,公立养老机构一床难求。"医养结合"养老模式是一种有病治病、无病疗养、医疗和养老相结合的新型养老模式,将现代医护技术与养老相结合,满足老年人群多层次的养老与医疗服务需求,可有效应对老龄化危机,有利于构建我国新型养老服务体系。本报告总结广西贺州广济康复医院医养结合模式的探索与实践体会。

一 医养结合养老模式是我国老龄化社会的发展需求

"医养结合"养老模式通过整合养老和医疗两方面资源,以养为核心,以医为基础,提供持续性老年人日常照顾和疾病预防、诊断、治疗、康复服务。其最大的特点是为老年人提供及时、便利、有效的医疗服务。而"医养结合"的助老模式,也实现了老年人不仅由国家养、社会养、家庭养,还学会自养。专业护理人员照顾老年人的生活起居,同时提供临终关怀服务。这种养老模式可以让老年人既不长期占用医院病床,又能满足老年病患者持续护理的需求,让老年人老有所养、老有所医。

"医养结合"养老模式得到国家政策大力扶持,自2011年9月17日国务院颁布我国第一个专门针对老龄事业发展问题的指导性文件以来,国务院各部委先后发布过数十个相关文件,尤其是2017年2月28日国务院印发的《"十三五"国家老龄事业发展和养老体系建设规划》〔国发(2017)13

号〕，明确鼓励开展"医养结合"服务，并指出有条件的地区可将部分公立医院转为康复、护理等机构，到2020年，35%以上的二级以上综合医院设立老年病科。"十三五"期间要建立以居家为基础、社区为依托、机构为补充的多层次养老服务体系，推动医疗卫生和养老服务相结合（90%居家养老、7%社区养老、3%机构养老的"9073"规划）。中央有关部门颁布的一系列政策文件，明确了"医养结合"养老模式在我国的发展方向及具体的发展思路。

二 我国现行的主要医养结合养老模式

（一）以医为主的模式

这种模式通常以医院为依托，为失能，半失能，失智以及部分长期卧床、需要全面照护的老年人提供全面的生活护理、紧急医疗、专业护理、康复训练、临终关怀等专业照护服务。

（二）以养为主的模式

这种模式通常以养老社区或公寓为依托，配套二级及以下医院，满足社区老年人日常生活服务、娱乐服务需求，以及为刚需老年人的生活照护、基本医疗和紧急医疗提供服务。

（三）医养并重的模式

这种模式通常面向从自理型老年人到刚需护理型老年人全阶段的老年人群。提供持续"护理+康复"、以治疗老年病等为特色的专科医院具备较好的转诊机制。

三 贺州广济康复医院概况

贺州广济康复医院位于广西壮族自治区贺州市平桂区，成立于2012年

6月，是一所非营利性二级康复医院，占地面积为93亩，建有医疗用房面积近2万平方米，医院开放床位320张，现有医疗专业技术人员220余人，其中副高职称以上人员6名，中级职称人员60余名，专业康复治疗师和技师30余名；设有内科、老年病科、外科、康复医学科（神经康复、骨关节康复、疼痛康复、老年康复、心理康复等）、眼科、儿童康复中心、超声科、心电生理科、检验科、放射科。医院各项医疗和生活设施设备齐全。

四 贺州广济康复医院医养结合服务的实践

（一）开设"医养结合"基地是解决康复医院发展瓶颈的重要策略

公立医院持续扩张导致的人才虹吸效应、公立医院医联体建设引发的病源渠道垄断、分级诊疗制度使患者就医选择固化、医保控费、某些医院的不规范医疗行为导致患者对民营医院不信任、专业技术人才流失等一系列因素，已成为民营医院发展的主要障碍。在这样的大环境下，我院也同样存在医疗业务量不足、医疗资源闲置、生存艰难的问题。如何走出困境，突破发展瓶颈？作为民营非营利性医疗机构，任何时候都必须坚持三项基本原则：一要让政府满意，以争取好的政策；二要让行政主管部门满意，以争取宽松的发展环境；三要让公立医院放心，以争取其合理让出一些客户资源，让民营医院生存。据此，我们进行了充分调研和深入思考。

在我国社会现阶段，家庭经济条件优裕的健康老年人多要求高端服务，故这适宜由民营高端养老机构负责。而工薪阶层的健康老年人，多认为有帮助儿女养育下一代的责任和义务。受到几千年来孝文化及家庭养老传统观念的影响，还有来自亲属、邻居和同事以及社会舆论的压力，大多数老年人不想住养老院，子女也不愿意将老年人送至养老院，但认为将生病的老年人送医院治疗，则是大"孝"的体现。居能安身、病可医治、经济可支付的"医养结合"模式让老年人得到完整的医疗保健服务，可最大限度地解除其子女的后顾之忧，并能满足老年人"老有所养，病有所医，活有所乐，老有所尊"的高质量、有尊严、幸福养老的心愿。

现在很多家庭都是独生子女家庭,一对夫妻要照顾四个老年人,很难做到完全顾及,甚至还有些失独家庭人员在年老后无人照顾。而老年人普遍患有各种慢性病,大部分家庭缺乏医疗护理知识,养老质量堪忧。因此,推进"医养结合"养老模式建设是养老理念、医疗理念和消费理念的一次重大转变。近年来,《人民日报》多篇文章宣传国家多部委颁布的有关"医养结合"的一系列政策文件,明确指出五大工作重点,即健全医疗机构与养老机构的合作机制,支持养老机构开展医疗服务,鼓励医疗机构与养老服务融合发展,支持社会力量举办非营利性医养结合机构,推动医疗服务延伸至社区和家庭。这可归纳为"以医为主、以养为主和医养并重"的三类模式,为医养结合养老模式创造了良好的舆论环境。

经过详尽的调研与考证,医院理事会于2012年6月决定在现有康复医院院区内注册设立康复养老院,充分利用自身医疗技术、医疗设备、医护人才优势,开展"医养结合"的机构养老、"日间照料"的社区养老和"入户服务"的居家养老服务。

目标确定后,如何对康复养老院进行准确定位?首先必须搞清楚我们准备为谁提供养老服务?谁会需要机构来养老?是为高收入人群还是为普通工薪阶层提供"医养结合"服务?是健康老年人还是失能、半失能老年人来养老?

中低收入阶层尤其是其中的失独、失能、失智老年人的养老和医疗问题是个社会性问题。我院地处平桂老矿区中心位置,所在社区离退休老年人超过7000人,失能、半失能、失智老年人近1600人,他们拿着每月3000元左右的退休工资,且多数人的子女能给予老年人的经济支持极其有限,几乎无法支付请保姆的费用,政府和社会能给予的关注和帮助也有限,他们是真正需要得到社会力量帮助的老年人群。而在康复医院内设立养老院,不仅可以通过"医养结合"养老模式来满足这个老年人群多层次的养老服务需求,还有利于盘活康复医院现有的医疗和养老服务资源,带动老年病科业务和养老服务产业的发展,为康复医院创造新的经济增长点,是应对康复医院医疗业务量不足、医疗资源闲置，促进康复医院可持续发展的长久之计。

"医养结合"的服务人群定位：从本地区老年人群的特点、贺州广济康复医院的专业优势等若干方面考量，我们的目标是为普通工薪阶层失能、半失能、失智老年人提供"医养结合"服务。

"医养结合"的服务模式定位：依托康复医院良好的医疗技术、医疗设备、医护人才优势，以"老有所养、老有所医、老有所学、老有所教、老有所乐"为目标，为普通工薪阶层失能、半失能、失智老年人提供经济可及的全程无陪护"医养结合"的机构养老服务；围绕周边配套设施成熟、距离医院较近、方便子女和亲友探望的区域开展城市"嵌入型"日间照料的社区养老服务和慢病预防保健服务，以"入户服务"方式开展居家养老服务。

康复养老院在完善的医疗环境中为老年人提供充满人文关怀的养老服务，为在院养老的老年人建立健康档案和开展健康讲座，提供公益体检、疾病防治、康复治疗、健康咨询、健康教育、心理疏导、精神慰藉、上门送医送药等全程医疗保障服务。依托社区和广济康复医院的法律专家力量，为老年人提供法律咨询及法律援助服务。组织社会义工、志愿者等社会资源，建立助老志愿服务队伍，义务为老年人提供照料、精神慰藉、法律援助、政策宣传等志愿服务。

（二）根据老年人生理心理特征打造硬件环境

如何建设一个真正让老年人有归属感的优质"医养结合"养老基地，基地选址、环境、建筑特点和生活设施的建设都直接影响到医院的发展。我们通过对1000名老年人面对面访问，了解到工薪阶层老年人群的六大核心诉求：怕被家人遗弃，怕生病，怕孤独，怕没有生活来源或退休金不能支付养老费用，渴望得到家人朋友的关爱，活得有价值。

基地选址：针对老年人怕被家人遗弃和怕孤独的诉求，确定在位于市中心，周边500米内有政府各机关单位、学校、超市、银行、市民广场等热闹繁华地段的贺州广济康复医院院区内设立康复养老院。

所有设备设施应符合老年人生理心理特征：防跌倒、防误伤、防溺水、防触电、防受寒、防过热等。从卫生、安全、健康、关怀四个维度对养老院和康复医院进行全方位装修改造，配置养老与医疗设备设施。如卫生间洗脸台台面的高度和深度要适合老年人站或者坐，并配备选择抽拉式感应水龙头；配备更适宜老年人使用的智能马桶、坐式淋浴器和恒温水龙头，墙壁安装扶栏，卫生间、更衣室使用浴霸和暖风机，开关和插座应带有漏电保护装置，位置高度降低到90厘米~100厘米，避免电器线出现在地上（容易绊倒），以令老年人日常生活更加便捷、安全。根据老年人不同生活自理程度，安排不同的床位，室内湿度保持在50%~70%，以有利于老年人健康。在空间设置方面，过道（家具）空间宽度不低于85厘米，以方便老年人走动和轮椅移动；走廊及拐角处设圆形水平扶手，采用无障碍地面。上下楼层间设置无障碍电梯并配备具有安全性能、报警系统的设备，通过空间、设施、色彩、光线等为老年人提供舒适的居住环境。

（三）为入院老年人提供全方位生活照护和医疗保健服务

为老年人建立健康档案，医护人员每天查房，每日记录液体出入量，定期进行血液学检验，掌握老年人体内电解质平衡和体内酸碱平衡状况。动态监测体重、常规做血生化检验，做好慢性病、特病、急病的保健及医疗服务。由高级专业营养师根据老年人生理特征和生活习性及健康状况制定卫生健康、营养均衡的食谱。

做好心身平衡管理，组织老年人参与力所能及、丰富多彩的室内外文体活动。动员社会组织、学校、政府机关中愿意奉献爱心、热心照料老年人、有恒心和耐心的人士成立志愿者服务团，建立院内直通式专业组织架构，将支援工作嵌入医院和养老院管理结构内，并指定一名副院长直接领导，护理部协管，团总支指定一名专职人员负责志愿者服务团日常工作的开展，完善"动员—培训—指导—评价—激励"机制，组织志愿者与行动不便老年人的聊天（拉家常），帮助他们做一些力所能及的事情。志愿者服务团的工作，让老年人和家属感受到了来自养老院的尊重、关爱。

周末安排大巴送老年人回家与家人团聚；对于因行动不便或生病住院的老年人，周五下午护士与其子女通话，提醒、动员、要求其子女来院探望，或按老年人要求，与其指定的亲朋好友通话，转述老年人的希望，请求他们来院探望。

（四）实施科学高效的分类管理模式

对入院老年人按照生活完全自理（健康活跃期）的老年人、生活基本自理（辅助生活期）的老年人、生活不能自理（生活照护期）的老年人、不符合住院医疗（医疗照护期）的老年慢性病患者、符合住院医疗（住院医疗期）的老年慢性病患者、临终（临终关怀期）的老年人进行分类管理。

对于健康活跃期的老年人，重点是照顾好他们的日常生活，将他们组织起来，成立各类活动俱乐部，开展唱歌、跳舞、书法、绘画等活动；组织旅游度假，开展休闲娱乐活动。对于辅助生活期的老年人，除提供上述服务内容外，还需提供运动保健和养生照护以及基本医疗服务，组建各种适合老年人生理特征的社团，进行集体活动，使其不感到孤独。进行各种健康知识讲座，让老年人了解自己的生命与健康，为老年人提供精神关怀。对于生活照护期的老年人，除照顾好他们的日常生活和满足他们的精神需要外，还需提供全面的高质量的康复训练、慢病管理等医疗服务，使老年人不感到被遗弃。对于医疗照护期的老年人，由于其不符合住院条件，则提供健康管理服务，包括慢性病、老年病理疗康复服务，健康知识讲座，健康生活方式指导，门诊医疗服务等。对于住院医疗期的老年人，可在养老院住房内直接提供住院医疗服务，不需要转科室转床位。对于临终关怀期的老年人，安排其进入临终关怀病房，除提供医疗服务减少痛苦、提高生命质量外，还要由医护人员、家人、亲友、志愿者共同为其提供极具人性化的临终关怀服务。在得到家属书面同意后，原则上不对老年人展开"破坏性医疗抢救"措施，让老年人安详无痛地离去。老年人离世后，做好遗体清洁、遗容整理，为其守护最后的尊严。

按不同健康状况对来院养护的老年人实行分类收费，收费标准原则上以不超过本人退休金或家庭可承受水平为原则，不足部分由政府或医院给予补贴。每月为老年人留下一些钱，使他们在晚辈来探望时更感觉有尊严。

对生活完全自理的健康老年人只收取正常养老费；对生活基本自理但患有轻度老年病和慢性病的老年人，除收取正常养老费外，另收取每个月一定数额的医疗保障费，即以一定总额为限，老年人仅支付该总额的自费部分；对生活不能自理的老年人，除收取正常养老费外，另收取医疗总费用的自费部分；对不符合住院医疗的老年慢性病患者，按次收取门诊医疗服务费；符合住院医疗的老年慢性病患者的医疗费用按相关规定报销。

（五）构建有效激励体系以稳定人才队伍

我院始终致力于对人才的长期培养，为员工提供广阔的发展空间和系统职业培训。构建以业绩、梯队培养、战略执行结果与高管个人薪酬绩效关联的机制，以能力为基础的中层干部和业务骨干工资机制，以业绩、工作态度为基础的考核机制，以能力为基础的员工工资体系，以贡献度、工作态度为基础的考核机制。同时制订高管原始股持股或基于业绩股权奖励计划，通过中层干部和业务骨干基于业绩股权奖励计划或业绩原始股分配，逐步实现全员持股。

着力打造领军人才和培养优秀中青年骨干，遵循建立与人才相匹配的平台条件，建立全方位"识才""引才"渠道，拓宽人才引进"绿色通道"，设立举荐人才"伯乐奖"。引进人才时要注意水土不服现象，要站在医院发展战略高度，评估各层次人才与学科发展的匹配性，医院条件、环境与其发展是否相适应，防止与科室员工相处不融洽、消极怠工等对医院内部员工产生误导，造成消极影响。为每个员工提供施展才华的平台，激励员工发挥最大潜能，让想干事的人有机会，能干事的人有舞台，干成事的人有地位，干好事的人有荣誉，干实事的人有回报。

（六）建立完善的医疗和护养质量与患者安全管理机制

抓好医疗养护质量与安全是做好"医养结合"管理的核心。我院通过建立各层级管理人员和医护人员所承担职责给予充分授权的授权管理平台、量化并可操作的医疗和护养各环节质量控制平台、具备明确内容清单的医疗和护养各环节安全管理平台、可随时监控的医疗和护养质量安全指标检测平台、可随时查询的电子病历质控和信息交互平台，来实现对医疗核心制度的流程控制、临床危急症管理、临床路径及单病种质量管理、药事管理、医养无缝链接与转换管理、各项临床信息收集统计分析等，为医院和养老院的决策及"医养结合"管理提供数据支撑。

注重专业技术人员的临床能力培养，建立早交班前值班医生病房巡视制度，管床医生准时查房和准时手术制度，下午查房、值班夜查房、周末查房制度，高年资高职称医师带教查房制度，每晚九点新入院病例汇报制度，每周日晚八点本周工作学习心得体会交流制度。

制定个人专科培养目标，鼓励医护人员参加各种学术会议，组织疑难病例的多学科会诊和病例讨论，支持临床科研课题申报，鼓励发表学术论文。

（七）构建立足本地区的医养结合的经营理念和文化

我院的经营理念始终坚持有利于创造"敬业激情"、"挑战精神"和"团队意识"，并把这一理念坚持到底，做到位。"给人空间"就是创造"敬业激情"，"给人自信"就是创造"挑战精神"，"给人成功"就是创造"团队意识"，这三点构成了康复医院和康复养老院的灵魂。医院不在大小，有灵魂则兴。全体员工尤其是管理人员都必须加强患者服务能力和品牌市场能力培养，要求员工具备会看病的专业技能，具备专业决策与医患共同决策的良好的人文精神，做好微博、微信、网络直播、个人网站、远程视频咨询、各种大型义诊活动，宣传个人品牌。

康复医院和康复养老院始终坚持"忠于患者的利益和感受"的宗旨，倡导"简单、阳光、感恩、责任"的医院文化，在医院建立以"给人空间、给人自信、助人成功"为灵魂的文化载体，创设文化环境和氛围。医院文化不能只停留在表面，更应该对医院全体员工的思想和行为及理念起导向作用，并体现在他们的实际行动中，通过医院文化引领提升医院核心竞争力。

（八）注重财务管理的创新与发展

医院管理模式已经发生从"政府依赖型"向"市场导向型"转变，资产形态也发生了变化，筹资渠道不断拓宽，知识、智力等无形资产在经营中起决定性作用，科学技术、创新能力是决定医院综合实力的重要因素；高层次人才已成为现代医院发展的核心要素，因此，必须增强知识经济核心竞争力意识和业绩评价意识，运用科学、规范的管理学、财务学和数学统计方法对医院及各科室医疗状况、运营效益进行定量与定性的考核和分析，做出客观、公正的综合评价。我院制定了《内部牵制制度》，规定对于医院每项经济活动的各个相关部分，必须至少有两个工作人员分别掌管，相互制约，以防止发生差错或舞弊行为；制定了涵盖医院所有经济活动的《内控规范》，把全成本控制和精细化管理运用到医院财务管理中，根据医院总的规划和发展目标，对医院经营全部成本进行全面预算、计划、分解、控制、分析和考核，以做到用最小的成本来获得最佳效益，从而实现医院财务管理的目标化。

财务管理必须实现现代管理向知识管理的过渡，强调"流程化"、"制度化"及"信息化"。信息网络技术是我院财务管理的生命线，通过建立财务管理信息网络，定期向院领导层报送财务分析报告，实现财务信息管理现代化、科学化和精确化。建立完善的医院财务管理机制，健全注重医院整体运营状况和综合效益的分析指标。财务管理人员在新的理念基础上履行参与、控制和服务职能，认真抓好收入、成本、经营成果和人才等要素。

（九）争取政府与领导的支持

我院"医养结合"模式的探索，让老年人在养老过程中得到完整的医疗保健服务，解除了子女的后顾之忧，提高了老年人的生活质量。这一模式使对老年人的养老照护周到人性化、医疗保障及时有效，且医疗费用由国家承担了较大部分。这种将养老与医疗相结合的模式在当地获得了良好口碑，得到当地政府相关部门及各级领导的大力支持。贺州市民政部门批准老年人住在医院养老，依然按照相关政策给予老年人养老补助；贺州市卫生部门批准在医院开设养老机构,依然按照医疗机构管理相关规定对医院进行监管;贺州市医保部门同意对患有老年病、慢性病的老年人在医疗中养老,在养老中医疗,并报销相应的医疗费用。广西壮族自治区政府、卫计委、发改委及民政厅,贺州市委、市政府,平桂区委、区政府各级领导先后多次来院考察调研,并给予充分肯定和支持鼓励。省、市、区级多家媒体就我院"医养结合"模式的实践和成就做了多次专题宣传报道。

五 医院中长期发展目标与愿景

随着1979年独生子女政策的出台,我国老年人口占比持续增长。根据全国老龄办预测,我国老龄化进程将持续到2050年,届时抚养比将达到27.9%。我国目前养老方式表现为90%的老年人为居家养老,7%的老年人为社区养老,3%的老年人为机构养老。未来,我们将打造更合理的"医养结合"养老模式。

(一)适度扩大规模

医院将立足贺州,面向湘粤毗邻区域,以医疗养老融合的方式满足基本康复医疗和品质养老需求,满足特需服务需要,强化"医养结合",为更多的普通工薪阶层失能、半失能及失智老年人提供"医养结合"服务。将医院和养老院建成政府放心、社会认可、同行尊重、患者满意、员工热爱的非营利性的"医养结合"机构的典范。

(二)在社区设立康复工作站

通过社区网点,开展精细化社区护理,为患有老年病、慢性病但生活基本能自理的离退休老年人提供日间康复、护理、中短期照护的"社区型"康复加护理养老服务。利用历史悠久的传统医疗按摩法结合先进的保健设备,采用推拿、针灸、拔罐、理疗、中药熏蒸、刮痧和穴位注射等方法为老年人提供康复保健服务。

（三）构建"嵌入型"医养结合的模式

围绕周边配套设施成熟、距离医院较近、方便子女和亲友探望的区域建设城市"嵌入型"医养结合的养老设施，指导家庭康复环境改造，开展简易运动治疗，作业治疗器具、矫形器、助行器、自助具的制作指导和训练指导，假肢、矫形器训练，以为基本健康的老年人提供医疗预防保健服务。

（四）打造"候鸟式"和"休闲疗养型"养老服务模式

丰富服务类型以满足不同老年人多层次的养老需求。利用贺州地区东西南北不同气候环境、旅游资源的特点，为高收入的健康老年人群体提供"候鸟式"和"休闲疗养型"养老服务。推动"微创+康复理疗"组合治疗方案的应用，以为需要康复治疗的老年人提供健康管理，术后病后康复，老年病、慢性病康复和管理，亚健康管理服务。以人为本，通过创新将现代医学康复技术、医疗康复设备与医学康复理念结合，提供全方位的、科学的、安全有效的亚健康医疗服务。

综上所述，中国养老服务产业规模预计在2025年将超过4500亿元，随着国家开展养老服务业综合改革试点工作的推进，多种形式的"医养结合"政策落地，未来中国"医养结合"式养老服务产业规模将有万亿元，养老服务产业是当今中国名副其实的朝阳产业。希望贺州广济康复医院"医养结合"模式的探索与实践，为我国民营医院开展医养结合养老服务提供一定的借鉴。

参考文献

[1]《"十三五"国家老龄事业发展和养老体系建设规划》，国发〔2017〕13号。

[2]《一对中年夫妇最多要养12个老年人》，《健康中国面对面》2016年9月20日。

[3]佘瑞芳：《我国医养结合养老模式的现状、问题及其对策研究》，南昌大学硕士学位论文，2014。

B.14
宁波口腔医院快速发展模式探索

徐宏峰*

摘　要： 宁波口腔医院立足口腔医疗行业特点和区域市场环境实际，2013~2015年，以不到5%的市场投入实现年业务收入从4000万元到1亿元的快速发展，截至2016年底已经开设两家分院，立足浙东地区的口腔医疗集团也初具规模。"让宁波人都有一口好牙"的品牌口号更是深入人心，实现了医院经济效益与社会效益的双丰收，并可为民营口腔专科医院区域性快速发展提供借鉴。

关键词： 民营医院　专科医院　宁波口腔医院　快速发展模式

根据世界卫生组织（WHO）建议，在正常情况下，老年人口腔健康的目标是"8020"，即80岁的老人至少应有20颗有功能的牙齿。但中国现实情况是，60岁人群能满足这一状况的都不太多，我国龋病和牙周病患病率均为60%~70%，口腔医疗领域存在巨大的服务需求和市场空间，而由于口腔疾病治疗服务需要多次反复就诊的特点和医患间的更多信任，以及人们不断提升的物质生活水平与个性化医疗服务需求，民营口腔医疗行业的发展空间将非常大。宁波口腔医院立足口腔医疗行业特点和区域市场环境实际，

---

* 徐宏峰，内科主治医师，浙江大学管理科学与工程研究生，现任宁波口腔医院总经理兼总院长，通策医疗（600763.SH）总裁助理、口腔事业部董事，舟山通策口腔医院董事长、宁波北仑通策口腔医院董事长，中国医院协会民营医院管理分会常委、中国研究型医院学会社会办医分会理事，海曙区工商联常委。

从2013年以来迅速发展，立足浙东地区的口腔医疗集团也初具规模，实现了经济效益与社会效益的双丰收，可为民营口腔专科医院区域性发展提供一定借鉴。

一 口腔医疗行业存在巨大的市场空间

口腔医疗行业是一个在医疗领域内相对独立、分散度极高的行业，同时口腔医疗行业在服务方式上，仍然在相当大程度上具有手工业作坊式工作的特点。虽然目前全国每年有1000多亿元的市场容量，但是年营业收入规模真正超过10亿元以上的大型口腔医院或口腔医疗集团仍然凤毛麟角，各级公立口腔医院和大中型综合医院的口腔科仍然承担着50%以上的医疗服务需求和市场份额。根据调研，宁波地区在经济发展水平上在浙江省已经走到了前列，城镇居民的收入和消费水平也在近些年得到不小的提升，但宁波市民的口腔保健意识仍然没有得到足够的提高，大家愿意花1000元大吃一顿，也不愿每年主动花200元做一次洁牙等口腔保健。这不仅是宁波地区，而且是全国口腔医疗行业所面临的窘境，但是好在随着口腔健康教育的普及和全体同行的努力，这种状况正在不断改观。口腔医疗服务方式仍然在相当大程度上体现着手工业作坊式工作的特点，口腔科诊所执业者不可避免地在大胸怀、大视野、大格局上略有欠缺，有些甚至也不是最好的团队合作者。即便如此，口腔医疗行业的需求仍是巨大的，行业前景也是光明的。宁波口腔医院也正是在这样"天时、地利、人和"的行业大背景下，才有可能在短短两年内实现年业务收入从4000万元到1亿元的超常规发展。

对于口腔医疗行业来说，由于存在旺盛的市场需求，未来10年，市场容量将从目前每年1000多亿元左右发展到大约每年一万亿元。口腔医疗行业也会呈现三分天下的市场发展格局，即大型医院、大中型连锁集团和中小型口腔门诊。

1. 大型医院包括大型口腔专科医院、大医院的口腔科或口腔中心等，年营业收入规模大多在3000万元以上。其不仅为至少一半以上数量的口腔疾病患者提供医疗服务，还主要承担口腔疾病多学科会诊、解决疑难杂症、科研与教学等学科发展的工作。

2. 大中型连锁集团主要指具有100家以上分支机构的全国性口腔连锁医疗集团，或者具有10家以上分支机构的区域性口腔连锁医疗机构等，主要工作是口腔科常见病和多发病的标准化诊断与规范化治疗，接轨并践行国际牙科服务理念，以及将来实现与牙科医疗保险机构的对接等。

3. 中小型口腔门诊主要指精英牙医高端工作室或诊所、退休专家个人诊所、低水平广覆盖的个体牙医诊所，以及具有10家以内分支机构的小型口腔连锁诊所机构。主要承载高端个性化口腔医疗服务和低端价廉物美口腔服务。

二 宁波口腔医院的发展历程与成果

1. 医院创建及股权变更

宁波口腔医院的历史可追溯到1993年成立的中外合作宁波口腔医院。当时，中外合资医院的概念刚被提出，国家给予中外合资医疗机构在进口设备等方面一些免税政策。公立的宁波海曙区口腔医院与香港某企业共同出资（分占75%和25%的股份）设立了"中外合作宁波口腔医院"。根据中外合资医疗机构的国家政策要求，合作10年期限结束后，公立资本必须退出，但当宁波海曙区口腔医院要整体改制时，拥有公立事业编制的医生表示反对，改制未能成行，医院的公立医院股份因政策而退出，社会资本进入，随后港资亦退出，最终宁波口腔医院成为一家全社会资本股权的医疗机构。

2007年，宁波口腔医院被上海A股上市公司通策医疗集团全资收购，成为其旗下连锁口腔医院之一。在通策医疗集团管理下，医院体制的变化使员工有了较大的工作积极性，新技术和新业务逐步出现和开展，医院品牌宣传活动有了改观，医院管理更趋高效，医院发展进入迅速上升阶段。在历任院长的努力下，宁波口腔医院历经十年磨砺，终于在2012年实现年业务收入4000万元，成为宁波地区具有一定品牌影响力的、中等规模的口腔专科医院。

2. 医院二次发展时期

医院发展进入迅速上升阶段后，随即经历一个低谷时期。由于医院管理团队出现重大失误，在医院新院区面积扩大一倍以上、牙椅数量翻番的情况下，医院2013年1~7月的经营业绩不仅没有继续提升，反而同比下降6%以上，不足2000万元。为此，通策医疗集团果断做出调整医院管理团队的决定，由集团医院管理公司负责人直接接管医院院长一职，通过一系列管理举措创新和品牌市场营销活动推广，半年内医院经营状况即大为改善，2013年底实现年业务收入4513万元，同比增长12%以上。

2014年伊始，医院将发展定位于"科技领航口腔健康"，更加深入系统地开展有效的品牌与市场营销活动，同时改革内部激励机制，当年实现全年业务收入6874万元，同比增长52%以上，利润也大幅增长。2015年，医院管理团队再次提出"让宁波人都有一口好牙"的品牌宣传定位，继续深化客户关系管理和品牌市场营销活动，再次实现跨越发展，2015年实现业务收入9993万元（加上财务收入超过亿元），同比增长45%以上，远远超出民营口腔专科医院20%左右的平均增幅。医院连续两年实现如此快速的业绩增长，市场投入低于年度业务收入的5%。

经过几年发展，宁波口腔医院已经发展成为拥有多个亚专科、为患者提供多元化诊疗服务的口腔专科医院。地处宁波市中心的总院，目前建筑面积5700平方米，设置牙椅94张，医院开设口腔种植中心、口腔正畸中心、儿童牙科中心、VIP洁牙美白中心、重点专业诊疗中心，以及微创拔牙（口腔外科）、显微齿科（牙体牙髓科即口腔内科）、美学修复（特需科和修复科）、牙龈出血与牙周无痛治疗（牙周专科）、外宾诊室、MRC肌功能矫正等特色诊疗中心，还有专家门诊、综合一科、综合二科（含便民门诊）等。医院目前共有员工205人，其中口腔医生60人，约60%以上医生拥有硕士研究生学历或主治医师以上职称。2016年医院完成业务总收入10500万元，为浙江省第三大业务收入规模口腔医院，仅次于杭州口腔医院（业务收入超6亿元）和浙江大学口腔医学院附属口腔医院暨浙江省口腔医院（业务收入近2亿元）。

随后，医院着手进行区域性口腔医疗集团的布局。2015年2月开设宁波口腔医院舟山定海分院（舟山通策口腔医院），舟山定海分院为舟山市政府引进的医疗项目，医院地处舟山市定海区中心地带，建筑面积近2000平方米，设置牙椅30张，为舟山市医保定点单位，开业当年即实现医院现金流平衡。舟山定海分院与上海、南京、杭州等大型口腔医院开展技术合作，设有牙周科、牙体牙髓科、儿童牙科、正畸科、种植科、口腔外科、修复科，并开设微创拔牙、VIP门诊、美学牙科等特色科室。医院引进了先进的口腔治疗技术和设备，包括显微镜下根管治疗技术、笑气镇静镇痛技术、德国瓷睿刻（3D打印全瓷牙）、隐形矫正等，同时引进瑞典、瑞士、德国、韩国等不同系统的种植牙，先进的ALL－ON－4全口种植技术，满足各种人群种植牙的需求。

2016年11月开设了宁波口腔医院北仑分院（宁波北仑通策口腔医院），亦为当地政府引进的医疗项目。医院建筑面积为2500平方米以上，设置牙椅32张，医院科室设置齐全，是北仑地区目前综合实力最强、营业规模最大、环境设施最好的专业口腔医院。

截至2017年6月30日，宁波口腔医院已经实现"1家总院带2家分院"的初步集团化布局，并且在宁波主要市区范围内的2家新的分院已进入项目选址筹划阶段，医院整体步入上升平台突破期和业务快速发展期，为实现立足浙东和未来五年内"1家总院带8家分院"的集团化发展目标奠定了扎实的基础。

三 四维评价体系下的宁波口腔医院

对于所有民营医疗机构来说，"政府肯定、同行认可、患者满意、员工幸福"无疑是发展过程中最大的目标追求。宁波口腔医院的内涵建设紧紧围绕这一四维评价体系。

1. 政府肯定

长期以来，民营医疗机构投资主体的多样性和相当一部分医院的不合理逐利性，极大地影响了民营医院的社会口碑，做有良心的医生、办有良心的医院甚至成为一种奢求。为得到地方政府的肯定与支持，我院始终坚持专业医疗以技术为本及明码实价、货真价实的服务定价原则，在宁波地区迅速建立了良好的市场口碑，得到了政府部门的极大认可和支持。

2. 同行认可

医院始终坚持打造学术和技术的制高点，积极引进国际先进技术、设备、材料，以及与上海九院和杭州口腔医院等国内较大规模和强势品牌的口腔专科医院等建立合作关系，把最先进的治疗技术和服务理念第一时间引进宁波，以高峰学术论坛、科研与临床沙龙等各种行之有效的形式积极搭建宁波地区的学术交流平台，承担行业领航员的责任与义务，得到本地区口腔医学同行的高度认可。

3. 患者满意

患者满意是医疗服务质量最直接的体现，根据口腔医疗服务的特点，患者对舒适性治疗体验也有着更高的要求。我院不仅很早就提出"无痛、舒适、安全、温馨"的微创治疗理念，而且在医院环境建设方面同样信奉"环境也是生产力"的观点，在候诊、挂号、付费、摄片、手术室、输液室，以及100M以上无线上网等各个涉及患者就医体验的环节，为患者提供便利、整洁、舒适、雅致的就医环境，极大地提高了患者满意度。

4. 员工幸福

对于医院全体员工来说，幸福感和成就感是为患者提供优质诊疗服务的根本基础。医院始终倡导以"务实、创新、快乐、感恩"为诉求的核心价值观，创造医院有家有爱的人文环境氛围，坚定实现"大家好才是真的好"的医院文化发展目标，从而让大家既快乐工作，又开心赚钱，实现患者、员工、医院和社会的多方共赢。医院一直奉行的指导方针是："医院是我们的家，我们需要有家有爱的文化。在离爱不远的地方，我们崇尚——简约与单纯！简约的不是外在是内心，单纯的不是形式是情感。越是单纯的东西，越要用智慧去捍卫；越是简约的生活，越要用努力去争取。"追求简约和简单的医院内人际关系，无疑极大地杜绝了各种不必要

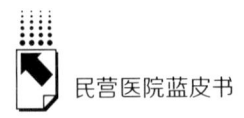

的内耗，全面提升了管理运行的效率。在具体措施上，医院为员工营造大家庭的氛围，开展各种丰富多彩的医院文化建设活动，如年度联欢晚会、每季度的员工生日会、每年一次的全院分批次出国旅游，创办记录员工工作生活点滴的院刊《微笑》，提升所有员工的幸福感，从而使他们以更好的状态投入工作。

四 构建强管理、塑品牌的管理制度体系

通过医院管理方式变革，建立透明化的管理体系，"医疗、管理、运营"三驾马车不可偏废。首先是医院内部管理要做到精细化，追求实现"内强管理、外塑品牌，打造全国明星级口腔医院"的发展目标。

医院根据"科技领航口腔健康"的发展思路，在医疗设备的更新换代、材料的创新使用等方面都保持了业内领先水平。

在医生绩效考核上，医院根据自身特点与组织形式，对绩效分配模式进行细化，即医生先从医院平台将医疗材料等物资领到自己名下，再通过计算提供医疗服务所得到的收入，减去领用材料的成本及牙椅等设备折旧和公摊成本，最终按实际结算与医院分成的比例。同时根据不同的技术难度和医院发展目标细化了考核方式，把考核单位细化到每台牙椅，并提高了医生的分配比例，即个人能分配到该台牙椅收入的10%~15%，这保持了专业技术队伍的稳定。

在科室分诊管理方面，提升了科主任的管理权限，把病人分诊的重大权限交给科主任。以科室为核心，对患者合理分诊、统一调度，促进患者资源流动，实现团队内部的合理分享。

在医疗质量管理上，医院成立专门的医疗质控小组，建立相对完善的规章制度，包括病历质控、模型质控、根管质控等，全方位抓好医疗质量。医务科每月在全院大会上匿名公开点评典型病例，通过对典型疑难病例的学习，提高全员的质量意识，以点带面提高诊疗质量。

在人才队伍建设方面，医院建立了完善的人才与团队的激励机制。口腔

医疗机构的专业人才尤其是优秀口腔医生和优秀管理人才是行业内非常稀缺的资源。口腔行业可以说在所有医疗领域相关专业中，创业门槛最低，但生存和成功概率最高。所以，建立专业人才和管理团队有效的激励机制就十分必要。虽然上市公司目前还未开始实行整体层面的股权激励计划，但是对于新开分院来说，已经从宁波口腔医院开始实行占总股本20%比例的管理层投资与持股激励计划，即在新开医院未来发展到一定阶段的时候，再通过上市公司的股权收购实现投资的增值与回报，从而使医院优秀专业人才和核心管理团队与医院之间真正能够融合以成为长期的利益和命运共同体。

五 品牌营销带来的市场效应和社会效应

（一）品牌理念的提出与推广

对于民营医疗机构来说，不做任何品牌营销与市场推广活动几乎是难以想象的。当然，欺诈医疗和过度医疗绝不在我们的讨论之列。口腔医疗机构的品牌营销与市场推广核心在于倡导"口腔健康、全身健康"的理念及深化"健康口腔、幸福家庭"的内在关系，其目的在于充分提升目标客户人群对口腔健康的保健与治疗意识，同时使口腔医疗机构和口腔医生形成良好的信任关系和品牌忠诚度。

2015年我院将"让宁波人都有一口好牙"作为医院品牌营销理念，将建设国际先进、国内领先的全国明星级口腔医院和全国专科医院的楷模作为医院的发展愿景。并依托上述理念，大力开展公益性科普活动，每年全国爱牙日举行大型口腔健康公益宣传活动、常年开展口腔健康进万家科普讲座活动、每年重阳节开展"百善孝为先，我为父母送健康"活动、每年儿童节开展爱牙小天使与刷牙比赛活动和暑假牙齿矫正活动，并与当地电视台和广播电台等媒体合作开设口腔健康公益节目，这些活动都大大提升了医院的品牌影响力。

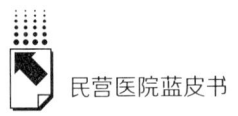

（二）客户体验与客户关系管理的提升

客户体验与客户关系管理即客户口碑效应，一直是各级各类医疗机构进行市场竞争的最有效法宝。对于规模较小的医疗机构（如口腔诊所等）来说，忠诚客户带来的回报越大，相关的依赖性也越大。但较大规模的口腔医院一定是在品牌营销与市场推广活动的支持下，通过一对一的客户电话随访与口腔健康档案管理，信息化的CRM互联网工具，以及核心客户微信群、医院微信公众号、微博账号等手段，实现医患之间信息与情感的互联互通，从而达到最大化的客户忠诚度维护与新患者口碑推荐等，实现医院品牌效益最大化。

若想在医疗市场竞争中取胜，一方面要做好患者市场调研和医院定位，尤其要对市场需求保持敏感；另一方面应该跳出市场看市场，也就是让更多的市民认识到口腔健康的重要性，进而充分挖掘潜在的市场，拓展服务人群的覆盖面。

六　开设30张牙椅口腔分院的实践与思考

根据短短两年时间内宁波口腔医院舟山定海分院和宁波北仑分院先后成功开业的实践，我们认为30张牙椅可以说是连锁型口腔医院投资建设与管理的最佳规模，其优势在以下几方面。

1. 30张牙椅服务范围辐射100万人口

基于口腔医疗行业的情况特点和患者就诊就近便利的原则，30张牙椅口腔医院最佳服务半径为大中城市5公里，县级市、区和小的地级市可以全区域覆盖，服务人口规模100万人左右。按照基本饱和运营计算，单台牙椅每年产值收入在100万元左右，如果能创建卓越品牌和加强优质客户管理，单台牙椅年产出就可达150万元。所以，如果运营管理得当，开业3~5年就可实现年业务收入3000万~5000万元。

医院选址无疑是民营医疗机构运营的重中之重。对于大中城市来说，交通便利、停车方便、人群集中、容易识别、空间合理是首要的原则。对于县级市、大中城市的区级行政区域来说，则要选择当地已经成熟的商业中心、行政中心等人员聚集地，如果有2000平方米～2500平方米的独栋建筑最好。建议不要选在开发区、新区、新城等人流量明显稀少的区域，否则不仅要面对市场投入增加与患者引流成本增加等问题，而且3～5年内医院很难进入成熟期。

2. 30张牙椅便于口腔医生团队管理

口腔医生独立意识和自我成就意识超强，一直是口腔医疗行业管理的重点与难点。从口腔行业特点与消费者心理来分析，越小规模的口腔医疗机构，患者的信任就越容易建立在医生个体品牌上，而不是医疗机构的品牌上。十几张以下牙椅规模的口腔诊所基本上都由口腔医生个体开办，不可能形成患者对医疗机构的忠诚度。从运营管理方面来说，投资者与口腔医生间的价值认知与利益博弈一定是无法解决的矛盾焦点。

而30张牙椅口腔医疗机构，大约需要1500万元投资，将超越绝大部分口腔医生个人投资能力和风险承受能力的极限。同时，20人以上的口腔医生团队规模也便于建立合理的分科体系和竞争性工作氛围，只有取得管理平衡与业务发展的最佳结合点，才可以把医院打造成大家共同的事业发展平台，以共同实现每个人的职业发展目标。

3. 30张牙椅有利于分科体系的建立

30张牙椅口腔医院可以建立口腔医学亚专科体系，我院两所分院的专科基本分为VIP门诊（含种植中心、专家门诊、外宾门诊等）、正畸中心、儿童牙科中心、大综合科和洁牙美白中心五大科室，在大综合科内部可以根据医生资源情况再开设显微齿科（牙体牙髓）、微创拔牙（口腔外科）、牙周病、美学修复等专业特色门诊，同时努力把洁牙美白中心建设成为医院的专科之一。

4. 30张牙椅更具备投资吸引力

民营口腔医疗机构以其"低风险、低门槛、高收益、快回报"的优势，得到各路资本的极大关注和踊跃投资。但由于口腔医疗行业的特殊性，规模

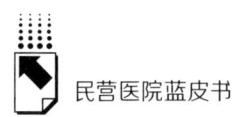

与效益、医生与管理、市场与客户等问题都对投资者造成很大的困扰,无疑会造成极大的资源浪费和行业发展损失。因此,选择创办口腔医院也需十分慎重。从医疗设备投资来看,医院的消毒供应中心、手术室、口腔锥束CT、瓷睿刻、根管显微镜、水激光设备、冷光美白系统、正畸软件系统、医院HIS系统等无疑是投资的亮点和重点,预计30张牙椅口腔医疗机构的整体设备投入在800万~900万元,相较于大型口腔医院,这一规模更具备投资吸引力。

七 宁波口腔医院的发展愿景

随着医改深入,在国家政策的扶持下,宁波口腔医院正结合自身优势,谋求快速实现集团化发展。医院未来五年将在宁波市区及周边县市区进行网络布局和开设分院,形成"1家总院带8家分院"的整体战略布局。第一批次为舟山定海分院(2015年已开业)、北仑分院(2016年已开业)、鄞州分院(2017年)、江东分院(2017年);第二批次为余姚分院(2018年)、象山分院(2018年)、宁海分院(2018年)、慈溪分院(2018年)。宁波口腔医院(集团)争取在未来3~5年内,实现年业务总收入3亿元以上,从而确保在浙东地区口腔医疗行业的领导地位,并不断提升在全国口腔专科领域的品牌影响力。

参考文献

[1] 薛晓林主编《中国民营医院发展报告(2016)》,社会科学文献出版社,2017。
[2] 王桦:《医院文化管理》,人民卫生出版社,2011。
[3] 〔美〕托比·科斯格罗夫:《向世界最好的医院学经营:克利夫兰诊所的经营之道》,科特勒咨询集团译,机械工业出版社,2015。
[4] 周学东主编《华西口腔百年史话》,人民卫生出版社,2010。
[5] 《医改政策对医疗服务市场格局的影响》,德勤管理咨询,2015年6月8日。
[6] 刘宇:《美国医院管理》,光明日报出版社,2016。

B.15
在发展中求特色，在传承中求创新：长沙生殖医学医院的发展与实践

刘习明*

摘　要： 长沙生殖医学医院创建于1995年8月，继承传统、坚持创新，研制出了三种国家保密处方中药制剂，创立了一套中医中药、康复理疗、西医手术、宫（腹）腔镜微创手术、人工授精、试管婴儿的不孕不育症治疗体系，走出了一条民营专科医院特色化、跨越式和可持续发展之路。

关键词： 民营医院　专科医院　生殖医学

近30年来，随着我国经济社会快速发展，由于受环境污染严重、生活节奏加快、心理压力增大、生育年龄推迟等诸多因素的影响，人们的生育能力呈下降趋势，不孕不育症的发病率逐年上升，不孕不育人群比例已为12%~15%。20世纪末，湖南省内无不孕不育专科医院，生殖障碍的育龄夫妇只能到妇科或泌尿外科就诊。由于检查诊断及治疗的方法较少，人们对生儿育女的迫切需求远远不能得到满足。1995年8月18日，湖南省第一家治疗不孕不育症的民营专科医院——长沙生殖医学医

---

* 刘习明，长沙生殖医学医院、长沙宁儿妇产医院院长，中国动物学会生殖医学分会副主任委员，中国医院协会民营医院管理分会常务委员，中国医院协会妇产医院管理分会委员。

院成立,经过22年的艰苦努力,在湖南生殖医学发展与服务上走出了一条成功之路。长沙生殖医学医院秉承"公益性、技术型、全国化"办院宗旨,实施"人才强院"和"科技兴院"战略,医院从小到大、由弱渐强,从步履蹒跚到步伐矫健,成长、发展历程可供我国民营专科医院借鉴参考。

一 医院从小到大的三个建设时期

建院22年来,我院为2万多个不孕不育家庭实现了生儿育女的梦想,为家庭这个社会细胞的和谐稳定、为民族的健康繁衍做出了积极贡献,先后被授予"全国文明单位""全国巾帼文明岗""全国百姓放心示范医院""全国诚信民营医院"等130余个国家、省、市级荣誉称号。回顾医院发展历程,可归纳为三个时期。

(一)艰苦创业期(1995年8月至2000年5月)

这一时期医院建立起各项规章制度以及专科体系,建院之初设立男性不育科、女性不孕科、中医科、康复理疗科等科室,后又逐步增设了内科、外科、麻醉科、手术室、药剂科、医学检验科、医学影像科、男科实验室及符合国家《医疗机构制剂配制质量管理规范》(GPP)要求的制剂室。掌握了中西医结合治疗不孕不育症的有效方法,开始在业内崭露头角。

(二)初具规模期(2000年5月至2008年12月)

这一时期医院发生了量与质的变化,建立起一支稳定的专业技术队伍;筹建生殖医学中心,试运行夫精人工授精技术;开始探索不孕不育治疗体系;筹建长沙宁儿妇产医院。医院发展初见规模,迈上了新的台阶。

(三)跨越发展期(2008年12月至今)

这一时期运用人工授精、试管婴儿等现代医疗手段治疗不孕不育,形成了完整的不孕不育症治疗体系；加强内控机制建设，开展干细胞研究，取得了阶段性成果。2016年成为我国资本市场试管婴儿"第一股"。

二 医院发展传承创新的三个阶梯

（一）以中医中药为基础，坚持医院特色化发展

在引入人类辅助生殖技术之前，我国基本上都是采用中医中药或是中西医结合治疗不孕不育的。我院将医院特色定位为"中西合璧、男女同治"，在诊疗技术方面，以中医中药为基础，采用纯中药制剂，结合针灸、穴位注射、宫腔注药消炎、中药局部外敷等方法治疗男性不育、女性不孕，费用低，不良反应小，逐步形成我院的中医药治疗特色。

在此基础上，又瞄准中西医结合治疗特点，逐步引入宫腔镜下可视插管、COOK导丝介入、宫腔及腹腔镜联合术等技术治疗女性不孕，明显提高了受孕率。如采用中医中药治疗，平均怀孕率约为12%；采用西医手术、宫（腹）腔镜微创手术治疗，平均怀孕率约为14%。

（二）以助孕技术为引擎，加快医院跨越式发展

约30年前，在体外受精与胚胎移植技术等辅助生殖技术引入我国不久，当时全国还只有几所知名大学附属医院开展这项技术。我国公众对新型辅助生殖技术的认知不足，更愿意接受传统中医或中西医结合的方法治疗不孕不育，但是传统治疗方法受孕率不高，为实现医院跨越性发展，我院于2007年引进人类辅助生殖技术，并开始探索建立中西医结合不孕不育治疗体系。

2007年投入3000万元建立生殖医学中心，建设高标准千级层流净化胚胎实验室和取卵移植手术室。生殖医学中心在诊疗环境设计上注重患者的私密度、诊疗的舒适度、候诊的温馨度和环境的整洁度；引进高端专业人才，选送专业技术人员到北京、广州、兰州、南京、重庆等多个国家级培训基地培训。经湖南省卫生和计划生育委员会批准，医院于2008年12月试运行夫

精人工授精技术，2010年12月其通过省级专家评审，正式开展；2013年12月10日通过国家卫生和计划生育委员会专家评审，正式开展试管婴儿技术，成为长沙市属医疗机构首家获批开展此项技术的医院。先后邀请多位国内外著名的生殖医学专家来院授课指导，使助孕技术不断提高，试管婴儿年平均临床妊娠率达到58.28%，超过35%的国家标准。2015年3月，我院被长沙市卫计委确定为市属首家不孕不育重点专科医院。

2007年同期还投资4亿元按三级医院规模筹建长沙宁儿妇产医院，计划开设450～2000张床位。长沙宁儿妇产医院占地70余亩，首期工程20层医疗大楼4万平方米已经建成，于2017年底投入使用。宁儿妇产医院以生殖医学、妇幼保健为优势专科，设置生殖医学中心、国际妇产中心、健康管理中心、月子中心、干细胞研究中心，为满足患者需求还将开设内科、外科、儿科、中医科、康复理疗科等综合专科，运用先进的助孕技术和妇产科诊疗技术，形成一条从备孕到分娩再到产后形体修复一体化服务的完整"幸福链"。医院前坪将兴建一个"湘女广场"，为湖南省地标性文化建筑，作为城市广场对市民开放，弘扬湖湘女杰精神，传播社会正能量。

（三）以科技创新为动力，推进医院可持续发展

习近平总书记指出："创新是引领发展的第一动力。抓创新就是抓发展，谋创新就是谋未来。"长沙生殖医学医院以科技创新挑战不孕不育难题，成立学术与科技委员会，制定科技成果奖励办法，鼓励医务人员大胆创新、勇于实践，科技兴院带来了丰硕成果。

1. 研制治疗不孕不育症的专利中药制剂

不孕不育症致病因素十分复杂，中药方剂配伍亦千变万化，虽然医生可以根据临床经验对患者进行辨证施治，但往往难以达到规范和精准的治疗效果。多年来，为优化中药的配伍，我院选派专业人员拜访全国各地名老中医，搜集了30余种治疗不孕不育症的中医处方和民间秘方，并结合多年的临床研究，研制出3种具有自主知识产权的国家保密处方中药制剂，即生精素片、圣尔康片和促排卵素片。这3种制剂根据男性不育、女性不孕的临床

特点及病因制成,配方严谨科学,湖南省食品药品监督管理局组织专家进行的3次严格评审检测和对临床使用效果的严密监控表明疗效确切、安全可靠、无明显不良反应,这3种制剂于1997年获得医院制剂许可证和使用批准文号,长沙生殖医学医院因此成为湖南省首家可以自行研制和生产不孕不育药品的专科医院。这3种药物填补了我国用纯中药制剂治疗不孕不育症的空白,2009年荣获长沙市医学科技奖一等奖。近10余年,结合临床实践,医院持续开展3种纯中药制剂治疗男性不育、女性不孕的临床观察、疗效作用、保护机制等研究,发表论文100余篇,多次获全国、省、市优秀科技论文奖。

2. 建立不孕不育症的完整治疗体系

22年来,我院将不孕不育症的治疗,由单纯的中医药治疗转型为中西医结合治疗,再到辅助生殖技术升级,从而形成了一套完整的治疗体系,其涵盖中医药、康复理疗、西医手术、宫(腹)腔镜微创手术、人工授精、试管婴儿技术等全方位技术。这一治疗体系突破了不孕不育症的瓶颈,具有两方面优势。一是适应范围广。适应于男女双方疾病所致不孕不育症,包括女性输卵管疾病、子宫疾病等所致不孕症;男性发育不良、性功能障碍、精子异常、前列腺疾病等所致不育症等。二是治疗手段多。治疗手段多元化,根据患者具体病情进行个体化、系统化治疗,包括中医中药、西医手术、宫(腹)腔镜微创手术和人工助孕技术等;联合治疗技术包括如西医西药治疗加中医中药、康复理疗调理,或助孕技术加中医中药、康复理疗调理等,将中医药治疗理念贯穿治疗全过程,实现优势互补,有助于提升疗效。

该治疗体系建立在患者的需求之上,一切以患者为中心,充分尊重患者的意愿。医生根据不孕不育症患者的不同情况拟定诊疗方案,如根据个人体质、发生的疾病程度、表现的症状等,选择不同的治疗手段,采取循序渐进的阶梯式治疗原则。患者根据医生的建议和自身特点,选择适合自己的治疗方式和受孕方式(自然受孕抑或人工助孕)。

3. 搭建国内外学术交流合作平台

长沙生殖医学医院注重与国内外生殖医学界同行加强交流合作,采取请进来、走出去的模式,不断了解前沿科技知识和新的技术,学习借鉴新的服务理念和管理模式。

2014年9月，乌克兰国立医科大学胚胎干细胞研究中心主席Alexey Karpenko教授等一行6人来院就胚胎干细胞的研究与临床应用进行学术交流，与我院建立了科研合作意向，拟将最新技术引入中国，以进一步推动胚胎干细胞的临床应用。2015年7月，美国纽约康奈尔大学生殖医学中心IVF实验室主任池玲博士、韦恩州立大学医学院Dr. James、弗吉尼亚州阿灵顿自治领生育研究中心创始人Dr. Dimattina到我院访问，双方就建立定期学术交流、开展生殖医学合作事项达成共识。

2015年7月，我院成功举办了湖南省首届人类辅助生殖技术与妇科生殖疾病诊疗技术新进展高峰论坛，邀请来自海内外的17名生殖医学与妇产科学的知名专家授课，省内外1000余名从事生殖医学、妇产科学的医生参加了高峰论坛。

与此同时，医院还选派数十名专业人员分别参加了在美国、葡萄牙、芬兰等国举行的国际学术会议，学习交流生殖医学前沿技术。

4. 建立院士工作站，确立新的发展目标

当今，干细胞技术已成为治疗不孕不育新的前沿科技，并将开创未来生殖医学的新局面。长沙生殖医学医院在研发纯中药制剂取得成功后，又把胚胎干细胞的研究和临床应用确立为新的奋斗目标。

2012年2月聘请中国科学院院士刘以训为首席专家，刘院士每季度来院授课一次，把国际上试管婴儿新理念、新科技、新进展带到医院，并进行技术指导，解决临床和医疗科研难题，使医院在技术上可以与国际、国内最高水平接轨。2015年12月，长沙市人民政府授权医院建立院士专家工作站，这是国内首个建立在市级民营医院的院士专家工作站。医院为此成立了院士专家工作站建设领导小组和刘以训院士领衔的研究团队，投入150万元建立干细胞实验室，开展干细胞的研究与临床应用。在长沙市2016年度院士专家工作站考核中，"长沙生殖医学医院院士专家工作站"被评为优秀院士专家工作站，2017年晋升为省级院士专家工作站。两年来，院士专家工作站有3项科研工作取得了阶段性进展。

一是"非梗阻性无精子症"精原干细胞与支持细胞培养。此项研究旨在解决众多非梗阻性无精子症患者无法拥有自己后代的难题，在保障社会和家庭和谐的同时将创造出巨大的经济效益。

二是宫血干细胞修复薄型子宫内膜。女性不孕原因主要有排卵功能障碍、输卵管不通畅以及生殖器官先天性发育异常。研究发现，基于女性月经血的间充质干细胞含量丰富和免疫源性低等特点，通过干细胞体内移植，不但可以修复患者自身的子宫环境，还可以用于修复其他患者的子宫。我院院士专家工作站开展的宫血干细胞修复薄型子宫内膜研究以期对女性薄型子宫、辅助生殖过程中的反复种植失败等进行治疗。

三是无创产前基因检测的应用。关于胎儿发育和先天性疾病的产前检测，目前广泛采用的方法是孕期3个月或4个月后行B超引导下羊水穿刺检查。由于是有创检查，羊水穿刺需要操作熟练且经验丰富的医师，这对胎儿发育存在一定风险。无创产前检测（Noninvasive prenatal diagnosis，NIPD）可以通过胚胎在子宫植入的1.5个月后流入母体的cff DNA或RNA（cell-free fetal cff DNA or RNA，cff DNA or RNA）进行相关疾病的高通量筛查，可以做到早发现、早治疗。对于具有严重遗传疾病的胎儿可以提前采取终止妊娠的干预措施，以减少孕期妇女的痛苦。我院计划于2018年将这项新型检测技术应用于胎儿先天性疾病的筛查，以提高筛查准确性，避免羊水穿刺的潜在风险，以提高安全性。

回顾22年的建设与发展道路，长沙生殖医学医院始终继承传统并将其发扬光大，始终坚持创新且不断发展，从一个小专科医院成长为知名品牌医院，实现了传统诊疗手段与现代助孕技术的结合，走出了一条民营专科医院特色化发展、跨越式发展和可持续发展之路。

参考文献

［1］张艳玲、郑智礼：《不孕不育的病因分析与干预方法》，《中国校医》2017年第

6期。
［2］杨芳：《女性不孕不育的病因及相关危险因素分析》，《医学信息》2015年第28期。
［3］邓姗、邓成艳：《生殖医学研究进展》，《协和医学杂志》2016年第4期。
［4］程栋：《对民营专科医院建设的若干思考》，《医院院长论坛》2009年第6期。
［5］刘习明：《圣尔康片治疗女性不孕症1760例的临床观察》，《实用预防医学》2005年第3期。

B.16
骨卫士医生集团"共谋、共生、共赢"的发展理念与实践

李 刚*

摘 要： 随着国家分级诊疗政策和医师多点执业政策的推进，"医生集团"作为一种新型的医疗服务模式应运而生，在推动医疗供给侧改革、进行分级诊疗、缓解"看病难"问题上发挥了重要作用。骨卫士医生集团定位为一个诊疗服务、医院管理、供应链管理、康复管理及教育培训一体化的创新型医疗产业集团，以"共谋、共生、共赢"的发展理念引领行业的创新发展，平衡医疗市场资源供给矛盾。

关键词： 多点执业　骨科　医生资源运营管理　医生集团

随着国家分级诊疗政策和医师多点执业政策的推进，"医生集团"作为一种新型的医疗服务模式应运而生，在推动医疗供给侧改革、进行分级诊疗、缓解"看病难"问题上发挥了重要作用。基于国家大力推行医生多点执业的政策，2014年，涌现了大批体制内的医生创办的医生集团。当时，骨卫士医生集团联合创始人、董事、总裁李刚先生参与了很多医生集团的活

---

* 李刚，清华大学项目管理硕士，香港理工大学管理学博士，现任华瑞世纪集团董事、执行总裁，骨卫士医生集团董事、总裁；2016年获"中国年度优秀创新企业家"荣誉称号；任中国研究型医院学会社会办医分会首届理事；曾在佳能（中国）有限公司、北新集团建材股份有限公司、华夏幸福基业股份有限公司任高级管理职务，在大型企业集团化管理、项目投资、企业运营等方面具有丰富经验。

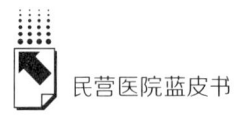

动,认为医生集团的模式非常可行,通过市场调研、实践、多方考察及市场分析,最终选择做骨科专科医生集团。自骨卫士医生集团成立至今,已拥有国内顶级专家团队以及遍及全国的医师团队,目前有全职和兼职的副高职称以上骨科医生200多名。骨卫士医生集团也一直在全国布局发展骨科业务,目前已签约落地12家医院,真正解决了当地患者看病难、治疗难、康复难的问题,更为当地居民提供了"不出家门看骨科专家"的优惠便利条件,实现医生"加和"效应,解决了社会公众看病难题,平衡了医疗市场资源供需矛盾。

一 骨卫士医生集团的创建

(一)政策支持 顺势而生

2014年底,国家卫生计生委、国家发展改革委、人力资源和社会保障部、国家中医药管理局、中国保监会制定《关于印发推进和规范医师多点执业的若干意见的通知》(国卫医发〔2014〕86号)并下达通知,取消了医师执业地点数目受限制的规定。基于医生多点执业的政策,当时大批体制内医生开始创办医生集团,如张强医生集团、冬雷脑科医生集团、大家医联、深圳博德嘉联医生集团等。骨卫士医生集团作为华瑞世纪集团的成员企业,其创立最早可以追溯到2014年。华瑞世纪集团成立于2005年,是一家拥有超过5000名员工、总资产超过200亿元的跨国集团,集团在中国内地及香港、美国等地拥有一系列子公司和分公司,主营业务包括医疗、金融、科技和能源等。2014年,华瑞世纪集团进行战略布局,进军医疗行业,建立华瑞医疗,在健康领域重点开展医院投资及管理、医生集团、医疗产业基金、高端医疗技术等业务,恰逢当时为缓解看病难、医疗资源分布不均衡等问题,国家大力推行医师多点执业,故将投资方向选择了医生集团的模式。

(二)集中全力 进军骨科

我国医疗资源严重不均衡,骨科专业也面临同样的问题。具体表现在如下几方面。①骨科医生在资源分布上非常不均衡，优质的医生资源过度集中在一线城市，其他地区医疗人员能力有限且没有相应的培训机制，在现有医疗体制下许多医生面临自身价值得不到实现，自身发展得不到满足的困境。②我国老龄化社会正在加速到来，骨病患者数量也随之增长，而且百姓健康意识不断增长，对便捷优质诊疗服务的需求也日益增长，骨科医生资源分配不均衡无法满足庞大骨病患者群体的需求，除北上广和一些省会城市之外的骨病患者难以得到有效的诊断和治疗，看病难的问题依然存在。③很多基础医院医疗水平落后，缺乏知名专家，缺乏有效运营管理能力，不具备骨科学科的建设能力和科研能力，不能满足患者对医生资源和医疗水平的需求，因此骨科医师资源市场潜力巨大。2014年，骨卫士医生集团联合创始人李刚参与了很多医生集团的活动，认为医生集团的模式非常可行，同时通过市场调研、实践、多方考察、市场分析，华瑞世纪集团调整并购医院的策略，最终选择做骨科专科医生集团，自此骨卫士医生集团成立。

二 骨卫士医生集团的运营与管理

（一）汇聚优质的医生资源

目前来看，国内高水平的专业医师主要集中在不超过100家三甲医院，优质医疗资源高度集中。从骨科专业来看，专业骨科医师约83000人，其中具备独立手术能力的医师约15000人，真正具备高水平手术能力的医师不超过4500人。医生团队是医生集团的核心资源，而合作资源是医生集团发展的加速器，所以医生是医生集团的"核心资产"和"核心竞争力"。

骨卫士医生集团凭借优厚、完善的福利待遇，还有自创立之日起就提出的"服务患者，服务医生，服务医院"的"3S"服务理念，汇聚了强大的优质医生资源，目前签约本集团的大型三甲医院骨科专家及骨科医师200多名，已经建立起由顶级专家、区域首席医疗官、合作医院骨干医师、全职医师构成的"金字塔"式专家结构。出任骨卫士顾问委员会联席主席的管理专家包括北京医院协会副会长、原解放军总医院副院长陈晓红教授,原卫生部医政司司长、白求恩医科大学校友会名誉会长于宗河会长;出任骨卫士顾问委员会联席主席的全国知名骨科专家有四川大学华西医院骨科主任裴福兴教授,原第二军医大学长征医院骨科主任、现任上海开元骨科医院院长的吴海山教授,华中科技大学同济医学院附属协和医院骨外科主任、协和医院骨疾病研究所所长杨述华教授,中华医师协会骨科学分会副会长王坤正教授。中国医药教育协会骨科专业委员会主任委员、原解放军总医院骨关节科主任蔡谞教授担任骨卫士医生集团首席顾问。在强大的医生资源优势的基础上,骨卫士医生集团建立了医、教、研三位一体技术平台,目前建成的技术平台有足踝中心、脊柱微创中心、关节中心,均由权威专家担任平台中心负责人。

(二)建立专业化的运营管理团队

骨卫士医生集团能够良性快速可持续发展与其拥有一支高水平、专业化的运营管理和市场推广团队密不可分。骨卫士医生集团的运营团队有来自国内著名三甲医院副院长以上职务,在医疗管理领域有着多年实务工作经验的高级运营管理人才;还有多名具有多年医疗集团运营管理工作背景,取得过很好的管理业绩,具备高度创新学习能力的新型运营管理人员。市场推广团队有着多年的医院品牌塑造、品牌建设、品牌推广经验的创新型市场推广人员;同时还拥有一批专注于投资领域,来自投资公司、具有投行工作经验,成功投资过多个项目的战略投资人员。团队成员来自清华大学、北京大学、复旦大学、浙江大学等国内知名院校,均有良好的教育背景。

(三)搭建多方合作平台以助力发展

骨卫士医生集团自创立以来,一直秉承"共生、共谋、共赢"的"3C"经营理念,与多家机构建立合作关系,构建多方合作平台,力求共同发展。骨卫士医生集团目前是美国麻省国际医疗集团战略合作伙伴,第四军医大学附属西京医院医联体单位,中国非公立医疗机构协会首届理事单位,白求恩医学专家委员会官方合作伙伴，中国县域卫生发展研究中心首届会员单位，中国研究型医院学会社会办医分会理事单位，佛山市中医院战略合作伙伴。此外，骨卫士医生集团还与梵康医疗、平安医院、泰康之家等医疗集团，动能趋势德国MTT、美国GRS健瑞仕、新西兰Dr. Sam Li李医生等康复机构，平安万家、大童保险等保险机构，复华标准生命、德恒放松医疗、维世达诊所等高端门诊体检机构以及九大互联网医疗机构建立了全面战略合作关系。这些国内外合作伙伴为骨卫士医生集团在技术发展、体系建设、人才培养、绿色通道等方面提供了强有力的支持。

三 骨卫士医生集团"3S"服务理念的实践

（一）服务医生，提升技术与劳动价值

我国传统体制内医生的收入水平与自身技术、知识价值没有得到根本体现，多点执业和自由执业可以让医生流动起来，给医生创造了很多机会，通过在体制外的医疗机构真正使其技术价值和劳动价值得到体现。

骨卫士医生集团自创立之日起就提出了"服务患者，服务医生，服务医院"的"3S"服务理念，始终把具有相同价值观、不同优秀品格和医学才能的医生联盟作为行为准则，在与医生合作中更多地考虑及解决了如何帮助医生实现阳光化收入、提升个人价值等问题，同时为签约医生提供规范的多点从业机会、制定合理的个人发展规划、创造严谨的科研学术平台、营造受尊重的人文工作环境，并为广大基层医生在专业培训、学术地位、科研水平、在职教育、专业技术、个人品牌等方面提供专业的支持与服务，获得了很多医生的认可。

（二）服务医院，全面提升骨科技术能力

骨卫士医生集团在集聚了大批专家资源后，将这些专家资源有效对接到多家合作医院。目前，骨卫士医生集团已经与全国12家医院建立合作关系，

通过向合作医院派驻骨科专家团队和经营管理人员，为合作医院提供技术、资金、运营、管理、人才、市场等方面的支持，加强医院骨科的学科建设和人才培养、医疗质量管理、运营管理、市场营销和供应链管理等工作，切实从三方面提高合作医院骨科的诊疗技术水平、学术科研能力、医院运营管理水平、医疗服务质量，树立合作医院骨科在区域市场的品牌影响力。

一方面，发挥医生资源优势，提升合作医院专业技术能力，为合作医院聘请骨科权威专家，其定期出诊，骨卫士医生集团签约专家可以担任合作医院骨科学科带头人，全面开展定期查房、病例教学、示范手术等临床指导工作，全面提升合作医院骨科技术实力；另一方面，骨卫士医生集团发挥市场推广管理优势，提升合作医院的服务能力，为合作医院全面建立客户服务体系，患者电话咨询、到院就医导诊、就医环境改善、手术前安排提示、术后回访等全方位、人性化服务加强了医院与患者的沟通，提高了患者满意度。

（三）服务患者，解决百姓看病难问题

骨卫士医生集团搭建了线上市场服务平台，患者可以通过线上平台如骨卫士APP、微信公众号、网站进行在线咨询和预约就诊。同时线上平台还展示了签约专家的基本情况、专业特长，为广大患者查找医生，了解医生信息提供了方便；同时，合作医院也可以通过线上平台展示医院软硬件设施、技术力量、人才配置，以提高知名度。

四 骨卫士医生集团的效益与愿景

（一）创新型医生集团经营理念得到广泛认可

骨卫士医生集团不仅仅是一个医生集团，还将自身定位为一个诊疗服务、医院管理、供应链管理、康复管理及教育培训一体化的创新型医疗产业集团，一直遵循资源核心化、团队专业化、业务平台化、运作市场化的原则，创立了"团队+平台"的"2+2"模式，即"专家团队和运营团队+

技术平台和市场平台"。

骨卫士医生集团的创新模式和经营理念获得广泛认同。2016年11月,骨卫士医生集团被评选为中国生产力协会年度优秀创新企业。2016年12月,骨卫士医生集团荣获2016年非公医疗优秀执业平台"医栖奖"。2017年6月,骨卫士医生集团凭借明确的经营理念与发展目标、创新的业务模式、制高点组合战略以及快速高质量的业务布局与成功实践成果得到行业同人及专家的广泛认可,获得"十大最具影响力价值医生集团"殊荣。

(二)未来布局全国,以创新发展提供更好的分级诊疗服务

未来,骨卫士医生集团将集中优势力量大力发展骨科专业业务,成为中国最好的骨科医生集团,形成连锁式经营,进行集团化发展,并实现青年近卫军、文化创新、医教研一体化、"轻重经合"、专科(国际)中心、开放合作的六大发展战略。在全国进行布局发展,重点聚焦京津冀、华南区域,计划到2020年合作医院50家、建立旗舰诊疗中心6家、技术合作医院100家,向社会提供更多、更好的分级式医疗服务,实现医生"加和"效应,解决社会公众看病难题,平衡医疗市场资源供需矛盾,为中国医疗体制改革做出应有的贡献。

参考文献

[1] 谢宇、佘瑞芳、杨肖光、陈瑶:《中国医生集团的现状、挑战及发展方向分析》,《中国医院管理》2016年第4期。

[2] 严善梅、黄海新:《形势下医生集团发展现状及存在的问题探讨》,《医学与社会》2016年第8期。

[3] 《关于印发推进和规范医师多点执业的若干意见的通知》,国卫医发〔2014〕86号。

[4] 肖文轩:《国内首张"医生集团"执照诞生》,《中国医院院长》2016年第8

期。
[5] 王文娟、曹向阳:《增加医疗资源供给能否解决"看病贵"问题?——基于中国省际面板数据的分析》,《管理世界》2016年第6期。
[6]《2017-2022年中国人口老龄化市场研究及发展趋势研究报告》,智研咨询集团,2017年第2期。
[7] 王朝君:《医生集团才起步走多远》,《中国卫生》2015年第11期。

附 录

Appendices

B.17
附录一 2017年全国诚信民营医院名单*

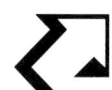

医院名称	省份	医院名称	省份
淮南博爱医院	安徽	安徽济民肿瘤医院	安徽
合肥高新心血管病医院	安徽	淮南朝阳医院	安徽
黄山首康医院	安徽	来安家宁医院	安徽
芜湖广济医院	安徽	淮南济民医院	安徽
阜阳东方妇产医院	安徽	合肥中山医院	安徽
肥东东城医院	安徽	阜南仁和医院	安徽
阜阳创伤医院	安徽	阜阳皮肤病医院	安徽
六安百佳妇产医院	安徽	祁门平安医院	安徽
铜陵博爱医院	安徽	芜湖仁济骨科医院	安徽
宿松东城人民医院	安徽	巢湖康平妇产医院	安徽
无为济民医院	安徽	阜阳泽明眼科医院	安徽
马鞍山姚家寨康复医院	安徽	秦氏中医烧伤医院	安徽
无为惠民眼科医院	安徽	芜湖华康医院	安徽
宣城市仁杰医院	安徽	北京北亚骨科医院	北京
北京康益德中西医结合肺科医院	北京	北京脑血管病医院	北京
北京天坛普华医院	北京	首都医科大学三博脑科医院	北京

* 本名单由中国医院协会民营医院管理分会提供。

续表

医院名称	省份	医院名称	省份
北京京都儿童医院	北京	北京昌平区龙华医院	北京
北京振国中西医结合肿瘤医院	北京	北京万柳美中宜和妇儿医院	北京
北京朝阳糖尿病医院	北京	北京玛丽妇婴医院	北京
北京市朝阳区三环肿瘤医院	北京	北京北亚中医医院	北京
北京广慈中医药研究院广济中医医院	北京	北京美中宜和妇儿医院	北京
北京天伦医院	北京	北京华厦民众眼科医院	北京
北京中研万康中医医院	北京	北京东区儿童医院	北京
中国老龄事业发展基金会北京松堂关怀医院	北京	北京四惠中医医院	北京
北京亚运村美中宜和妇儿医院	北京	泉州德诚医院	福建
厦门莲花医院	福建	泉州滨海医院	福建
厦门长庚医院	福建	东莞常安医院	广东
东莞东华医院	广东	东莞康华医院	广东
广州复大医疗股份有限公司复大肿瘤医院	广东	广东祈福医院	广东
汕头潮南民生医院	广东	湛江骨科医院	广东
湛江久和医院	广东	湛江开发区仁瑞医院	广东
湛江南方口腔医院	广东	珠海广安手足外科医院	广东
深圳华侨医院	广东	深圳春天医疗美容医院	广东
深圳阳光整形美容医院	广东	深圳万丰医院	广东
深圳宝田医院	广东	深圳龙城医院	广东
深圳爱尔眼科医院	广东	深圳宝兴医院	广东
贺州广济医院	广西	广西玉林市桂南医院	广西
贺州广济妇产医院	广西	贺州广济康复医院	广西
桂平黎明医院	广西	柳州二空医院	广西
贺州广济骨科医院	广西	平南同安骨伤医院	广西
大化民生宁医院	广西	凤冈利民医院	贵州
贵州利美康外科医院	贵州	遵义华溪医院	贵州
印江刘波医院	贵州	仁怀新朝阳医院	贵州
晴隆华生医院	贵州	习水绿洲消化病医院	贵州
清镇骨科医院	贵州	修文百信医院	贵州
遵义仁爱康复医院	贵州	六盘水安心康复医院	贵州
六盘水安居医院	贵州	六盘水杨光五官专科医院	贵州
六盘水雷氏中医正骨医院	贵州	盘县新兴医院	贵州
六盘水华佗正骨医院	贵州	六枝永康骨伤科医院	贵州
六盘水凉都黄河医院	贵州	承德围场大都医院	河北
邯郸明仁医院	河北	京东中美医院	河北

续表

医院名称	省份	医院名称	省份
石家庄平安医院	河北	石家庄长城中西医结合医院	河北
任丘康济医院	河北	唐山市丰润区京丰医院	河北
石家庄和协口腔医院	河北	华厦眼科医院集团衡水同瑞眼科医院	河北
石家庄世舜中医肿瘤医院	河北	石家庄肾病医院	河北
石家庄爱尔眼科医院	河北	三河靓美燕郊口腔医院	河北
邯郸手外医院	河北	京东誉美中西医结合肾病医院	河北
盐山阜德医院	河北	邯郸爱眼医院	河北
廊坊爱德堡医院	河北	邯郸济仁中医医院	河北
肃宁融天医院	河北	邯郸肝病医院	河北
石家庄蓝天中医院	河北	河南宏力医院	河南
淮阳楚氏骨科医院	河南	开封市光明医院	河南
洛阳东都医院	河南	洛阳乳腺病医院	河南
孟州市第二人民医院	河南	南乐中兴医院	河南
南阳豫西协和医院	河南	宁陵华英医院	河南
宁陵县民族医院	河南	濮阳市油田总医院	河南
商城新城医院	河南	遂平仁安医院	河南
郑州大桥医院	河南	郑州民生耳鼻喉医院	河南
郑州仁济医院	河南	周口协和骨科医院	河南
周口永善医院	河南	周口惠济康复医院	河南
嵩县西关骨科医院	河南	南阳卧龙医院	河南
驻马店肿瘤医院	河南	上蔡协和医院	河南
河南信合医院	河南	平顶山湛河骨伤科医院	河南
唐河刘岗医院	河南	狄嘉县红十字医院	河南
四知堂中医院	河南	周口永兴医院	河南
鹿邑真源医院	河南	巩义瑞康医院	河南
柘城中医院	河南	南阳市张仲景医院	河南
新乡仁爱妇产医院	河南	大庆康复医院	黑龙江
哈尔滨嘉润医院	黑龙江	大庆市萨尔图区振明肛肠专科医院	黑龙江
黑龙江玛丽亚妇产医院	黑龙江	黑龙江祥云皮肤医院	黑龙江
大庆眼科医院	黑龙江	黑龙江瑞京糖尿病医院	黑龙江
佳木斯市骨科医院	黑龙江	哈尔滨美罗湾医院	黑龙江
黑龙江明水康盈医院	黑龙江	黑龙江德康医院	黑龙江
哈尔滨圣安口腔专科医院南岗分院	黑龙江	哈尔滨天泰医院	黑龙江
海伦市二轻医院	黑龙江	哈尔滨精神专科白渔泡医院	黑龙江
鄂州二医院	湖北	黄石普仁医院	湖北
武汉艾格眼科医院	湖北	武汉大众口腔医院	湖北

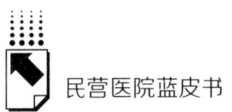

续表

医院名称	省份	医院名称	省份
武汉市普仁医院	湖北	武汉亚洲心脏病医院	湖北
嘉鱼康泰医院	湖北	武汉爱尔眼科医院汉口医院	湖北
咸宁麻塘风湿病医院	湖北	恩施亚菲亚妇产医院	湖北
大悟民康医院	湖北	武汉爱尔眼科医院	湖北
武汉第一口腔医院	湖北	建始民族医院	湖北
宜昌华厦眼科医院	湖北	荆门安贞医院	湖北
监利大垸医院	湖北	武汉民生耳鼻喉专科医院	湖北
武汉中翰整形外科医院	湖北	广水瑞阳骨科医院	湖北
襄阳爱尔眼科医院	湖北	十堰友好医院	湖北
赤壁德和医院	湖北	广水阳光康复医院	湖北
随州老年康复护理医院	湖北	襄阳新华医院	湖北
武汉叶子医疗美容医院	湖北	宜昌家和医院	湖北
武汉弘济骨科医院	湖北	麻城冠瑞医院	湖北
湖南光琇医院	湖南	怀化沅陵南方医院	湖南
醴陵泰安医院	湖南	娄底民生医院	湖南
武冈展辉医院	湖南	湘雅博爱康复医院	湖南
长沙仁康医院	湖南	长沙生殖医学医院	湖南
长沙泰和医院	湖南	长沙佑康医院	湖南
怀化红雅妇女儿童医院	湖南	长沙南雅医院	湖南
永州湘南肿瘤医院	湖南	湖南益阳康雅医院	湖南
新宁崀山医院	湖南	张家界大众医院	湖南
南华附二醴陵兆和医院	湖南	桂阳泰康医院	湖南
株洲新兴医院	湖南	长沙年轮骨科医院	湖南
株洲家鸿口腔医院	湖南	双峰县老科协国藩医院	湖南
长沙华韩华美医疗美容医院	湖南	长沙唯尔耳鼻咽喉专科医院	湖南
长沙亚韩医学美容医院	湖南	涟源城北综合医院	湖南
株洲仁和妇产医院	湖南	株洲和睦佳妇科医院	湖南
长沙正和骨科医院	湖南	爱尔眼科医院集团股份有限公司长沙爱尔眼科医院	湖南
衡阳华程医院	湖南	长沙东大肛肠医院	湖南
张家界仁康中医医院	湖南	祁东新区医院	湖南
吉林百合口腔医院	吉林	吉林镍业德仁医院	吉林
靖宇县同仁医院	吉林	吉林省柳河医院	吉林
吉林心脏病医院	吉林	吉林市康圣医院	吉林
永吉圣和医院	吉林	南京同仁医院	江苏

续表

医院名称	省份	医院名称	省份
南通瑞慈医院	江苏	上海交通大学医学院苏州九龙医院	江苏
沭阳县人民医院	江苏	南京江北人民医院	江苏
如皋博爱医院	江苏	常州鼎武医院	江苏
邳州东大医院	江苏	南京华世佳宝妇产医院	江苏
扬州洪泉医院	江苏	南昌博大耳鼻咽喉医院	江西
南昌仁爱妇产医院	江西	大连何氏眼科医院	辽宁
沈阳何氏眼科医院	辽宁	瓦房店第三医院	辽宁
辽阳嘉宁医院	辽宁	沈阳杏林整形外科医院	辽宁
辽阳城西惠民医院	辽宁	本溪三一三医院	辽宁
大连立光康复医院	辽宁	大连辽渔医院	辽宁
葫芦岛何氏眼科医院	辽宁	营口何氏眼科医院	辽宁
东港精神病医院	辽宁	盘锦何氏眼科医院	辽宁
铁岭何氏眼科医院	辽宁	锦州何氏眼科医院	辽宁
沈阳二〇四医院	辽宁	抚顺何氏眼科医院	辽宁
盘锦骨科医院	辽宁	巴彦淖尔市临河金氏中医肾病医院	内蒙古
内蒙古伊生泰妇产医院	内蒙古	包头金氏中医肾病医院	内蒙古
包头昆河医院	内蒙古	包头鹿城口腔医院	内蒙古
包头鹿城消化病医院	内蒙古	包头市朝聚眼科医院	内蒙古
包头义隆口腔医院	内蒙古	包头李德皮肤病医院	内蒙古
宁夏张氏回医正骨医院	宁夏	宁夏圣新医院	宁夏
隆德福利医院	宁夏	石嘴山黄河医院	宁夏
固原舒康口腔医院	宁夏	宁夏新协和医院	宁夏
西吉县安康医院	宁夏	寿光晨鸣区院	山东
淄博春光医院	山东	滨州利世骨伤医院	山东
巨野县北城医院	山东	单县正大医院	山东
菏泽黄河骨科医院	山东	菏泽民安医院	山东
巨野大元医院	山东	菏泽爱尔眼科医院	山东
菏泽骨伤医院	山东	大同朝聚安康眼科医院	山西
大同现代脑科医院	山西	大同现代医院	山西
大同新建康医院	山西	晋中鹰华眼科医院	山西
山西博大泌尿外科医院	山西	山西和济肾脏病医院	山西
山西华晋骨科医院	山西	山西黄河医院	山西
山西老龄胃肠病医院	山西	山西三针脑血管病医院	山西
山西贞爱妇产医院	山西	山西贞德妇儿医院	山西

续表

医院名称	省份	医院名称	省份
太原癫痫病医院	山西	太原华美整形美容医院	山西
太原糖尿病专科医院	山西	太原同济颈腰椎病医院	山西
太原益民中医院	山西	太原九州中西医结合皮肤病医院	山西
朔州现代医院	山西	忻州现代医院	山西
太原天伦不孕不育医院	山西	山西惠民中西医结合医院	山西
太原龙城中医白癜风医院	山西	太原中山生殖医学医院	山西
汾阳友爱医院	山西	太原九龙泌尿外科医院	山西
太原东方男健医院	山西	大同创新骨科医院	山西
大同魏都医院	山西	运城安国中医结核病医院	山西
大同新世纪糖尿病医院	山西	大同新和医院	山西
大同康复医院	山西	大同凯霖耳鼻喉医院	山西
晋城现代妇产医院	山西	西安凤城医院	陕西
西安高新医院	陕西	西安医学高等专科学校附属医院	陕西
宝鸡高新人民医院	陕西	西安大兴医院	陕西
汉中八一三医院	陕西	成都康福肾脏病医院	四川
彭州同一医院	四川	四川奥斯迪康骨医院	四川
成都爱尔眼科医院	四川	成都安琪儿妇产医院	四川
成都复兴医院	四川	成都西南儿童医院	四川
成都心血管病医院	四川	丹棱中医医院	四川
古蔺康兴妇产医院	四川	眉山肿瘤医院	四川
绵阳万江眼科医院	四川	荣县新城医院	四川
四川长城肾脏病医院	四川	资阳口腔医院	四川
成都黄再军医院	四川	成都长江医院	四川
宜宾大房医院	四川	成都爱迪眼科医院	四川
成都高新博力医院	四川	资阳川中医院	四川
射洪平安医院	四川	成都锦江大观医院	四川
南充圣仁安名仁眼科医院	四川	南充圣仁康康复医院	四川
成都市东区医院	四川	岳池川东医院	四川
成都金沙医院	四川	峨眉高磷医院	四川
成都誉美医院	四川	成都西区安琪儿妇产医院	四川
苍溪县社会保险医院	四川	志辉医院	四川
资中资州医院	四川	成都满地可医院	四川
四川现代医院	四川	成都高新海尔森医院	四川
成都市西区医院	四川	巴中骨科医院	四川

附录一 2017年全国诚信民营医院名单

续表

医院名称	省份	医院名称	省份
四川汉密尔顿美容医院	四川	成都双流蛟龙港医院	四川
天津津南正大骨科医院	天津	天津华兴医院	天津
天津爱尔眼科医院	天津	天津美津宜和妇儿医院	天津
和田新生医院	新疆	乌鲁木齐阿迪娅眼科医院	新疆
新疆宝科达男科医院	新疆	新疆渡洲中医医院	新疆
新疆佳音医院	新疆	新疆罗科曼医院	新疆
新疆心脑血管病医院	新疆	哈密惠康妇产医院	新疆
新疆老年病医院	新疆	新疆睿智外科专科医院	新疆
乌鲁木齐普瑞眼科医院	新疆	伊宁市延和医院	新疆
伊宁市伊光医院	新疆	和田热克甫医院	新疆
库车县五运医院	新疆	伊宁市义和医院	新疆
华宁瑞仁医院	云南	昆明东方医院	云南
昆明三博脑科医院	云南	昆明圣安妇产医院	云南
昆明安琪儿妇产医院	云南	巧家仁安医院	云南
云南平安中西医结合医院	云南	云南肾脏病医院	云南
昆明市第一人民医院星耀医院	云南	云南九洲医院	云南
芒市创伤骨科医院	云南	元江民族医院	云南
通海秀山医院	云南	镇雄正兴医院	云南
昌宁天和医院	云南	沧源仁济医院	云南
会泽惠民医院	云南	昆明和万家妇产医院	云南
芒市护康医院	云南	通海骨伤医院	云南
浙江爱德医院	浙江	兰溪永球医院	浙江
宁波明州医院	浙江	嵊州市康复护理医院	浙江
台州骨伤医院	浙江	温州和平整形医院	浙江
温州康宁医院	浙江	义乌稠州医院	浙江
义乌復元私立医院	浙江	宁海胡方斗骨伤医院	浙江
乐清开发区医院	浙江	平阳县长庚医院	浙江
瑞安薪堂中医医院	浙江	温州东华医院	浙江
永嘉利民医院	浙江	杭州江干和康第二康复医院	浙江
杭州和康康复医院	浙江	杭州余杭邦尔医院	浙江
重庆康华医院	重庆	重庆北安医院	重庆
重庆长城医院	重庆	重庆三博江陵医院	重庆
荣昌棠城医院	重庆	重庆三博长安医院	重庆
开州光明骨科医院	重庆	重庆市合川区合州医院	重庆
重庆合川宏仁医院	重庆	—	—

B.18
附录二 2017年全国民营医院医疗服务统计资料[*]

表1 各类医院门诊诊疗人次数

单位：亿人次

医院类别	2010年	2013年	2014年	2015年	2016年
总计	20.40	27.42	29.72	30.84	32.70
按经济类型分	—	—	—	—	—
公立医院	18.74	24.55	26.47	27.12	28.48
民营医院	1.66	2.87	3.25	3.71	4.22
按医院等级分	—	—	—	—	—
三级医院	7.60	12.38	13.98	14.98	16.28
二级医院	9.31	10.92	11.47	11.72	12.17
一级医院	1.46	1.76	1.85	2.06	2.18
按类型分	—	—	—	—	—
综合医院	15.11	20.16	21.82	22.57	23.85
中医医院	3.28	4.37	4.72	4.85	5.08
专科医院	1.68	2.36	2.59	2.77	3.06

表2 各地区医院门诊诊疗人次（2016年）

单位：万人次

地区	合计	公立医院	民营医院
总计	326955.9	284771.6	42184.3
东部	179404.1	156958.6	22445.4
中部	73414.1	63589.8	9824.2
西部	74137.7	64223.1	9914.6
北京	15526.1	13758.3	1767.8
天津	7384.8	5789.0	1595.9
河北	13181.2	11277.7	1903.5
山西	5380.7	4754.8	626.0
内蒙古	4761.4	4264.3	497.2
辽宁	9551.2	8496.6	1054.6

[*] 本资料选自《2017年中国卫生和计划生育统计提要》。

续表

地区	合计	公立医院	民营医院
吉林	5070.7	4463.1	607.6
黑龙江	6455.2	5861.8	593.5
上海	14902.0	13818.2	1083.8
江苏	24753.0	19780.6	4972.4
浙江	25351.7	22488.7	2863.0
安徽	9829.1	8001.8	1827.3
福建	9638.4	9738.2	900.3
江西	6294.7	5693.0	601.8
山东	20307.5	17437.6	2869.9
河南	18145.8	14952.4	3193.4
湖北	12666.0	11484.8	1181.2
湖南	9571.8	8378.2	1193.6
广东	37042.9	33742.0	3300.9
广西	9283.1	8779.5	503.6
海南	1765.2	1631.7	133.5
重庆	6390.0	5471.6	918.4
四川	17219.3	14336.5	2882.8
贵州	5626.5	4314.5	1312.0
云南	9571.8	7978.6	1593.1
西藏	580.2	456.1	124.1
陕西	7917.1	6863.0	1054.1
甘肃	4349.6	4071.1	278.5
青海	1206.7	1113.4	93.3
宁夏	1864.5	1633.0	231.5
新疆	5367.6	4941.4	426.2

表3 2010~2016年各类医院入院人数

单位：万人

医院类别	2010年	2013年	2014年	2015年	2016年
总计	9524	14007	15375	16087	17528
按经济类型分	—	—	—	—	—
公立医院	8724	12315	13415	13721	14750
民营医院	800	1692	1960	2365	2777
按医院等级分	—	—	—	—	—
三级医院	3097	5450	6291	6829	7686
二级医院	5116	6621	7006	7121	7570
一级医院	464	729	798	965	1039
按类型分	—	—	—	—	—
综合医院	7505	10848	11844	12335	13402
中医医院	1168	1827	2011	2102	2279
专科医院	733	1132	1287	1380	1546

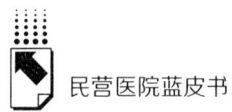

表4 各地区医院入院人数（2016年）

单位：万人

地区	合计	公立医院	民营医院
总计	17527.7	14750.5	2777.2
东部	7192.0	6176.3	1015.7
中部	5326.1	4460.0	866.1
西部	5009.6	4114.2	895.4
北京	297.5	259.9	37.7
天津	151.8	135.7	16.1
河北	891.6	795.5	132.1
山西	367.9	312.2	55.7
内蒙古	275.3	249.5	25.8
辽宁	619.8	534.9	84.9
吉林	337.3	283.3	54.1
黑龙江	474.3	427.4	46.9
上海	342.7	322.6	20.1
江苏	1077.5	832.8	244.8
浙江	783.5	691.9	91.7
安徽	707.7	558.0	149.7
福建	425.2	368.2	56.9
江西	479.9	414.3	65.6
山东	1297.5	1111.0	186.5
河南	1200.4	965.3	235.1
湖北	841.7	738.2	103.5
湖南	916.8	761.2	155.6
广东	1213.8	1075.1	138.7
广西	530.2	495.1	35.1
海南	91.1	84.9	6.2
重庆	424.7	310.6	114.1
四川	1127.8	860.9	266.9
贵州	507.7	372.1	135.6
云南	639.7	511.5	128.2
西藏	29.3	23.3	6.0
陕西	572.4	479.9	92.5
甘肃	309.3	286.8	22.5
青海	77.9	68.1	9.9
宁夏	96.7	83.6	13.1
新疆	418.6	372.8	45.7

表5 非公医疗机构医疗服务情况

指标	2010年	2013年	2014年	2015年	2016年
总门诊诊疗人次数(万人次)	135036	163194	168331	172003	176050
医院(万人次)	16582	28667	32465	37121	42184
基层医疗卫生机构(万人次)	118258	134099	135442	134018	133599
占同类机构比重(%)	23.1	22.3	22.1	22.3	22.2
医院(%)	8.1	10.5	10.9	12.0	12.9
基层医疗卫生机构(%)	32.7	31.0	31.0	30.9	30.6
出院人数(万人)	878	1750	2013	2407	2820
医院(万人)	797	1669	1939	2334	2746
基层医疗卫生机构(万人)	78	76	69	68	65
占同类机构比重(%)	6.2	9.2	9.9	11.5	12.5
医院(%)	8.4	12.0	12.6	14.6	15.8
基层医疗卫生机构(%)	2.0	1.8	1.7	1.7	1.6

表6 2010~2016年医院病床使用率

单位:%

医院类别	2010年	2013年	2014年	2015年	2016年
总计	86.7	89.0	88.0	85.4	85.3
按经济类型分	—	—	—	—	—
公立医院	90.0	93.5	92.8	90.4	91.0
民营医院	59.0	63.4	63.1	62.8	62.8
按医院等级分	—	—	—	—	—
三级医院	102.9	102.9	101.8	98.8	98.8
二级医院	87.3	89.5	87.9	84.1	84.2
一级医院	56.6	60.9	60.1	58.8	58.0
按类型分	—	—	—	—	—
综合医院	87.5	89.8	88.8	86.1	86.2
中医医院	84.1	88.6	87.3	84.7	85.0
专科医院	85.7	86.4	86.2	83.2	82.6

表7 各地区医院病床使用率（2016年）

单位：%

地区	合计	公立医院	民营医院
总计	85.29	91.03	62.79
东部	85.74	91.53	62.32
中部	85.69	90.20	65.83
西部	84.22	91.21	60.72
北京	82.21	89.85	53.73
天津	82.07	88.58	52.17
河北	86.30	91.44	62.52
山西	75.92	80.50	55.43
内蒙古	74.70	80.34	42.76
辽宁	83.80	90.37	55.00
吉林	78.33	83.53	55.39
黑龙江	82.72	86.86	55.24
上海	95.78	99.20	74.97
江苏	87.32	94.69	69.29
浙江	89.40	95.99	65.46
安徽	84.84	90.68	66.58
福建	81.94	86.33	58.53
江西	89.40	91.87	75.33
山东	85.03	90.66	60.93
河南	87.85	91.11	75.18
湖北	91.98	96.74	65.16
湖南	86.00	91.90	62.71
广东	83.97	89.25	58.25
广西	87.97	90.31	66.09
海南	78.20	80.63	54.58
重庆	84.39	92.28	65.76
四川	90.17	98.82	69.03
贵州	78.20	90.14	56.19
云南	83.02	93.59	55.25
西藏	74.47	78.29	59.53
陕西	82.22	88.99	87.04
甘肃	82.63	84.90	59.54
青海	74.38	78.67	47.11
宁夏	84.40	89.92	59.24
新疆	86.53	91.97	52.64

表8 2010～2016年医院平均住院日

单位：日

医院类别	2010年	2013年	2014年	2015年	2016年
总计	10.5	9.8	9.6	9.6	9.4
按经济类型分	—	—	—	—	—
公立医院	10.7	10.0	9.8	9.8	9.6
民营医院	8.4	8.4	8.4	8.5	8.6
按医院等级分	—	—	—	—	—
三级医院	12.5	11.0	10.7	10.4	10.1
二级医院	9.4	9.0	8.8	8.9	8.8
一级医院	9.1	9.0	9.1	9.0	9.0
按类型分	—	—	—	—	—
综合医院	9.8	9.2	9.0	8.9	8.7
中医医院	10.6	10.1	10.0	9.9	9.8
专科医院	17.3	14.9	14.4	14.5	14.2

表9 医院医师日均担负门诊诊疗人次和住院床日

医院类别	医师日均担负门诊诊疗人次		医师日均担负住院床日	
	2015年	2016年	2015年	2016年
总计	7.3	7.3	2.6	2.6
按经济类型分	—	—	—	—
公立医院	7.6	7.6	2.6	2.7
民营医院	5.5	5.5	2.2	2.2
按医院等级分	—	—	—	—
三级医院	8.1	8.1	2.7	2.7
二级医院	7.0	6.9	2.6	2.7
一级医院	6.1	6.1	1.9	1.9
按类型分	—	—	—	—
综合医院	7.4	7.4	2.5	2.5
中医医院	7.8	7.7	2.4	2.3
专科医院	6.2	6.2	3.3	3.3

表10 医疗卫生机构数

单位:家

机构类别	2010年	2013年	2014年	2015年	2016年
总计	936927	974398	981432	983528	983394
医院	20918	24709	25860	27587	29140
基层医疗卫生机构	901709	915368	917335	920770	926518
专业公共卫生机构	11835	31155	35029	31927	24866
其他机构	2465	3166	3208	3244	2870
非公医疗卫生机构	447995	439351	438569	439862	440887
医院	7068	11313	12546	14518	16432
基层医疗卫生机构	440782	427566	425450	424784	423899

表11 医院数

单位:家

医院类别	2010年	2013年	2014年	2015年	2016年
总计	20918	24709	25860	27587	29140
按经济类型分	—	—	—	—	—
公立医院	13850	13396	13314	13069	12708
民营医院	7068	11313	12546	14518	16432
按医院等级分	—	—	—	—	—
三级医院	1284	1787	1954	2123	2232
二级医院	6472	6709	6850	7494	7944
一级医院	5271	6473	70009	8759	9282
按类型分	—	—	—	—	—
综合医院	13681	15887	16524	17430	18020
中医医院	2778	3015	3115	3267	3462
专科医院	3956	5127	5478	6023	6642

表12 分等级医院数(2016年)

单位:家

医院类别	医院	综合医院	中医院	专科医院
总计	29140	18020	3462	6642
三级医院	2232	1241	415	504
甲等	1308	707	313	229
乙等	433	291	89	43
丙等	36	27	0	9
二级医院	7944	4472	1795	1445

续表

医院类别	医院	综合医院	中医院	专科医院
甲等	4245	2551	1313	261
乙等	1537	1028	272	188
丙等	86	43	14	24
一级医院	9282	6920	616	1496
未定级医院	9682	5387	636	3197

表13 按床位数分组医院数

单位：家

分组	2010年	2013年	2014年	2015年	2016年
医院合计	20918	24709	25860	27587	29140
<100张	12394	14798	15474	16542	17490
100~199张	3496	3647	3755	4073	4324
200~499张	3241	3624	3758	3912	4081
500~799张	1069	1428	1504	1568	1643
≥800张	718	1212	1369	1492	1602
综合医院	13681	15887	16524	17430	18020
<100张	7981	9563	9988	10567	10874
100~199张	2086	2114	2152	2317	2446
200~499张	2203	2198	2226	2282	2319
500~799张	802	1007	1035	1053	1101
≥800张	609	1005	1123	1211	1280
中医医院	2778	3015	3115	3267	3462
<100张	1246	1171	1206	1283	1432
100~199张	841	739	713	717	707
200~499张	557	834	873	901	916
500~799张	97	186	220	250	280
≥800张	37	85	103	116	127

表 14　各地医院数（2016 年）

单位：家

地区	合计	按经济类型分		按医院等级分		
		公立医院	民营医院	三级医院	二级医院	一级医院
总计	29140	12708	16432	2232	7944	9282
东部	11221	4751	6470	1051	2765	4017
中部	8500	4050	4450	596	2521	2734
西部	9419	3907	5512	585	2658	2531
北京	638	229	409	93	126	394
天津	421	151	270	42	58	197
河北	1618	730	888	69	482	825
山西	1393	670	723	58	341	331
内蒙古	720	347	373	67	272	263
辽宁	1190	536	654	124	287	438
吉林	662	303	359	46	216	108
黑龙江	1031	665	366	92	345	372
上海	349	178	171	47	105	11
江苏	1678	524	1154	149	373	689
浙江	1130	438	692	132	222	43
安徽	1039	367	672	66	317	411
福建	587	264	323	64	192	313
江西	592	349	243	59	213	90
山东	2018	800	1218	150	495	712
河南	1596	781	815	86	456	822
湖北	927	416	511	121	301	251
湖南	1260	499	761	68	332	349
广东	1381	747	634	162	390	325
广西	543	331	212	63	218	142
海南	211	154	57	19	35	70
重庆	699	256	443	34	127	147
四川	2066	704	1362	144	534	266
贵州	1220	298	922	49	246	512
云南	1187	418	769	67	337	211
西藏	145	107	38	7	11	87
陕西	1085	511	574	54	333	290
甘肃	446	295	151	36	184	42
青海	199	108	91	16	92	0
宁夏	190	70	120	13	71	44
新疆	919	462	457	35	233	527

表 15 医疗卫生机构床位数

单位：万张

机构类别	2010 年	2013 年	2014 年	2015 年	2016 年
总计	478.7	618.2	660.1	701.5	741.0
医院	338.7	457.9	496.1	533.1	568.9
基层医疗卫生机构	119.2	135.0	138.1	141.4	144.2
专业公共卫生机构	16.5	21.5	22.3	23.6	24.7
其他机构	4.3	3.9	3.6	3.4	3.2
非公医疗卫生机构	41.2	75.5	87.6	107.5	127.6
医院	37.4	71.3	83.5	103.4	123.4
基层医疗卫生机构	3.8	3.9	3.8	3.9	3.8

表 16 各地区医疗卫生机构床位数（2016 年）

单位：张

地区	床位总数	医院	公立医院	每千人口医疗卫生机构床位数
总计	7410453	5688875	4455238	5.37
东部	2911065	2333615	1832749	5.08
中部	2359616	1755906	1404963	5.46
西部	2139772	1599354	1217526	5.71
北京	117041	110073	85572	5.39
天津	65832	57561	45074	4.21
河北	360485	270831	218308	4.83
山西	189689	147011	118765	5.15
内蒙古	139236	109676	91243	5.52
辽宁	284384	239350	190833	6.50
吉林	151195	124837	99001	5.53
黑龙江	220054	181514	155153	5.79
上海	129166	110148	93030	5.34
江苏	443060	356188	248641	5.54
浙江	289870	254793	193436	5.19
安徽	281720	216281	160053	4.55
福建	174767	131892	109462	4.51
江西	209097	143049	120132	4.55
山东	540994	399427	316162	5.44

续表

地区	床位总数	医院	公立医院	每千人口医疗卫生机构床位数
河南	521546	387054	305152	5.47
湖北	360558	256909	213832	6.13
湖南	425757	299251	232875	6.24
广东	465142	371685	304045	4.23
广西	224471	148480	133220	4.64
海南	40324	31667	28186	4.40
重庆	190850	136245	93427	6.26
四川	519205	375378	263289	6.28
贵州	210279	159098	102471	5.92
云南	253555	194727	138900	5.32
西藏	14456	10397	8029	4.37
陕西	225400	180316	141498	5.91
甘肃	134346	100638	90360	5.15
青海	34749	29156	24699	5.86
宁夏	36313	32027	25486	5.38
新疆	156912	123216	104904	6.54

表17 医院床位数

单位：万张

医院类别	2010年	2013年	2014年	2015年	2016年
总计	338.7	457.9	496.1	533.1	568.9
按经济类型分	—	—	—	—	—
公立医院	301.4	386.5	412.6	429.6	445.5
民营医院	37.4	71.3	83.5	103.4	123.4
按医院等级分	—	—	—	—	—
三级医院	106.5	167.0	187.8	204.8	221.4
二级医院	160.1	195.2	205.4	219.7	230.3
一级医院	25.7	35.0	38.7	48.2	51.8
按类型分	—	—	—	—	—
综合医院	245.0	325.5	350.0	372.1	392.8
中医医院	42.4	60.9	66.5	71.5	76.2
专科医院	45.9	62.1	68.6	76.3	84.5

表 18 医院分科床位数及构成

单位：张，%

分科	实有数			构成		
	2010 年	2015 年	2016 年	2010 年	2015 年	2016 年
总计	3387437	5330580	5688875	100.0	100.0	100.0
内科	822981	1340434	1430075	24.3	25.1	25.1
外科	698934	1089670	1138865	20.6	20.4	20.0
儿科	186880	294356	308414	5.5	5.5	5.4
妇产科	286583	428378	448988	8.5	8.0	7.9
眼科	61776	92075	101075	1.8	1.7	1.8
耳鼻咽喉科	48836	74522	78604	1.4	1.4	1.4
口腔科	17904	27831	30438	0.5	0.5	0.5
精神科	197319	325626	367898	5.8	6.1	6.5
传染科	96283	122521	125818	2.8	2.3	2.2
结核病科	19670	21819	22402	0.6	0.4	0.4
肿瘤科	122215	193502	202910	3.6	3.6	3.6
中医科	451859	777605	830667	13.3	14.6	14.6
其他	376197	542241	602721	11.1	10.2	10.6

表 19 非公医疗卫生机构人员数

单位：万人

指标	2010 年	2013 年	2014 年	2015 年	2016 年
人员数	139.7	173.9	184.7	204.7	225.1
卫生技术人员	82.3	114.0	124.0	141.6	159.3
执业（助理）医师	40.8	52.9	56.5	63.0	69.4
注册护士	25.3	40.1	45.3	54.0	63.2
占同类机构人员比重（%）	17.0	17.8	18.1	19.2	20.2
卫生技术人员	14.0	15.8	16.4	17.7	18.9
执业（助理）医师	16.9	18.9	19.5	20.7	21.7
注册护士	12.4	14.4	15.1	16.6	18.0

表20 医院卫生人员数（2016年）

单位：人

医院类别	卫生人员	卫生技术人员	执业（助理）医师	注册护士
总计	6542137	5415066	1803462	2613367
按经济类型分	—	—	—	—
公立医院	5339525	4491172	1493663	2188318
民营医院	1202612	923894	309799	425049
按医院等级分	—	—	—	—
三级医院	2899421	2445696	805324	1246308
二级医院	2565213	2137842	702740	1010472
一级医院	486170	383538	142925	157042
按类型分	—	—	—	—
综合医院	4682477	3916565	1296844	1924425
中医医院	884394	745725	265257	320769
专科医院	828863	633767	199061	315900

B.19
附录三 上报数据的民营医院2016年医疗数据统计资料*

（一）诚信民营医院总体数据（表4至表12中数据以平均数表示）

表1 446家诚信民营医院地域分布情况

单位：家

地 区	三级	二级	一级	未评级	合计
总 计	68	252	75	51	446
安 徽	6	19	6	0	31
北 京	2	7	8	2	19
福 建	2	1	0	0	3
广 东	6	3	2	7	18
广 西	1	7	0	1	9
贵 州	1	11	6	0	18
河 北	1	16	4	0	21
河 南	1	22	6	0	29
黑龙江	5	7	1	2	15
湖 北	9	20	6	2	37
湖 南	4	17	8	2	31
吉 林	2	3	1	1	7
江 苏	4	5	0	0	9
江 西	1	1	0	0	2
辽 宁	2	8	2	4	16
内蒙古	2	7	0	1	10
宁 夏	0	4	2	1	7
山 东	0	5	2	3	10
山 西	1	23	6	7	37
陕 西	4	2	0	0	6
四 川	4	28	5	8	45
天 津	0	2	1	1	4
新 疆	2	7	4	1	14
云 南	4	15	2	0	21
浙 江	4	4	2	7	17
重 庆	0	8	1	1	10

* 本资料由北京中卫云医疗数据分析与应用技术研究院提供。

表2 446家诚信民营医院等级分布情况

单位：家

医院类别	三级	二级	一级	未评级	合计
总　计	68	252	75	51	446
综合医院	29	123	38	17	207
中医医院	0	10	8	4	22
中西医结合医院	1	4	1	0	6
专科医院	38	115	28	30	211

表3 211家诚信民营专科医院专业分布情况

单位：家

专科医院	三级	二级	一级	未评级	合计
总　计	38	115	28	30	211
心血管病医院	4	0	0	1	5
老年病医院	0	2	0	0	2
脑科医院	2	2	0	0	4
肛肠病医院	0	0	2	0	2
骨科医院	2	25	6	7	40
肾脏病医院	1	3	1	0	5
生殖医院	0	0	3	1	4
男科医院	0	4	0	0	4
妇产(科)医院	3	22	3	3	31
儿童医院	1	1	1	0	3
肿瘤医院	4	3	0	1	8
精神病医院	2	3	1	0	6
皮肤病医院	2	1	0	0	3
耳鼻喉科医院	2	3	1	0	6
眼科医院	6	20	2	7	35
口腔医院	1	9	0	2	12
康复医院	1	7	3	2	13
整形外科医院	4	0	0	1	5
美容医院	1	1	1	4	7
其他	2	9	4	1	16

表4 446家诚信民营医院人员分布情况

单位：人

医院类别	在岗职工数	卫生技术人员	执业医师	注册护士	药师（士）	检验技师（士）	影像技师（士）	其他卫生技术人员	其他技术人员	管理人员	工勤技能人员
三级	—	—	—	—	—	—	—	—	—	—	—
综合医院	986	793	246	402	29	26	15	69	28	73	94
中医医院	—	—	—	—	—	—	—	—	—	—	—
中西医结合医院	296	212	56	99	12	0	0	44	50	28	6
专科医院	342	236	66	128	8	7	4	20	19	31	58
二级及以下	—	—	—	—	—	—	—	—	—	—	—
综合医院	263	207	57	100	8	7	4	22	10	17	29
中医医院	123	101	35	43	8	4	3	5	3	10	11
中西医结合医院	172	141	58	62	7	4	1	7	6	13	11
专科医院	149	103	27	52	4	3	2	12	9	13	25

表5 446家诚信民营医院床位数统计

单位：张

医院类别	编制床位	实有床位
三级	—	—
综合医院	726	773
中医医院	—	—
中西医结合医院	360	375
专科医院	260	262
二级及以下	—	—
综合医院	199	239
中医医院	108	129
中西医结合医院	124	176
专科医院	98	119

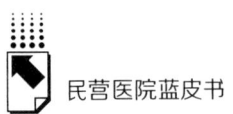

表6　446家诚信民营医院房屋建筑面积统计

单位：平方米

医院类别	年末房屋建筑面积	其中:业务用房面积	年末租房面积
三级	—	—	—
综合医院	87645	75234	2860
中医医院	—	—	—
中西医结合医院	40000	38000	0
专科医院	23249	19087	9749
二级及以下	—	—	—
综合医院	19814	16259	3230
中医医院	11002	9898	2536
中西医结合医院	18775	18125	1275
专科医院	8210	6889	4505

表7　446家诚信民营医院万元以上医疗设备统计

单位：万元，台

医院类别	万元以上设备总价值	设备台数			
		万元以上	10万~49万元	50万~99万元	100万元及以上
三级	—	—	—	—	—
综合医院	13832	781	152	21	23
中医医院	—	—	—	—	—
中西医结合医院	1946	135	40	2	2
专科医院	3996	250	53	9	7
二级及以下	—	—	—	—	—
综合医院	2610	147	44	6	5
中医医院	571	37	9	2	1
中西医结合医院	1461	130	22	3	3
专科医院	1178	77	18	4	2

表8 446家诚信民营医院医疗收入与支出统计

单位：万元

医院类别	总收入	医疗收入	总费用/支出	医疗业务成本
三级	—	—	—	—
综合医院	40400.2	38722.1	37613.4	31291.7
中医医院	—	—	—	—
中西医结合医院	9158.0	9129.8	8583.7	6004.2
专科医院	13969.2	13828.3	13411.3	8797.3
二级及以下	—	—	—	—
综合医院	6142.4	6033.1	5821.6	4206.8
中医医院	2801.8	2680.2	2730.3	1711.4
中西医结合医院	7183.4	6641.0	5600.5	3636.9
专科医院	4110.1	4033.4	3682.2	2576.9

表9 446家诚信民营医院年末资产与负债情况

单位：万元

医院类别	总资产	流动资产	非流动资产	负债与净资产	流动负债	非流动负债	净资产
三级	—	—	—	—	—	—	—
综合医院	61591.2	28913.2	32678.1	61779.1	23546.6	10376.2	27883.4
中医医院	—	—	—	—	—	—	—
中西医结合医院	30737.4	28130.6	2606.8	30737.4	23184.3	0	7553.1
专科医院	18588.0	10906.5	7681.5	18826.2	8082.8	3023.3	9160.1
二级及以下	—	—	—	—	—	—	—
综合医院	10257.9	3793.9	6463.9	10204.7	4728.2	1492.8	4008.7
中医医院	3503.1	1739.0	1764.1	3464.9	1665.6	552.3	1385.2
中西医结合医院	10906.7	4176.2	6730.5	10936.3	4815.9	65.7	6054.7
专科医院	8420.3	3799.2	4626.5	14734.9	5197.3	266.6	9306.8

表10　446家诚信民营医院门诊服务相关数据统计

单位：人，%

医院类别	总门诊诊疗人次（人次）	门诊人次（人次）	急诊人次（人次）	观察室留观病例数（例）	健康体检平均人次（人次）	急诊死亡率（%）	医师日均负担门诊诊疗人次（人次）
三级	—	—	—	—	—	—	—
综合医院	472489	439535	48199	3674	46277	0.08	7.43
中医医院	—	—	—	—	—	—	—
中西医结合医院	21298	21298	0	0	0	0.00	1.49
专科医院	81106	71615	6936	875	8041	0.02	4.57
二级及以下	—	—	—	—	—	—	—
综合医院	100178	85719	10554	1044	9369	0.11	5.86
中医医院	46968	44010	1040	177	2927	0.05	4.48
中西医结合医院	69252	65855	7369	3602	14028	0.00	4.52
专科医院	34596	31841	2165	331	3005	0.05	4.40

表11　446家诚信民营医院住院服务相关数据统计

医院类别	出院人次（人次）	住院患者手术人次（人次）	病死率（%）	医师日均负担床日数（天）
三级	—	—	—	—
综合医院	25330	9683	0.64	2.53
中医医院	—	—	—	—
中西医结合医院	3388	141	0.00	3.48
专科医院	6170	3620	0.18	2.58
二级及以下	—	—	—	—
综合医院	7234	1940	0.34	2.62
中医医院	3313	842	0.07	1.97
中西医结合医院	3805	430	0.16	2.10
专科医院	2801	1564	0.25	2.65

表12　446家诚信民营医院床位利用情况

医院类别	平均开放病床数（张）	平均住院日数（天）	实际开放总床日数（天）	实际占用总床日数（天）	床位周转次数（次）	病床工作日数（天）	床位使用率（%）
三级	—	—	—	—	—	—	—
综合医院	21566	8.81	281898	231060	32.89	299.99	81.97
中医医院	—	—	—	—	—	—	—
中西医结合医院	375	21.75	137250	72544	9.03	193.45	52.86
专科医院	10129	11.06	112340	72473	20.10	236.12	64.51

续表

医院类别	平均开放病床数（张）	平均住院日数（天）	实际开放总床日数（天）	实际占用总床日数（天）	床位周转次数（次）	病床工作日数（天）	床位使用率（%）
二级及以下	—	—	—	—	—	—	—
综合医院	40598	8.43	89511	65910	29.58	269.50	73.63
中医医院	2523	9.05	51301	31243	23.63	222.90	60.90
中西医结合医院	830	14.67	75945	55815	18.34	268.99	73.49
专科医院	18745	10.63	46671	31052	21.96	243.52	66.53

（二）民营综合医院住院病案首页数据（所有数据以中位数表示）

表13 诚信民营综合医院医疗数据基本情况

指标	三级医院	二级及以下医院
出院人次（人次）	26903	5835
住院人头（人）	21774	5297
新生儿患者出院人次（人次）	298	1
住院人次人头比（%）	1.16	1.14
手术及操作患者出院人次（人次）	8250	1191
手术患者出院人次（人次）	6095	909
手术及操作患者出院人次占出院人次比（%）	33.68	17.46
病死率（%）	0.27	0.18
手术患者病死率（%）	0.17	0.00
平均住院日（天）	8.72	8.47
住院日中位数（天）	7	7
平均住院费用（元）	8807.79	4930.01
住院费用中位数（元）	5351.49	3930.84
平均住院药费（元）	2542.62	1329.26
药占比（%）	28.53	30.79

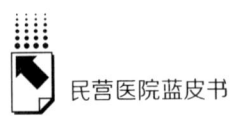

表14 诚信民营综合医院病种覆盖情况

单位：种

ICD-10 名称	标准数量	三级医院	二级及以下医院
某些传染病和寄生虫病	779	42	18
肿瘤	740	135	44
血液及造血器官疾病和涉及免疫机制的某些疾患	166	19	6
内分泌、营养和代谢疾病	355	47	15
精神和行为障碍	390	14	7
神经系统疾病	335	50	18
眼和附器疾病	262	26	7
耳和乳突疾病	113	17	7
循环系统疾病	385	102	41
呼吸系统疾病	232	61	30
消化系统疾病	419	122	66
皮肤和皮下组织疾病	342	28	16
肌肉骨骼系统和结缔组织疾病	544	66	38
泌尿生殖系统疾病	434	105	51
妊娠、分娩和产褥期	418	67	35
起源于围生期的某些情况	336	19	11
先天性畸形、变形和染色体异常	619	28	7
症状、体征和临床与实验室异常所见,不可归类在他处者	338	46	22
损伤、中毒和外因的某些其他后果	1275	239	126
影响健康状态和与保健机构接触的因素	629	34	11

表15 诚信民营综合医院出院患者各系统亚目出院人次

单位：人次，%

ICD-10 名称	三级医院		二级及以下医院	
	出院人次	疾病构成	出院人次	疾病构成
某些传染病和寄生虫病	386	1.82	67	0.98
肿瘤	905	3.51	145	2.54
血液及造血器官疾病和涉及免疫机制的某些疾患	119	0.42	16	0.26
内分泌、营养和代谢疾病	733	2.90	101	1.80
精神和行为障碍	107	0.44	21	0.27
神经系统疾病	562	2.42	90	1.71
眼和附器疾病	217	0.79	26	0.39
耳和乳突疾病	172	0.69	32	0.52

续表

ICD-10 名称	三级医院		二级及以下医院	
	出院人次	疾病构成	出院人次	疾病构成
循环系统疾病	3906	12.18	833	13.20
呼吸系统疾病	3329	13.36	623	11.92
消化系统疾病	2512	9.21	555	8.57
皮肤和皮下组织疾病	159	0.67	37	0.60
肌肉骨骼系统和结缔组织疾病	517	2.43	384	5.21
泌尿生殖系统疾病	1454	5.88	359	6.04
妊娠、分娩和产褥期	2323	10.13	665	9.25
起源于围生期的某些情况	246	1.09	125	1.27
先天性畸形、变形和染色体异常	83	0.35	10	0.16
症状、体征和临床与实验室异常所见,不可归类在他处者	294	1.21	50	1.05
损伤、中毒和外因的某些其他后果	2315	8.35	503	7.47
影响健康状态和与保健机构接触的因素	1373	5.79	101	1.43

表16 诚信民营综合医院出院患者各系统亚目平均住院日与平均住院费用

单位:天,元

ICD-10 名称	三级医院		二级及以下医院	
	平均住院日	平均住院费用	平均住院日	平均住院费用
某些传染病和寄生虫病	7.93	4947.70	8.00	3415.88
肿瘤	11.88	13312.19	10.77	6982.21
血液及造血器官疾病和涉及免疫机制的某些疾患	8.62	7125.88	6.93	4005.45
内分泌、营养和代谢疾病	10.09	7379.67	9.16	4793.21
精神和行为障碍	8.79	5694.67	7.56	3309.94
神经系统疾病	9.13	7670.24	9.14	4540.72
眼和附器疾病	5.45	5590.48	5.36	3148.09
耳和乳突疾病	7.69	5462.76	6.80	3197.57
循环系统疾病	10.14	11714.53	9.36	5627.80
呼吸系统疾病	7.93	6145.11	8.32	4168.19
消化系统疾病	7.86	7552.80	7.59	4520.87
皮肤和皮下组织疾病	9.63	5635.31	8.94	3470.17
肌肉骨骼系统和结缔组织疾病	10.23	9687.06	9.96	4820.69
泌尿生殖系统疾病	8.79	6978.24	7.39	4304.70
妊娠、分娩和产褥期	5.24	4987.73	5.23	3700.90
起源于围生期的某些情况	5.80	5136.45	4.72	3262.96
先天性畸形、变形和染色体异常	8.27	7720.13	7.83	4218.51
症状、体征和临床与实验室异常所见,不可归类在他处者	6.80	6956.57	6.63	3898.74
损伤、中毒和外因的某些其他后果	11.89	11712.50	10.28	6423.51
影响健康状态和与保健机构接触的因素	8.96	7896.28	7.25	4104.66

表17 诚信民营综合医院出院患者各系统手术及操作种类

单位：种

ICD-9 名称	标准数量	三级医院	二级及以下医院
操作和介入	77	1	0
神经系统手术	139	19	2
内分泌系统手术	73	7	1
眼的手术	284	20	1
其他各类诊断性和治疗性操作	33	0	0
耳部手术	59	8	0
鼻、口、咽手术	179	27	4
呼吸系统手术	135	18	3
心血管系统手术	289	36	1
血液和淋巴系统手术	52	7	1
消化系统手术	471	94	25
泌尿系统手术	161	31	3
男性生殖器手术	104	17	3
女性生殖器手术	196	48	17
产科操作	64	11	2
肌肉骨骼系统手术	669	108	24
体被系统手术	108	24	8
各种诊断性和治疗性操作	783	21	4

表18 诚信民营综合医院出院患者各系统手术及操作人次

单位：人次

ICD-9 名称	三级医院	二级及以下医院
操作和介入	2	0
神经系统手术	178	4
内分泌系统手术	66	1
眼的手术	155	1
其他各类诊断性和治疗性操作	0	0
耳部手术	23	0
鼻、口、咽手术	152	9
呼吸系统手术	199	6
心血管系统手术	329	7
血液和淋巴系统手术	51	1

续表

ICD-9 名称	三级医院	二级及以下医院
消化系统手术	1380	153
泌尿系统手术	211	4
男性生殖器手术	66	8
女性生殖器手术	1310	101
产科操作	1171	88
肌肉骨骼系统手术	939	78
体被系统手术	618	27
各种诊断性和治疗性操作	498	11

表19 诚信民营综合医院出院患者重点疾病出院人次及疾病构成

单位：人次，%

重点疾病名称	三级医院		二级及以下医院	
	出院人次	疾病构成	出院人次	疾病构成
心力衰竭	1386	4.10	195	3.23
急性心肌梗死	45	0.19	9	0.10
高血压病	461	1.11	86	1.42
肺炎	220	1.08	45	0.84
慢性阻塞性肺疾病	394	1.48	185	2.93
消化道出血	214	0.66	31	0.43
急性胰腺炎	68	0.33	26	0.30
结节性甲状腺肿	24	0.09	4	0.06
糖尿病伴短期与长期并发症	78	0.23	14	0.20
败血症	4	0.02	2	0.02
累及身体多个部位的损伤	41	0.17	14	0.18
创伤性颅脑损伤	190	0.61	25	0.34
急性阑尾炎伴弥漫性腹膜炎及脓肿	52	0.21	7	0.12
肾衰竭	321	1.01	21	0.23
前列腺增生	57	0.24	22	0.27
恶性肿瘤化学治疗	335	2.01	9	0.12
脑出血和脑梗死	1032	3.37	220	3.16

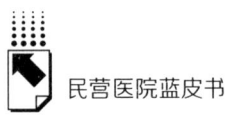

表20 诚信民营综合医院出院患者重点疾病病死率及再住院率

单位：%

重点疾病名称	三级医院		二级及以下医院	
	病死率	第2~31天因相同疾病非计划再住院率	病死率	第2~31天因相同疾病非计划再住院率
心力衰竭	1.94	2.51	0.51	1.63
急性心肌梗死	5.42	0.00	0.00	0.00
高血压病	0.00	0.60	0.00	0.00
肺炎	1.56	0.00	0.00	0.00
慢性阻塞性肺疾病	0.33	4.10	0.00	2.30
消化道出血	1.76	1.23	0.00	0.00
急性胰腺炎	0.00	0.00	0.00	0.00
结节性甲状腺肿	0.00	0.00	0.00	0.00
糖尿病伴短期与长期并发症	0.00	0.00	0.00	0.00
败血症	0.00	0.00	0.00	0.00
累及身体多个部位的损伤	0.00	0.00	0.00	0.00
创伤性颅脑损伤	2.48	0.00	0.00	0.00
急性阑尾炎伴弥漫性腹膜炎及脓肿	0.00	0.00	0.00	0.00
肾衰竭	0.00	6.10	0.00	0.00
前列腺增生	0.00	0.00	0.00	0.00
恶性肿瘤化学治疗	0.00	25.56	0.00	5.28
脑出血和脑梗死	0.40	0.73	0.25	0.63

表21 诚信民营综合医院出院患者重点疾病平均住院日与平均住院费用

单位：天，元

重点疾病名称	三级医院		二级及以下医院	
	平均住院日	平均住院费用	平均住院日	平均住院费用
心力衰竭	10.36	12882.36	10.11	5932.15
急性心肌梗死	8.41	29513.32	6.43	7365.48
高血压病	7.89	5498.45	8.55	4360.71
肺炎	10.72	10473.33	8.90	4996.34
慢性阻塞性肺疾病	10.15	9856.53	10.15	5750.09
消化道出血	8.48	10378.17	7.38	5113.20
急性胰腺炎	9.86	13060.28	8.74	6989.72
结节性甲状腺肿	8.39	10881.89	8.53	7908.00
糖尿病伴短期与长期并发症	11.51	9445.17	11.12	5425.34

续表

重点疾病名称	三级医院		二级及以下医院	
	平均住院日	平均住院费用	平均住院日	平均住院费用
败血症	13.00	18213.38	8.83	9083.08
累及身体多个部位的损伤	10.21	9394.19	8.05	3693.08
创伤性颅脑损伤	14.44	18367.31	11.54	5678.49
急性阑尾炎伴弥漫性腹膜炎及脓肿	8.76	10113.64	8.09	6196.50
肾衰竭	13.51	10575.56	10.72	6858.08
前列腺增生	10.83	10021.63	10.04	6114.67
恶性肿瘤化学治疗	8.37	8633.87	6.55	4739.87
脑出血和脑梗死	12.19	15681.92	11.01	6354.82

表22 诚信民营综合医院出院患者重点手术人次及手术构成

单位：人次，%

重点手术名称	三级医院		二级及以下医院	
	手术人次	手术构成	手术人次	手术构成
颅脑手术	83	0.31	14	0.10
经皮冠状动脉介入治疗	177	0.49	8	0.03
冠状动脉旁路移植术	4	0.01	4	0.02
血管内修补术	11	0.03	2	0.01
肺切除术	6	0.01	2	0.01
食管切除手术	6	0.02	3	0.02
乳腺手术	19	0.05	2	0.03
胃切除术	19	0.05	3	0.04
直肠切除术	16	0.04	8	0.05
腹腔镜下胆囊切除术	144	0.58	37	0.47
胰腺切除手术	3	0.01	2	0.01
椎板切除术或脊柱融合相关手术	70	0.31	19	0.22
髋、膝关节置换术	32	0.12	9	0.08
肾与前列腺相关手术	37	0.15	14	0.14
子宫切除术	92	0.33	18	0.19
阴道分娩	204	1.33	141	1.72
剖宫产	1020	3.22	488	3.92
恶性肿瘤手术	264	1.20	36	0.49

表23 诚信民营综合医院出院患者重点手术病死率及重返手术室率

单位：%

重点手术名称	三级医院		二级及以下医院	
	手术病死率	重返手术室率	手术病死率	重返手术室率
颅脑手术	7.53	10.14	2.56	5.88
经皮冠状动脉介入治疗	0.00	0.00	0.00	0.00
冠状动脉旁路移植术	0.00	0.00	0.00	0.00
血管内修补术	0.00	0.00	0.00	37.50
肺切除术	0.00	0.00	0.00	0.00
食管切除手术	0.00	0.00	0.00	0.00
乳腺手术	0.00	2.47	0.00	0.00
胃切除术	0.00	2.53	0.00	0.00
直肠切除术	0.00	1.67	0.00	0.00
腹腔镜下胆囊切除术	0.00	0.92	0.00	0.00
胰腺切除手术	0.00	0.00	0.00	0.00
椎板切除术或脊柱融合相关手术	0.00	1.87	0.00	1.55
髋、膝关节置换术	0.00	0.55	0.00	0.00
肾与前列腺相关手术	0.00	3.13	0.00	0.00
子宫切除术	0.00	1.28	0.00	0.00
阴道分娩	0.00	0.03	0.00	0.00
剖宫产	0.00	0.14	0.00	0.00
恶性肿瘤手术	0.00	2.84	0.00	1.74

表24 诚信民营综合医院出院患者重点手术平均住院日与平均住院费用

单位：天，元

重点手术名称	三级医院		二级及以下医院	
	平均住院日	平均住院费用	平均住院日	平均住院费用
颅脑手术	27.92	58795.91	20.40	29175.28
经皮冠状动脉介入治疗	10.35	50884.36	9.13	34214.67
冠状动脉旁路移植术	27.72	85003.84	15.00	72103.23
血管内修补术	21.81	142765.64	21.75	91067.83
肺切除术	21.75	43564.31	25.60	33013.45
食管切除手术	25.75	58552.71	21.00	26814.92
乳腺手术	18.60	18494.57	16.39	12502.81
胃切除术	22.72	46698.27	21.67	28747.86
直肠切除术	22.33	39470.68	15.09	16614.32

续表

重点手术名称	三级医院		二级及以下医院	
	平均住院日	平均住院费用	平均住院日	平均住院费用
腹腔镜下胆囊切除术	10.17	15373.66	9.15	8295.80
胰腺切除手术	36.33	64545.08	28.50	60514.95
椎板切除术或脊柱融合相关手术	17.79	34320.94	16.73	25694.08
髋、膝关节置换术	21.72	45742.70	19.67	38219.34
肾与前列腺相关手术	17.66	18261.71	15.90	11265.68
子宫切除术	12.60	15508.52	11.77	9697.83
阴道分娩	4.41	4088.00	4.08	3213.00
剖宫产	6.40	7662.74	6.43	5318.57
恶性肿瘤手术	12.03	15901.84	10.79	9208.88

（三）专科医院住院病案首页数据

因上报住院病案首页数据的专科医院种类多，但各类专科医院的数量差异较大，故本次不在此呈现专科医院的数据。

Contents

Ⅰ General Report

B.1 General Development Situation of Private Hospitals
 in 2016 -2017　　　　　　　　　　　*Yin Aitian, Zhang Zhuo* / 001

Abstract: After entering the "Thirteenth Five-Year Plan", the state still regards social work as one of the key tasks for the reform of the medical and health system. Inspired by a series of favorable policies, private hospitals continued to develop rapidly. In 2016, the number of private hospitals in China reached 16400, accounting for 56.39% of the total number of medical institutions in China. In 2016, 1914 private hospitals were newly added. In 2016, the number of beds in private hospitals in China was 1233600, with an average of only 75 beds per hospital. The number of outpatients reached 422 million and the number of inpatients reached 27.77 million. However, compared with public hospitals, private hospitals still need to improve the medical service capabilities. I believe the good health policies of China will continue to inject vitality into the society and private hospitals will flourish vigorously and healthily.

Keywords: Private Hospital; Medical Service; Development Strategy

II Development Reports

B. 2 2017 Investigation Report on the Integration of Medical Services and Senior Care of China's Private Hospitals

KPMG China Health and Senior Care Sector Working Group / 015

Abstract: The rapid aging society and government policy support have brought huge market opportunities to private hospitals in services which integrate medical care and senior care. When developing medical care and senior care integrated service, private hospitals need to tackle issues including precise positioning, providing detailed services and services with special features, financing via multi-channels, carrying out cross-boundary collaborations, etc. The output of healthcare ability and managerial experience will help private hospitals recreate their value.

Keywords: Integrating Medical Care into Senior Care; Private Hospitals; Public - Private Partnership (PPP)

B. 3 A Survey Analysis on the Current Situation of Informatization of Nongovernmental Hospitals in China in 2016

Shu Ting, Li Hongxia / 036

Abstract: In order to understand present situation and future development of private hospitals, National Institute of Hospital Administration, combined with Private Hospital Management Branch of Chinese Hospital Association started "Nation-wide Present Situation Investigation of Private Hospitals 2016". According to the data analysis, private hospitals' level of IT construction is not as high as in public hospitals, with shortage of all kinds of resources; there is a lot development space in the future.

Keywords: Private Hospitals; IT Construction; Present Situation Investigation

B.4 Demand Analysis of Drugs and Medical Equipment for Private
 Hospital in China　　　　　　　　　*Guo Kai*, *Zhang Benqing* / 043

Abstract: From April to June in 2017, China Hospital Association – Private hospital branch and Martec Shanghai jointly conduct a market research project for 214 private hospitals from different grades and types. We segment the private hospitals by three types: premium, public equivalent and public supplementary and analyze the purchase volume and purchase mode for each group. The aim of this study is to find out the difference of purchase mode and volume for different segments and help these private hospitals to better manage their supply chain management, as well as to provide strategic recommendations for them.

Keywords: Private Hospitals; Drug; Medical Equipment; Consumables

B.5 "The Belt and Road" Strategic Thinking and
 Response of Chinese Private Hospitals　　　*Huang Weidong* / 055

Abstract: "The Belt and Road" brings unprecedented challenges and opportunities to Chinese private hospitals, which requires us to think hard and respond positively. The health care of China has several advantages that the countries along the Belt and Road might need. Chinese private hospitals, whether they go out or invitation, have the brand, technology and service basis, so they should have the international vision of "the Belt and Road". As the front line of the Belt and Road strategy, in recent years, the non–public hospital association of Xinjiang autonomous region has been guided by "the Belt and Road" and adopted the strategy of going out and invitation, and accumulated the preliminary experience.

Keywords: Private Hospital; The Belt and Road; Strategy

B. 6 The Preliminary Exploration about the Regional and Chaining Development Model of the Private Specialized Hospital
—Take Eyegood Ophthalmic Hospital Group as an Example

Tian Juying / 065

Abstract: With the increasing support of national policies and the growth of public demand for diversified medical services, chain development has become the mainstream form of construction and development of private specialized hospitals in china. For more than a decade, eyegood ophthalmic hospital group, as a private specialized group, which adheres to the regional and chaining road. By implementing the strategy of regional spatial layout and chain development, "3C development model", a unique and highly representative model of promoting further development of the private specialized hospital is formed. The implementation of this model is simple, clear and operable, which contributes to the rapid development of Eyegood ophthalmic hospital group. Besides, the development pattern and implementation step is considered as one of the effective and referable models for the future development of ordinary private specialized hospitals.

Keywords: Private Hospital; Specialized Hospital; Eyegood Ophthalmic Hospital Group; Regional

Ⅲ Operation Reports

B. 7 The Game between Public Hospital Joint-Stock System and Non-Profit

Chen Yi / 076

Abstract: In the new medical reform, it is difficult that public hospitals have the joint-stock system gradually. How to solve the the contradictions between joint-stock system and non-profit in public hospitals as public service unit is one of core issues that we participate in the public hospital share reform. The focus of investment should be actively involved in the national transformation and reorganization hospital through capital operation in the game of property rights and capital in public hospitals. We should try to explore the innovation of hospital system reform, change the existing medical pattern, and innovate the mode of medical development.

Keywords: Public Hospitals; Joint Stock System; Financing Need; Financing Channel

B. 8 Financing Strategy of Chinese Private Hospitals

Wu Ping, Zheng Qun, Hu Min, Yu Chao and Gong Ting / 084

Abstract: Although Chinese government is trying to increase the involvement of social capitals in hospital development, but financing issue is still one of the top challenge that Chinese private hospitals are facing. Purpose of this article is to analyze financing needs, financing channels, financing cost and financing risks of Chinese private hospitals, in order to seize better financing approach for Chinese private hospitals and ultimately promote sustainable development of Chinese private healthcare sector.

Keywords: Private Hospital; Financing Need; Financing Channel; Risk Management

B. 9 A Research of Social − capital Invested and Financed Model for Private Hospital Establishment in 2016 −2017

Sun Xiaoyue, Li Jinglei / 103

Abstract: A series of policies, made by the state council of the PRC in the purpose of encouraging more social capitals to take a role in hospital establishment, have ignited the enthusiasm of the society to engage in more medical setups. This is particularly evident in the investment actives of the public listed companies. Based on the number and amount of investments, the year of 2016 has proved to be a peak of social-capital involved-hospital-establishment. From year 2016 to 2017, there has been an increased diversity/variety of the models of social-capital-involved-hospital-establishment. Social capitals investing in large-scale general hospitals can hardly achieve substantial return in short run, due to its nature of high investment and long payback period. The investment opportunity resulting from the public hospital reform has become overwhelmingly attractive to social capitals. However, post public-hospital-reform has left an unsolved conflict: should a hospital be profit-seeking or non-profit seeking. The PPP has become a major form of establishing social-capital-invested hospitals. The Chinese society has been, and will be, experiencing a growing trend of social investments involving in medical setups. We think the most possible next leading investment model in hospital establishment will be dominated by commercial health insurance companies.

Keywords: Franchising-Based Specialized Hospital; Public Hospital Reforms; PPP; Commercial-Health-Insurance-Companies-Led Hospital Investment Model

Ⅳ Data Reports

B.10 Data Analysis of Private Secondary General Hospital in 2016
  Private Hospital Data Evaluation Research Group of
  Beijing Zhong Wei Yun Institute of Medical Data
  Analytics & Application Technology / 135

Abstract: This paper report the data analysis of the annual reports of the medical and health agency (health and family planning statistics1 − 1 statements) and the first page of medical records (health and family planning statistics4 − 1 statements) of the secondary hospitals in 2016. The disease, surgery and operation were classified according to ICD −10 and ICD −9 − cm −3. Comparative analysis was carried out from the three dimensions of medical service ability, quality and efficiency. The data was used to measure the true level of hospitals and to help private secondary hospitals find their own position.

The results suggest that most private secondary general hospitals have smaller scale, fewer medical personnel, fewer outpatient visits and patients, fewer bed utilization ratio, and their medical quality and medical services are weaker than that of public hospitals. But their medical efficiency index is obviously superior to that of public hospitals because they are more concerned with cost control and economic benefit. Compared with public hospitals, private hospitals have the advantages of flexible mechanism, strong resilience and innovative motivation. The results show that the gap also indicates that private hospitals have a lot of space to improve the medical ability and quality of medical care.

Keywords: Private Hospital; Public Hospital; Medical Ability; Quality of Medical Care; Medical Efficiency

B. 11 The Quality Status and Countermeasures of the Medical Data Reported by Private Hospitals in 2016

Private Hospital Data Evaluation Research Group of Beijing Zhong Wei Yun Institute of Medical Data Analytics & Application Technology / 151

Abstract: In order to promote the continuous, healthy, steady development, enhance the medical service quality and overall image of private hospitals, improve the social credibility of private hospitals in our country, Chinese hospital association private hospital management branch plans to build a China private hospital quality evaluation and certification system based on large data, and to evaluate the overall strength of private hospitals objectively and impartially through data analysis. The quality of the first page of medical records will be an important part of the evaluation system. It was tested each item multi-dimensionally and thoroughly that the data of the first page of patients' medical records of the private hospital (health and family planning statistics4 −1 statements) in 2016. The results show that there are many problems, such as incomplete content, irregular filling, lack of logic, etc. , which do not meet the statistics needs. The private hospitals should adapt to the needs of the quality management of medical records under the new situation, and can improve the quality and ability of medical service through data mining. The quality of the first page of the medical records should be improved by strengthening management, so as to maximize the value of the data application in the private hospitals.

Keywords: Private Hospital; First Page of Medical Records; Data Quality; Counter Measure

B. 12 Data Analysis of Private Specialized Hospital in 2016

Private Hospital Data Evaluation Research Group of Beijing Zhong Wei Yun Institute of Medical Data Analytics & Application Technology / 163

Abstract: The paper analyzes the data of private specialized hospitals and the development status of private hospitals by evaluating the front page data of the case. The private specialized hospitals which reported the data are in orthopedics, gynecology and obstetrics and ophthalmological hospitals, which involve 21 specialties. The ability, efficiency and quality of medical services in the same professional hospitals were compared. The results showed that the service ability, efficiency and quality were very different in the same disease between the same specialist hospitals. For example, in the same treatment of threatened abortion, one hospital has a fatality rate of 1. 32% , other hospitals have no deaths; the highest average cost of hospitalization was 15119. 93 ¥ , with a minimum of 1063. 47 ¥ . It is suggested that the private hospitals must be standardized. It is not only the way

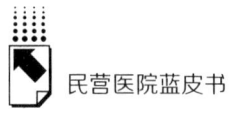

to solve the honesty problem of private hospitals, but also the guidelines for private hospitals must to follow strictly in the future development.

Keywords: Private Hospital; Specialized Hospital; Data Analysis

V Practice Reports

B. 13 The Quest and Practice of the Combination of
Medical and Care of Guangji Healing Hospital,
Hezhou, Guangxi   *Yu Xiaobao* / 197

Abstract: As the six core demands of the elderly were made clear under mass data research and interviews with over a thousand old persons, we came to a conclusion to combine nursing homes inside rehabilitation hospitals to better serve the elderly from working class and suffering from chronic diseases, disability, half disability, or dementia, with caring methods and expenditures assorted by physical situation and ability of each person specifically.

Keywords: Private Hospital; Guangji Hospital Rehabilitation; Combination of Medical and Health Care

B. 14 The Rapid Development Model of Ningbo Dental Hospital
Xu Hongfeng / 210

Abstract: From 2013 to 2015, based on the marketing environment and the characteristics of oral medical, by less than 5 percent of income for marketing costs, Ningbo Dental Hospital in the past two years has a great growth of hospital income from forty million yuan RMB to more than one hundred million yuan RMB per year. Until the end of year 2016, we not only have two branch hospitals, but also build up the medium size of dental hospital group in the east region of Zhejiang province. Our slogan of brand announcement which is "Let

Ningbo people have a good teeth" was also well-known by everyone of Ningbo city. So we have the good benefits both of societal and economical as our harvest. Moreover, we are the good sample of fast-growing regional dental hospitals, and have successful experiences of others to go by.

Keywords: Private Hospitals; Specialized Hospital; Ningbo Dental Hospital; Rapid Development Model

B. 15　Seeking Characteristics in Development and Seeking Innovation in Inheritance: Development and Practice of Changsha Reproductive Medicine Hospital

Liu Ximing / 221

Abstract: Changsha reproductive medicine hospital was founded in August 1995, inheriting the tradition, insist on innovation. We have developed three kinds of secret prescription of traditional Chinese medicine preparations, create a set of traditional Chinese medicine, western medicine rehabilitation therapy, surgery, uterine insemination / laparoscopic minimally invasive surgery, infertility, IVF treatment system, out of a private hospital characteristics, leap and the road of sustainable development.

Keywords: Private Hospital; Specialized Hospital; Reproductive Medicine

B. 16　The OrthoGuard Physicians' Development Idea and Practice of "Conspiracy, Intergrowth and Win-Win"

Li Gang / 229

Abstract: Along with the hierarchical medical system and multi-sited license policies to promote, "the doctor group" came into being as a new mode of medical

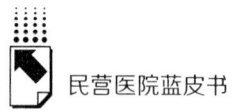

services. In promoting the medical supply side reforms, hierarchical diagnosis and treatment and relieve the problem of "difficult to see a doctor" it has played an important role. The OrthoGuard Physicians', founded in 2014 as a member of China Century Group, is a set of medical services, hospital management, supply chain management, management and rehabilitation education and training integration of innovative medical industry group, with "cooperation, intergrowth and win-win" development concept leading doctors group industry innovation and development, to balance the contradiction between supply and demand of medical market.

Keywords: Multi-point Practice; Department of Orthopedics; Doctor Resource Operation Management; Doctor Group

Ⅵ Appendices

B.17　2017 Integrity List of National Private Hospitals　/ 237

B.18　2017 Medical Service Statistics of National Private Hospitals　/ 244

B.19　Medical Data Statistics in 2016 of Private Hospitals (Which Reporting the Date)　/ 257

社会科学文献出版社　　　**皮书系列**

❖ 皮书起源 ❖

"皮书"起源于十七、十八世纪的英国，主要指官方或社会组织正式发表的重要文件或报告，多以"白皮书"命名。在中国，"皮书"这一概念被社会广泛接受，并被成功运作、发展成为一种全新的出版形态，则源于中国社会科学院社会科学文献出版社。

❖ 皮书定义 ❖

皮书是对中国与世界发展状况和热点问题进行年度监测，以专业的角度、专家的视野和实证研究方法，针对某一领域或区域现状与发展态势展开分析和预测，具备原创性、实证性、专业性、连续性、前沿性、时效性等特点的公开出版物，由一系列权威研究报告组成。

❖ 皮书作者 ❖

皮书系列的作者以中国社会科学院、著名高校、地方社会科学院的研究人员为主，多为国内一流研究机构的权威专家学者，他们的看法和观点代表了学界对中国与世界的现实和未来最高水平的解读与分析。

❖ 皮书荣誉 ❖

皮书系列已成为社会科学文献出版社的著名图书品牌和中国社会科学院的知名学术品牌。2016年，皮书系列正式列入"十三五"国家重点出版规划项目；2012~2016年，重点皮书列入中国社会科学院承担的国家哲学社会科学创新工程项目；2017年，55种院外皮书使用"中国社会科学院创新工程学术出版项目"标识。

中国皮书网

发布皮书研创资讯,传播皮书精彩内容
引领皮书出版潮流,打造皮书服务平台

栏目设置

关于皮书:何谓皮书、皮书分类、皮书大事记、皮书荣誉、
皮书出版第一人、皮书编辑部

最新资讯:通知公告、新闻动态、媒体聚焦、网站专题、视频直播、下载专区

皮书研创:皮书规范、皮书选题、皮书出版、皮书研究、研创团队

皮书评奖评价:指标体系、皮书评价、皮书评奖

互动专区:皮书说、皮书智库、皮书微博、数据库微博

所获荣誉

2008年、2011年,中国皮书网均在全国新闻出版业网站荣誉评选中获得"最具商业价值网站"称号;

2012年,获得"出版业网站百强"称号。

网库合一

2014年,中国皮书网与皮书数据库端口合一,实现资源共享。更多详情请登录www.pishu.cn。

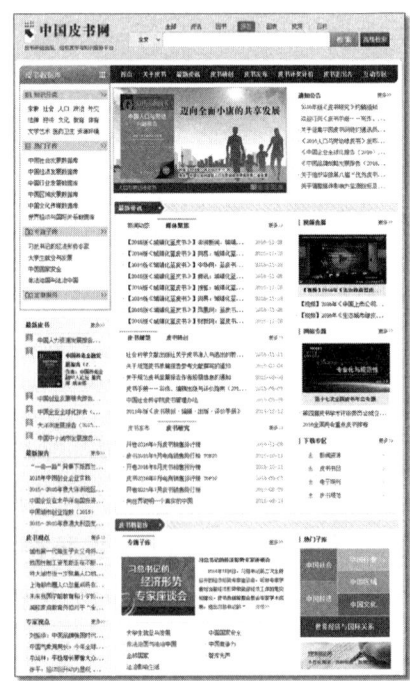

权威报告·热点资讯·特色资源

皮书数据库
ANNUAL REPORT(YEARBOOK) DATABASE

当代中国与世界发展高端智库平台

所获荣誉

- 2016年，入选"国家'十三五'电子出版物出版规划骨干工程"
- 2015年，荣获"搜索中国正能量 点赞2015""创新中国科技创新奖"
- 2013年，荣获"中国出版政府奖·网络出版物奖"提名奖
- 连续多年荣获中国数字出版博览会"数字出版·优秀品牌"奖

成为会员

通过网址www.pishu.com.cn或使用手机扫描二维码进入皮书数据库网站，进行手机号码验证或邮箱验证即可成为皮书数据库会员（建议通过手机号码快速验证注册）。

会员福利

- 使用手机号码首次注册会员可直接获得100元体验金，不需充值即可购买和查看数据库内容（仅限使用手机号码快速注册）。
- 已注册用户购书后可免费获赠100元皮书数据库充值卡。刮开充值卡涂层获取充值密码，登录并进入"会员中心"—"在线充值"—"充值卡充值"，充值成功后即可购买和查看数据库内容。

数据库服务热线：400-008-6695
数据库服务QQ：2475522410
数据库服务邮箱：database@ssap.cn
图书销售热线：010-59367070/7028
图书服务QQ：1265056568
图书服务邮箱：duzhe@ssap.cn

社会科学文献出版社 皮书系列
卡号：397669124198
密码：

子库介绍
Sub-Database Introduction

中国经济发展数据库

涵盖宏观经济、农业经济、工业经济、产业经济、财政金融、交通旅游、商业贸易、劳动经济、企业经济、房地产经济、城市经济、区域经济等领域，为用户实时了解经济运行态势、把握经济发展规律、洞察经济形势、做出经济决策提供参考和依据。

中国社会发展数据库

全面整合国内外有关中国社会发展的统计数据、深度分析报告、专家解读和热点资讯构建而成的专业学术数据库。涉及宗教、社会、人口、政治、外交、法律、文化、教育、体育、文学艺术、医药卫生、资源环境等多个领域。

中国行业发展数据库

以中国国民经济行业分类为依据，跟踪分析国民经济各行业市场运行状况和政策导向，提供行业发展最前沿的资讯，为用户投资、从业及各种经济决策提供理论基础和实践指导。内容涵盖农业，能源与矿产业，交通运输业，制造业，金融业，房地产业，租赁和商务服务业，科学研究，环境和公共设施管理，居民服务业，教育，卫生和社会保障，文化、体育和娱乐业等100余个行业。

中国区域发展数据库

对特定区域内的经济、社会、文化、法治、资源环境等领域的现状与发展情况进行分析和预测。涵盖中部、西部、东北、西北等地区，长三角、珠三角、黄三角、京津冀、环渤海、合肥经济圈、长株潭城市群、关中—天水经济区、海峡经济区等区域经济体和城市圈，北京、上海、浙江、河南、陕西等34个省份及中国台湾地区。

中国文化传媒数据库

包括文化事业、文化产业、宗教、群众文化、图书馆事业、博物馆事业、档案事业、语言文字、文学、历史地理、新闻传播、广播电视、出版事业、艺术、电影、娱乐等多个子库。

世界经济与国际关系数据库

以皮书系列中涉及世界经济与国际关系的研究成果为基础，全面整合国内外有关世界经济与国际关系的统计数据、深度分析报告、专家解读和热点资讯构建而成的专业学术数据库。包括世界经济、国际政治、世界文化与科技、全球性问题、国际组织与国际法、区域研究等多个子库。

法律声明

"皮书系列"(含蓝皮书、绿皮书、黄皮书)之品牌由社会科学文献出版社最早使用并持续至今,现已被中国图书市场所熟知。"皮书系列"的LOGO( )与"经济蓝皮书""社会蓝皮书"均已在中华人民共和国国家工商行政管理总局商标局登记注册。"皮书系列"图书的注册商标专用权及封面设计、版式设计的著作权均为社会科学文献出版社所有。未经社会科学文献出版社书面授权许可,任何使用与"皮书系列"图书注册商标、封面设计、版式设计相同或者近似的文字、图形或其组合的行为均系侵权行为。

经作者授权,本书的专有出版权及信息网络传播权为社会科学文献出版社享有。未经社会科学文献出版社书面授权许可,任何就本书内容的复制、发行或以数字形式进行网络传播的行为均系侵权行为。

社会科学文献出版社将通过法律途径追究上述侵权行为的法律责任,维护自身合法权益。

欢迎社会各界人士对侵犯社会科学文献出版社上述权利的侵权行为进行举报。电话:010-59367121,电子邮箱:fawubu@ssap.cn。

社会科学文献出版社